基层中医适宜技术60项
规范化操作指引

奉新英 ◎ 主编

SPM
南方传媒

广东科技出版社
全国优秀出版社

· 广 州 ·

图书在版编目（CIP）数据

基层中医适宜技术60项规范化操作指引 / 奉新英主编. —广州：
广东科技出版社，2022.8 （2025.3 重印）
ISBN 978-7-5359-7838-7

Ⅰ.①基… Ⅱ.①奉… Ⅲ.①中医治疗法 Ⅳ.①R242

中国版本图书馆CIP数据核字（2022）第048758号

基层中医适宜技术60项规范化操作指引
Jiceng Zhongyi Shiyi Jishu 60 xiang Guifanhua Caozuo Zhiyin

出 版 人：严奉强
责任编辑：李芹　李旻
装帧设计：友间文化
责任校对：陈　静　曾乐慧
责任印制：彭海波
出版发行：广东科技出版社
　　　　　（广州市环市东路水荫路11号　邮政编码：510075）
销售热线：020-37607413
https://www.gdstp.com.cn
E-mail：gdkjbw@nfcb.com.cn
经　　销：广东新华发行集团股份有限公司
印　　刷：广州市东盛彩印有限公司
　　　　　（广州市增城区新塘镇上邵村第四社企岗厂房A1　邮政编码：510700）
规　　格：787 mm×1 092 mm　1/16　印张20.5　字数415千
版　　次：2022年8月第1版
　　　　　2025年3月第5次印刷
定　　价：68.00元

本书

编委会

主　编　奉新英

副主编　汤赵荣　孙建中　高　伟　王利玲

　　　　赖　辛

编　委（按姓氏笔画排序）

　　　　王利玲　方小林　邓丽丽　邝杰文

　　　　刘思慧　孙振全　杨依琴　杨春进

　　　　何远梅　林晓洁　易　文　金　楠

　　　　赵婧秀　钟印芹　萧　蕙　舒小芳

　　　　詹文英　谭桂云　黎小霞

秘　书　曾　荧　黄　敏　关丽华

序

　　随着医疗制度改革的不断深入，强基层、建高地、登高峰，打造顶天立地大格局逐渐形成共识，因此，如何"强基层"等问题就摆在我们面前。国家卫生健康委员会办公厅印发《乡镇卫生院服务能力评价指南（2019年版）》和《社区卫生服务中心服务能力评价指南（2019年版）》，提出乡镇卫生院都要有能够提供中医药服务的医师，乡镇卫生院要能规范提供中药饮片、针刺、艾灸、刮痧、拔罐、中医微创、推拿、敷熨、熏浴、骨伤、肛肠、其他类等项目中的6种中医药疗法方法，运用中医药疗法方法，辨证施治内科、外科、妇科、儿科常见病、多发病，并能提供中医药预防、保健服务。基于此，奉新英主任组织专家编写了《基层中医适宜技术60项规范化操作指引》，目的是提高医务工作者的中医诊疗能力，规范中医技术操作，提升社区中医药服务能力，充分发挥中医在医疗和预防保健中的特色优势。

　　本人非常荣幸获邀写序，通读全书，本书吸收了中医适宜技术的最新进展，重点突出各项适宜技术的临床操作、相关知识及标准化评分等，全书方便实用，容易理解。本书的出版，将有助于规范基层医务工作者中医技术的使用，满足群众和社会对中医卫生保健的需求，推动适宜技术规范在社区卫生服务机构中推广应用，有一定的社会价值、学术价值、市场价值。希望广大医务工作者能秉承大医精诚精神，在临床实践过程中积极推广使用，真正发挥中医药的特色优势。

聂斌

广东省第二中医院针灸康复科主任中医师

岭南名医

羊城好医生

2022.4.18

前言

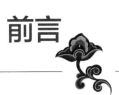

　　针对基层中医药服务能力短板，提升基层中医药服务能力，推广中医药适宜疗法的临床应用，就需要大力培养基层中医药骨干人才。《基层中医适宜技术60项规范化操作指引》的编写正是基于以上目的，在内容上紧密结合基层临床实际需求，具有科学性、规范性、实用性和操作性的特点。

　　本书内容为常用中医适宜疗法操作规范（有针刺疗法、针刀疗法、腹针疗法、杵针疗法、手指点穴疗法、足底反射治疗等60个项目），既有经过验证确有疗效的疗法又有最近经过挖掘已在临床广泛运用的新疗法，在每个疗法的讲述中，不仅有操作流程，而且有操作评分标准，方便读者检测学习效果。

　　本书编者均为临床一线专家，有基础共识，也有临床经验，"操作示范"部分辅以图片呈现，直观性强，有利于读者参照、实践。本书适于广大基层临床工作者、爱好中医传统疗法的医疗工作者参考使用。

　　本书编写得到聂斌、刘旭生、林晓洁、黄汉超、寇丽霞等专家的大力支持，在编写思路、图片收集等方面他们都不遗余力地付出，在此由衷表示感谢！

奉新英

2022.4.20

目 录
Contents

第一章

针刺类

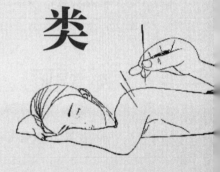

一、针刺疗法

简 介

　　针刺疗法是根据中医经络腧穴理论，用金属材料制成的针具刺激穴位，从而调节患者体内的阴阳和经络之气，达到治病目的的一种疗法。该疗法具有适应证广、简易、方便、安全等优点，对全身各种疾病的治疗有着良好效果。

　　针刺疗法包括毫针刺法、耳针疗法、梅花针疗法等，目前应用比较广泛的是毫针刺法。

适应证

　　针刺疗法广泛应用于内科、外科、妇科、儿科等各种常见病、多发病，比如对于治疗颈肩腰腿痛、中风、痛经、过敏性疾病、面瘫、头痛等有比较显著的疗效。

禁忌证

　　1. 凝血功能障碍。

　　2. 皮肤表面有瘢痕、溃疡，关节处急性感染及肿瘤部位。

用物准备

　　治疗车、治疗盘、不同规格的毫针、快速手消毒液、75%酒精棉签、无菌棉签、锐器盒，必要时备屏风。

操作要点

　　1. 评估环境及患者情况，备齐用物，携至床旁，告知相关事宜取得患者配合。用快速手消毒液做好手消毒。

　　2. 根据所需针刺的不同穴位，选择舒适的体位，充分暴露待针刺的部位。用75%酒精棉签消毒好腧穴皮肤后，用刺手拇指与示指持针，中指指端紧靠腧穴，指腹抵住针身中部，当拇指与示指向下用力时，中指随之屈曲，将针刺入，直刺至所需的深度，此之谓单手进针法，适用于较短毫针（5厘米以内的毫针）的进针。对于较长的毫针，可以采用夹持进针法，以押手的拇指、示指持捏无菌棉球夹住针身下端，将针尖固定在拟刺腧穴的皮肤表面，刺手向下捻转针柄，押手同时向下用力，将针刺入腧穴。对针刺皮肉浅薄部位，如印堂等穴，可采用提捏进针法，即用押手拇指、示指将拟刺腧穴部位的皮肤提起，刺手持针，从捏起皮肤的上端将针刺入。

3. 根据腧穴的不同特性选择不同的进针角度。直刺指进针时针身与皮肤表面呈90°垂直刺入，适用于大部分腧穴；斜刺指进针时针身与皮肤表面呈45°左右刺入体内，适用于肌肉浅薄或内有重要脏器处，或者不宜深刺、直刺的腧穴；平刺指进针时针身和皮肤表面呈15°左右或以更小的角度刺入体内，适用于皮肉浅薄的部位，如头部、胸胁部。

4. 将针刺入腧穴一定深度时，患者局部出现酸、麻、胀、重的感觉，或者出现热、凉、痒、痛、抽搐、蚁行等感觉，并且沿一定方向和部位传导、扩散等现象，称为得气。操作者刺手有针下空松、虚滑、下沉紧满的感觉。

5. 将针留置于腧穴内，加强针刺作用，便于继续行针。一般留针时间为15~30分钟。

6. 针刺得气后根据病症的虚实施行一定的补泻手法，常采用的是捻转补泻手法和提插补泻手法。拇指向前用力重，向后用力轻，捻转幅度小、速度慢为捻转补法，反之为捻转泻法；先浅后深，重插轻提为提插补法，反之为提插泻法。

7. 左手持无菌棉签轻压针刺部位，右手持针做小幅度捻转，并顺势将针缓慢提至皮下，留针片刻，然后出针。出针后，用无菌棉签轻压针孔片刻，以防出血，也可减轻疼痛。当针退出后，要仔细查看针孔是否出血，询问患者针刺部位有无不适感，核对针数有无遗漏，还应注意患者有无晕针延迟现象。

8. 协助患者整理衣物，取舒适体位，注意保暖。整理床单位，整理用物，洗手。

9. 再次核对，记录针刺时间、部位、效果及患者一般情况，签名。

操作示范图

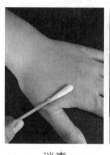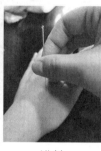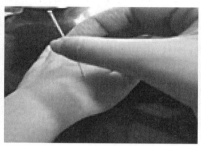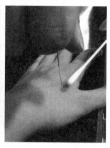

　　消毒　　　　　进针　　　　　　　行针　　　　　　　出针

注意事项

　　1. 婴幼儿囟门未闭时，头顶部的穴位禁针。对小儿做针刺治疗时，因小儿不易配合，不宜留针。

　　2. 怀孕3个月以下者，下腹部禁针；怀孕3个月以上者，凡引起子宫收缩的穴位如合谷、三阴交、昆仑及腹部、腰骶部的一些穴位须禁针。重要脏器的外表及大血管位置也不宜施针。

　　3. 患者过于饥饿、疲劳或过于紧张时不宜施针。

　　4. 针刺眼部穴位时要掌握一定的深度和角度，不宜大幅度地提插、捻转和长时间的留针，防止刺伤眼球和出血；背部第11胸椎两侧、侧胸第8肋间、锁骨中线第6肋间以上的穴位，禁止直刺、深刺，以免刺到心脏和肺脏，尤其对肺气肿患者更应小心，防止发生气胸；对尿潴留患者的中极、关元等穴，禁深刺；食后过饱的患者其上脘、中脘、下脘及其附近穴位，禁深刺。

　　5. 进针时透皮速度要快，这样可以减轻疼痛感。

　　6. 体质虚弱者，针刺不宜过强，尽可能采取卧位。行针时注意观察患者脸色、汗出情况，并询问患者感觉。部分患者做针刺治疗时会出现头晕、恶心、面色苍白等晕针表现，应立即停止针刺操作，立即取针，嘱患者保持平卧位，喝温开水，症状多可自行缓解，如15分钟后仍有低血压情况，需要静脉滴注生理盐水，并转送至监护室进一步检查治疗。

　　7. 将针刺操作使用过的消毒棉签放入医疗垃圾袋，废用针具放入锐器盒里，避免乱扔、乱放。

操作流程

针刺疗法的操作流程详见下图。

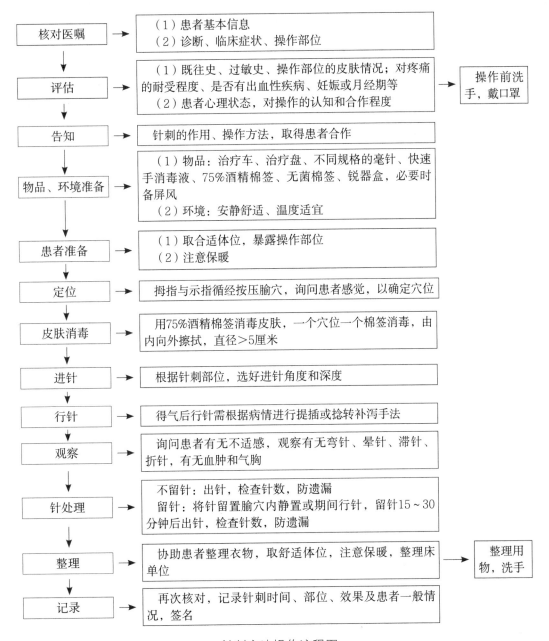

| 核对医嘱 | → | （1）患者基本信息
（2）诊断、临床症状、操作部位 |

| 评估 | → | （1）既往史、过敏史、操作部位的皮肤情况；对疼痛的耐受程度、是否有出血性疾病、妊娠或月经期等
（2）患者心理状态，对操作的认知和合作程度 | → | 操作前洗手，戴口罩 |

| 告知 | → | 针刺的作用、操作方法，取得患者合作 |

| 物品、环境准备 | → | （1）物品：治疗车、治疗盘、不同规格的毫针、快速手消毒液、75%酒精棉签、无菌棉签、锐器盒，必要时备屏风
（2）环境：安静舒适、温度适宜 |

| 患者准备 | → | （1）取合适体位，暴露操作部位
（2）注意保暖 |

| 定位 | → | 拇指与示指循经按压腧穴，询问患者感觉，以确定穴位 |

| 皮肤消毒 | → | 用75%酒精棉签消毒皮肤，一个穴位一个棉签消毒，由内向外擦拭，直径＞5厘米 |

| 进针 | → | 根据针刺部位，选好进针角度和深度 |

| 行针 | → | 得气后行针需根据病情进行提插或捻转补泻手法 |

| 观察 | → | 询问患者有无不适感，观察有无弯针、晕针、滞针、折针，有无血肿和气胸 |

| 针处理 | → | 不留针：出针，检查针数，防遗漏
留针：将针留置腧穴内静置或期间行针，留针15～30分钟后出针，检查针数，防遗漏 |

| 整理 | → | 协助患者整理衣物，取舒适体位，注意保暖，整理床单位 | → | 整理用物，洗手 |

| 记录 | → | 再次核对，记录针刺时间、部位、效果及患者一般情况，签名 |

针刺疗法操作流程图

操作评分标准

针刺疗法操作评分标准详见下表。

针刺疗法操作评分标准表

姓名 _____　得分 _____　监考人 _____　考试日期 _____

项目		要求	评分等级				得分	备注
			A	B	C	D		
操作者要求		着装规范，举止端庄，态度和蔼	5	4	3	1		
核对医嘱		患者基本信息，诊断、临床症状、操作部位	5	4	3	1		
操作前准备	操作者	对患者评估正确、全面	5	4	3	1		
		洗手，戴口罩	2	1	0	0		
	告知	治疗目的、操作方法，取得患者理解与配合	6	5	4	2		
	物品、环境	物品齐全，环境安静舒适、温度适宜	6	5	4	2		
	患者	体位舒适合理，暴露操作部位；注意保暖	6	5	4	2		
操作过程	再次核对	患者基本信息，操作部位	5	4	3	1		
	定位	根据病症进行选穴配穴，再进行穴位定位	5	4	3	1		
	消毒	皮肤消毒，一个穴位一个酒精棉签消毒，由内向外擦拭，直径＞5厘米	2	1	0	0		
	进针	运用指力，快速透皮，根据针刺的不同部位选择进针角度和深度	5	4	3	1		
	行针	根据病情需要进行提插或捻转补泻手法	5	4	3	1		
	观察	有无弯针、滞针及皮下血肿等，询问患者有无不适	5	4	3	1		
	留针	针刺得气后留针15~30分钟	5	4	3	1		
	不留针	拔出毫针，动作轻柔，出针后用无菌棉签按压针口，防止出血	3	2	1	0		
操作后	整理	合理安排体位，整理床单位	3	2	1	0		
		整理用物，归还原处，洗手	5	4	3	1		
	记录	按要求记录及签名	2	1	0	0		
技能熟练		定位准确，操作正确、熟练，严格执行无菌操作原则，关注患者感受	10	8	6	2		
理论提问		回答全面、正确	10	8	6	2		

二、小针刀疗法

简　介

小针刀疗法是在中医经络理论指导下，借鉴西医外科手术原理的一种闭合性松解术。在治疗部位刺入深部到病变处进行轻松的切割，剥离有害组织，达到祛病止痛的目的，以其适应证广的特点在内科、外科、妇科、儿科得到广泛的应用。

适应证

主要治疗因慢性软组织损伤引起的四肢躯干的一些顽固性疼痛点、腱鞘炎，或者因韧带挛缩引起的疼痛、肌肉和韧带积累性损伤，对于肩周炎、慢性腰肌劳损、颈椎病、腰腿痛、网球肘、弹响指、足跟痛等病症有显著疗效。

禁忌证

1. 凝血功能异常。
2. 全身感染，发热。
3. 脓肿、高度水肿，以及其他皮肤疾病。
4. 高血压病、冠心病和晚期肿瘤。

用物准备

快速手消毒液、治疗车、治疗盘、针刀、碘伏、5毫升注射器、2%盐酸利多卡因、醋酸曲安奈德注射液、维生素B_{12}注射液、无菌棉签、锐器盒、无菌敷贴，必要时备屏风。

操作要点

1. 评估环境及患者情况，备齐用物，携至床旁，告知相关事宜取得患者配合。用快速手消毒液做好手消毒。

2. 选择体位，以操作者操作方便，患者感觉舒适为宜。确定好进针部位，对施术部位消毒，对身体大关节或操作较复杂的部位可用无菌洞巾，防止操作过程中的污染。为减轻操作过程中的疼痛、预防感染以及起营养神经的作用，用注射器将2%盐酸利多卡因、醋酸曲安奈德注射液和维生素B_{12}注射液抽取后混匀注入施术治疗点后，右手持针刀，快速进针。

3. 进针后依据病情选择剥离动作：顺肌纤维或肌腱分布方向做铲剥，使横向粘连的组织纤维断离、松解；做横向或扇形的尖刀尖端的摆动动作，使纵向粘连的组织纤维断离、松解；做斜向或不定向的针刀尖端划摆动作，使无规律的粘连组织纤维断离、松解。

4. 每穴切割剥离2~5次后即可出针，出针后用无菌棉签按压针孔片刻，以防出血，并覆盖无菌敷贴。

5. 协助患者整理衣物，取舒适体位，注意保暖。整理床单位，整理用物，洗手。

6. 再次核对，记录针刺时间、部位、效果及患者一般情况，签名。

操作示范图

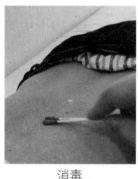 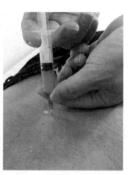 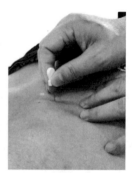

消毒　　　　　　　　　注射　　　　　　　　　切割

注意事项

1. 体质虚弱或难以配合治疗，或情绪过于紧张的患者，不宜施治。告知患者治疗前避免空腹，并给患者心理调节，消除其紧张情绪。

2. 病变部位若有重要的血管、神经或脏器的患者不宜采用小针刀疗法。

3. 严格无菌操作，预防感染。

4. 进针时速度要快，可减少痛感。在深部进行铲剥、横剥和纵剥时，手法宜轻，以免加重疼痛和损伤周围组织。在关节处做纵向切割时，注意不要损伤或切断韧带和肌腱等组织。

5. 预防晕针，患者尽量采用卧位，便于术后观察。

操作流程

小针刀疗法的操作流程详见下图。

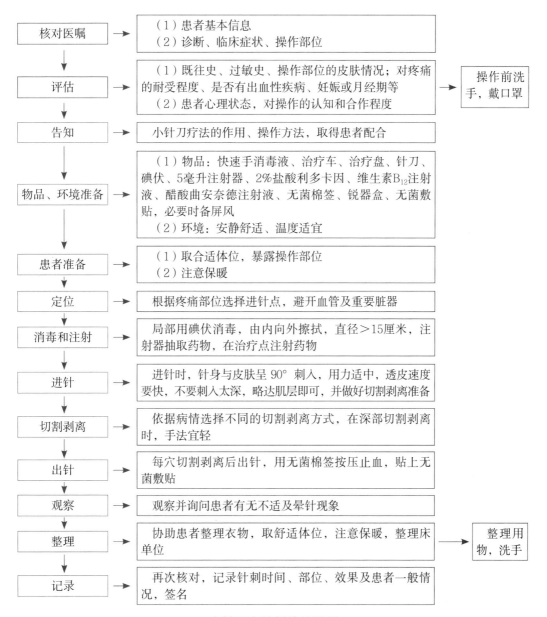

核对医嘱	→	（1）患者基本信息 （2）诊断、临床症状、操作部位
评估	→	（1）既往史、过敏史、操作部位的皮肤情况；对疼痛的耐受程度、是否有出血性疾病、妊娠或月经期等 （2）患者心理状态，对操作的认知和合作程度	→ 操作前洗手，戴口罩
告知	→	小针刀疗法的作用、操作方法，取得患者配合
物品、环境准备	→	（1）物品：快速手消毒液、治疗车、治疗盘、针刀、碘伏、5毫升注射器、2%盐酸利多卡因、维生素B_{12}注射液、醋酸曲安奈德注射液、无菌棉签、锐器盒、无菌敷贴，必要时备屏风 （2）环境：安静舒适、温度适宜
患者准备	→	（1）取合适体位，暴露操作部位 （2）注意保暖
定位	→	根据疼痛部位选择进针点，避开血管及重要脏器
消毒和注射	→	局部用碘伏消毒，由内向外擦拭，直径>15厘米，注射器抽取药物，在治疗点注射药物
进针	→	进针时，针身与皮肤呈90°刺入，用力适中，透皮速度要快，不要刺入太深，略达肌层即可，并做好切割剥离准备
切割剥离	→	依据病情选择不同的切割剥离方式，在深部切割剥离时，手法宜轻
出针	→	每穴切割剥离后出针，用无菌棉签按压止血，贴上无菌敷贴
观察	→	观察并询问患者有无不适及晕针现象
整理	→	协助患者整理衣物，取舒适体位，注意保暖，整理床单位	→ 整理用物，洗手
记录	→	再次核对，记录针刺时间、部位、效果及患者一般情况，签名

小针刀疗法操作流程图

操作评分标准

小针刀疗法操作评分标准详见下表。

小针刀疗法操作评分标准表

姓名 _____ 得分 _____ 监考人 _____ 考试日期 _____

项目		要求	评分等级				得分	备注
			A	B	C	D		
操作者要求		着装规范，举止端庄，态度和蔼	5	4	3	1		
核对医嘱		患者基本信息，诊断、临床症状、操作部位	5	4	3	1		
操作前准备	操作者	对患者评估正确、全面	5	4	3	1		
		洗手，戴口罩	2	1	0	0		
	告知	治疗目的、操作方法，取得患者理解与配合	5	4	3	1		
	物品、环境	物品齐全，环境安静舒适、温度适宜	5	4	3	1		
	患者	体位舒适合理，暴露操作部位，注意保暖	6	5	4	2		
操作过程	再次核对	患者基本信息，操作部位	5	4	3	1		
	定位	根据疼痛部位选择进针点，避开血管、瘢痕、硬结等	5	4	3	1		
	消毒	皮肤消毒液沿注射部位由内向外消毒，消毒区域直径>15厘米	2	1	0	0		
	局麻	用注射器抽取药物在穴位注射药物，进行局部麻醉	5	4	3	1		
	进针	进针时针身与皮肤呈90°刺入，用力适中，透皮速度要快，不要刺入太深，略达肌层	5	4	3	1		
	切割剥离	依据病情选择不同的切割剥离方式，手法宜轻	5	4	3	1		
	出针	每穴切割剥离2~5次后出针，用无菌棉签按压片刻防止出血，贴上无菌敷贴	5	4	3	1		
	观察	观察和询问患者有无不适及晕针现象	5	4	3	1		
操作后	整理	合理安排体位，整理床单位	3	2	1	0		
		整理用物，归还原处，洗手	5	4	3	1		
	记录	按要求记录及签名	2	1	0	0		
技能熟练		定位准确，操作正确、熟练，严格无菌操作，关注患者感受	10	8	6	2		
理论提问		回答全面、正确	10	8	6	2		

三、杵针疗法

简 介

杵针疗法以一种特制的工具，通过一定的手法，刺激人体体表腧穴，但针具不刺入人体肌肤之内，作用于经络、脏腑，以通其经脉、调其血气、平衡阴阳，从而达到扶正祛邪、治病强身、康复保健的目的。

适应证

临床适应证广泛，对中风、失眠、郁证、咳嗽、胃脘痛、便秘、头痛、痹病、消渴等内科疾病；乳痈、肠痈、扭伤等外科疾病；月经不调、痛经、绝经期综合征、胎位不正、产后腹痛等妇科疾病；小儿疳积、遗尿、腹泻等儿科疾病；以及鼻渊、耳鸣、耳聋、目赤肿痛、近视等五官科疾病均有很好的治疗作用。

禁忌证

1. 皮肤有感染，皮肤表面有疮疖、溃疡、瘢痕。
2. 肿瘤部位。

用物准备

快速手消毒液、杵针（七曜混元杵、五星三台杵、金刚杵、奎星笔）、推拿床，必要时备屏风及推拿巾。

操作要点

1. 评估环境及患者情况，备齐用物，携至床旁，告知相关事宜取得患者配合。用快速手消毒液做好手消毒。
2. 杵针应无缺损，针尖无松动，针身、针柄和针尖光滑圆整。施治时应根据患者的年龄、性别、形体的肥瘦、体质、病情、施治部位及操作手法的不同，选择相应的针具，如面积较大的穴位，可选用七曜混元杵或五星三台杵做运转；面积较小的穴位，可选用金刚杵或奎星笔做点叩。

3. 对患者施术时的体位姿势，应以操作者能取穴准确、操作方便，患者肢体舒适，并能较长时间接受治疗为原则，常用体位有仰卧位、俯卧位、侧卧位、仰靠位、俯伏位等。选择合适的杵针，进行针具消毒。患者舒适地摆好体位，暴露施术部位并对其消毒。

4. 常见病选穴及配穴可参考针灸学相关内容，另外杵针疗法有常用的特殊穴位，如八阵穴、八廓穴、河车路等。

5. 正确的持杵方法分为执笔法和直握法两种。一般右手持杵针，手腕放松，握住杵针远端，针头与皮肤呈45°~60°，左手辅助操作，于皮肤表面的经络腧穴上，进行点叩、升降、开阖、运转、分理等手法。

6. 掌握准确的行杵方法，并需注意行杵的高度、角度、力度和徐疾。

（1）行杵方法一般分为寻按行杵法和指压行杵法两种：①寻按行杵法，即操作者以左手拇指、示指寻按腧穴部位，右手循左手寻按的部位行杵，此法宜于使用七曜混元杵或五星三台杵做运转、分理手法的腧穴。②指压行杵法，即操作者以左手拇指前端寻压在腧穴旁边，右手持杵紧靠左手拇指行杵，此法宜于使用奎星笔点叩的腧穴。

（2）注意行杵时的高度、角度、力度、徐疾。①杵针治疗时的行杵高度以杵针器具的材料、患者体质的胖瘦以及施术腧穴的面积大小而定。②行杵的角度有直杵、斜杵、旋转杵3种。③杵升时的力度以患者感觉舒适为度。④行杵时的徐、疾应以患者的体质、施术部位及病情虚实灵活掌握。徐，即一呼一吸行杵4次左右，即1分钟行杵60~80次；疾，即一呼一吸行杵6次左右，即1分钟行杵90~120次。

7. 具体操作手法如下。

（1）基本手法。

1）点叩手法。行杵时，杵尖向施术部位反复点叩或叩击，如雀啄食，点叩频率快，压力小，触及浅者，刺激就小，为补法；点叩频率慢，压力大，触及深者，刺激就大，为泻法。点叩手法宜用金刚杵或奎星笔在面积较小的如水沟、商阳等腧穴上施术。

2）升降手法。行杵时，杵针针尖接触施术腧穴的皮肤，然后一上一下地上推下退，上推为升，下退为降，推则气血向上，退则气血向下。升降手法宜用金刚杵或奎星笔在面积稍大的如环跳、足三里等腧穴上施术。

3）开阖手法。行杵时，杵针针尖接触施术腧穴部位的皮肤，然后操作者逐渐贯力达杵针尖，向下行杵，则为开，进杵程度以患者能忍受为度，达到使气血向四周分散的目的，随之操作者慢慢将杵针向上提，但杵针针尖不能离开施术腧穴部位的皮肤，此为阖，能达到气血还原的目的。开阖手法宜用金刚杵或奎星笔在面积较小的如翳风、水沟、隐白等腧穴上施术。

4）运转手法。行杵时，七曜混元杵、五星三台杵的杵针尖，或者金刚杵、奎星笔的杵柄紧贴施术腧穴的皮肤上，做从内向外，再从外向内（太极运转），或顺时针、逆时针（左右运转）方向的环形运转。临床上根据施术腧穴部位的不同而运转手法亦不同。八阵穴多做太极运转，河车路多做上下或左右运转，一般腧穴多做左右运转。

5）分理手法。行杵时，杵针柄或杵针尖紧贴施术腧穴的皮肤，做左右分推，此为分；上推下退，则为理。该法又称分筋理气法，一般多用于八阵穴和河车路穴位以及腧穴面积较大的部位治疗，以分理致皮肤潮红为度。

（2）补泻手法。杵针补泻手法，可以单独用一种补泻手法，也可以数种手法结合运用。若补之，宜轻而快行杵；若泻之，可重而慢行杵。

1）升降补泻法。补法：杵针尖点叩腧穴后，向上推则为补法。泻法：杵针尖点压腧穴后，向下退则为泻。

2）迎随补泻法。若作升降补泻时，腧穴不能确定上下时，可用迎随补泻法。补法：随经络气血循行或河车路气血的循行，太极运行方向行杵者为补法。泻法：逆经络气血循行或河车路气血的循行，太极运行方向行杵时为泻法。

3）开阖补泻法。补法：杵针尖点压在腧穴上，由浅入深，渐进用力，向下行杵，则为补法。泻法：杵针尖点压在腧穴上，由深渐浅，迅速减力，向上提杵，则为泻法。也可以用针刺的"烧山火""透天凉"的补泻手法体现杵针的开阖补泻法。

4）轻重补泻法。补法：凡轻浅行杵，则为补法。泻法：凡重深行杵，则为泻法。

5）徐疾补泻法。补法：凡快而轻的手法，则为补法（一息5次以上）。泻法：凡重而慢的手法，则为泻法（一息4次以下）。

6）平补平泻法。行杵时轻重、快慢适中或迎随、升降、开阖均匀者，则为平补平泻法。

8. 杵针疗法治疗的时间一般为30分钟，对一些特殊疾病如慢性痛症、痿病、痹病等，可以适当延长治疗时间。一般10次为1个疗程。

9. 协助患者整理衣物，取舒适体位，注意保暖。整理床单位，整理用物，洗手。

10. 再次核对，记录针刺时间、部位、效果及患者一般情况，签名。

操作示范图

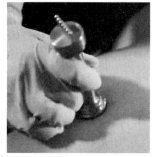

执笔法

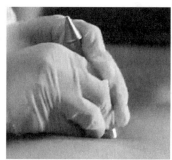

直握法

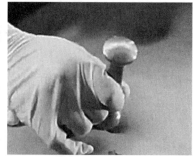

点叩手法

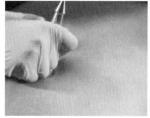

运转手法

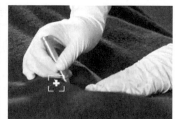

开阖手法

注意事项

1. 怀孕3个月以上者的腹部、腰部及骶部不宜采用杵针疗法。

2. 小儿囟门未合者，头顶部的腧穴不宜采用杵针疗法。

3. 施用杵针疗法后不宜食用辛辣刺激及寒凉食物。

4. 患者过于饥饿、疲劳，不宜立即进行杵针疗法。

5. 乳根、食窦、头面部诸穴，均不宜用杵针重杵。对头面五官及四肢末端面积小的腧穴，只宜用奎星笔（或金刚杵）行点叩手法、开阖手法，一般不做运转手法、分理手法。扫散动作要柔和，幅度不宜过大，一般治疗时间为 2 分钟，次数为 200 次左右，配合做对抗性动作以进行肌肉、关节的再灌注。

6. 采用杵针疗法治疗时要防止损伤皮肤，挫伤脏器，如胸胁部、腰背部、头枕部等行杵时用力不宜重，以免挫伤肺、肝、肾等器官。在行杵时，需要根据患者的杵针感应及时调节行杵的轻重缓急。

7. 治疗前应向患者做好解释以消除其紧张情绪。

操作流程

杵针疗法的操作流程详见下图。

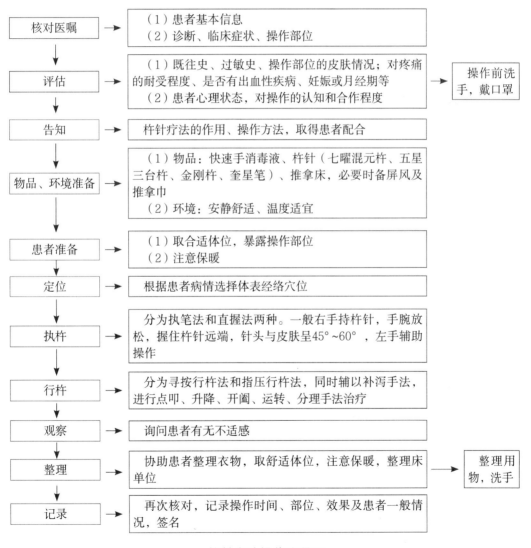

杵针疗法操作流程图

操作评分标准

杵针疗法操作评分标准详见下表。

杵针疗法操作评分标准表

姓名 ＿＿＿＿＿＿　　得分 ＿＿＿＿＿＿　　监考人 ＿＿＿＿＿＿　　考试日期 ＿＿＿＿＿＿

项目		要求	评分等级				得分	备注
			A	B	C	D		
操作者要求		着装规范，举止端庄，态度和蔼	5	4	3	1		
核对医嘱		患者基本信息，诊断、临床症状、操作部位	5	4	3	1		
操作前准备	操作者	对患者评估正确、全面	5	4	3	1		
		洗手，戴口罩	2	1	0	0		
	告知	治疗目的、简单的操作方法，取得患者理解与配合	5	4	3	1		
	物品、环境	物品齐全，环境安静舒适、温度适宜	5	4	3	1		
	患者	体位舒适合理，暴露操作部位，注意保暖	5	4	3	1		
操作过程	再次核对	患者基本信息，操作部位	5	4	3	1		
	定位	根据患者病情选择经络腧穴，应避开皮肤有感染疮疖、溃疡、瘢痕或有肿瘤的部位等	5	4	3	1		
	选具	杵针无缺损，针尖无松动，针身、针柄和针尖光滑圆整。临床应根据患者的年龄、性别、形体的肥瘦、体质、病情、施治部位及操作手法的不同，选择相应的针具	5	4	3	1		
	执杵	分为执笔法和直握法两种。一般右手持杵针，左手辅助操作	5	4	3	1		
	行杵	分为寻按行杵法和指压行杵法，①寻按行杵法：操作者以左手拇指、示指寻按腧穴部位，右手循左手寻按的部位行杵。②指压行杵法：操作者以左手拇指前端寻压在腧穴旁边，右手持杵紧靠左手拇指行杵。行杵时的高度、角度、轻重、徐疾应根据体质、病情、部位灵活运用	5	4	3	1		
	基本手法	根据病情，熟练运用点叩、升降、开阖、运转、分理手法，手法准确，各操作法之间连接自然，动作协调、娴熟、流畅	5	4	3	1		

（续表）

项目		要求	评分等级				得分	备注
			A	B	C	D		
操作后	补泻手法	根据病情与选穴，灵活运用升降补泻法、迎随补泻法、开阖补泻法、轻重补泻法、徐疾补泻法、平补平泻等补泻手法，可以单独用一种补泻手法，也可以数种手法结合运用	5	4	3	1		
	观察	有无晕针及皮下青紫等，询问患者有无不适	3	2	1	0		
	嘱托	嘱托患者注意事项，杵针后应避风寒，不宜食用辛辣刺激及寒凉食物等	3	2	1	0		
	整理	合理安排体位，整理床单位	3	2	1	0		
		整理用物，归还原处，洗手	5	4	3	1		
	记录	按要求记录及签名	3	2	1	0		
技能熟练		定位准确，操作正确、熟练，关注患者感受	8	6	4	2		
理论提问		回答全面、正确	8	6	4	1		

四、电针疗法

简　介

电针疗法是将毫针刺入腧穴得气后，在针具上接通微量低频脉冲电流，以针和电两种刺激结合的一种治疗方法。电针疗法的优点是能代替人做较长时间的持续运针，节省人力，且能比较客观、稳定地控制刺激量。

适应证

电针疗法在临床上应用广泛，常用于各种痛症、痹病、痿病、脑血管疾病后遗症，心、胃、肠、胆、膀胱、子宫等器官的功能失调，以及肌肉、韧带、关节的损伤性疾病等，并可用于针刺麻醉。

禁忌证

1. 凝血功能障碍，周围性面神经麻痹早期（急性炎症期，1~2周）。
2. 皮肤表面有瘢痕、溃疡。
3. 关节处急性感染，肿瘤部位。
4. 严重心脏病患者及体内安装有心脏起搏器者。
5. 精神疾病。

物品准备

治疗盘、一次性针灸针、脉冲式电针仪、无菌棉签、快速手消毒液、75%酒精或安尔碘皮肤消毒液、无菌手套、医疗垃圾桶、锐器盒，必要时备毛毯、屏风等。

操作要点

1. 评估环境及患者情况，备齐用物，携至床旁，告知相关事宜取得患者配合。用快速手消毒液做好手消毒及施术部位消毒。

2. 电针疗法的处方选穴与普通针刺法相同。一般选用其中的主穴，配合相应的辅助穴位，多选同侧肢体的1~3对穴位为宜。

3. 针刺得气后，将输出电位器调至"0"位，将电针仪的两根导线分别接在同侧身体两个针柄上，然后打开电源开关，选择适当波型，缓慢调高至所需输出电流量。通电时长一般为20分钟，如感觉弱时，可适当加大输出电流量，或暂时断电1~2分钟后再行通电。当达到预定时间后，先将输出电位器退至"0"位，然后关闭电源开关，取下导线，按一般拔针方法将针取出。

4. 当电流开到一定强度时，患者有酸、麻、胀感，感觉到局部肌肉有节律性地收缩，这时的电流强度称为"感觉阈"。如电流强度再稍增加，患者会突然产生刺痛感，能引起疼痛感觉的电流强度称为电流的"痛阈"。感觉阈和痛阈因人而异，在各种病理状态下其差异较大。一般情况下在感觉阈和痛阈之间的电流强度是治疗最适宜的刺激强度，但此区间范围较小，须仔细调节。超过痛阈的电流强度，患者不易接受，应以患者能耐受的强度为宜。

5. 协助患者整理衣物，取舒适体位，注意保暖。整理床单位，整理用物，洗手。

6. 再次核对，记录针刺时间、部位、效果及患者一般情况，签名。

操作示范图

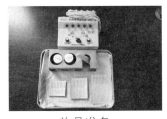
物品准备

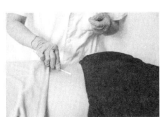
皮肤消毒

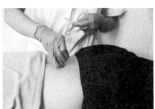
单手进针

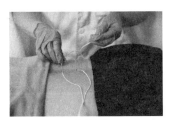
配穴接电

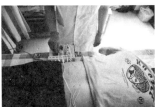
调节电流

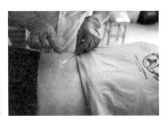
按压取针

注意事项

1. 充分告知患者电针引起的肌肉收缩感，缓解患者紧张情绪。

2. 调节电针电流时，要缓慢有序进行，不可突然增强，以防止肌肉剧烈收缩，造成弯针或折针。电针刺激量较大时，需要防止晕针。

3. 体质虚弱、神经过敏者，注意电流不宜过大。

4. 老年人使用电针时，因其反应迟钝和骨质疏松，应适当减小电流量以防灼伤皮肤和骨折。

5. 严重心脏病患者，应避免电流回路通过心脏。在接近延髓、脊髓部位使用电针时，电流量宜小，切勿通电太强，以免发生意外。不横跨脊髓通电，以防损伤脊髓甚至发生脊髓休克。

6. 妊娠期女性应慎用电针疗法。重要脏器的外表及大血管位置不宜采用电针疗法。

7. 电针仪最大输出压在40V以上，最大输出电流应限制在1mA以内，防止触电。

8. 应用电针疗法要注意"针刺耐受"现象的发生，所谓"针刺耐受"是指因长期多次反复应用电针，机体对电针刺激产生耐受，从而使其疗效降低的现象。

9. 电针仪在使用前须检查性能是否完好，如电流输出时断时续，须注意导线接触是否良好，应检查修理后再用。干电池使用一段时间若输出电流微弱，须更换新电池。

操作流程

电针疗法操作流程详见下图。

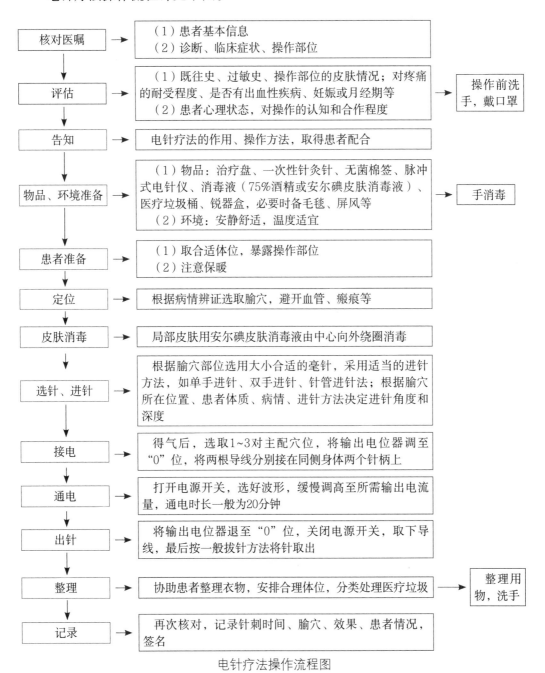

核对医嘱 →	（1）患者基本信息 （2）诊断、临床症状、操作部位	
评估 →	（1）既往史、过敏史、操作部位的皮肤情况；对疼痛的耐受程度、是否有出血性疾病、妊娠或月经期等 （2）患者心理状态，对操作的认知和合作程度	→ 操作前洗手，戴口罩
告知 →	电针疗法的作用、操作方法，取得患者配合	
物品、环境准备 →	（1）物品：治疗盘、一次性针灸针、无菌棉签、脉冲式电针仪、消毒液（75%酒精或安尔碘皮肤消毒液）、医疗垃圾桶、锐器盒，必要时备毛毯、屏风等 （2）环境：安静舒适，温度适宜	→ 手消毒
患者准备 →	（1）取合适体位，暴露操作部位 （2）注意保暖	
定位 →	根据病情辨证选取腧穴，避开血管、瘢痕等	
皮肤消毒 →	局部皮肤用安尔碘皮肤消毒液由中心向外绕圈消毒	
选针、进针 →	根据腧穴部位选用大小合适的毫针，采用适当的进针方法，如单手进针、双手进针、针管进针法；根据腧穴所在位置、患者体质、病情、进针方法决定进针角度和深度	
接电 →	得气后，选取1~3对主配穴位，将输出电位器调至"0"位，将两根导线分别接在同侧身体两个针柄上	
通电 →	打开电源开关，选好波形，缓慢调高至所需输出电流量，通电时长一般为20分钟	
出针 →	将输出电位器退至"0"位，关闭电源开关，取下导线，最后按一般拔针方法将针取出	
整理 →	协助患者整理衣物，安排合理体位，分类处理医疗垃圾	→ 整理用物，洗手
记录 →	再次核对，记录针刺时间、腧穴、效果、患者情况，签名	

电针疗法操作流程图

操作评分标准

电针疗法操作评分标准详见下表。

电针疗法操作评分标准表

姓名 _____　得分 _____　监考人 _____　考试日期 _____

项目		要求	评分等级				得分	备注
			A	B	C	D		
操作者要求		着装规范，举止端庄，态度和蔼	5	4	3	1		
核对医嘱		患者基本信息、诊断、临床症状、操作部位	5	4	3	1		
操作前准备	操作者	对患者评估正确、全面	5	4	3	1		
		洗手，戴口罩	3	2	1	0		
	告知	治疗作用、操作方法，取得患者理解与配合	8	6	4	2		
	物品、环境	物品齐全，环境安静舒适，温度适宜	6	5	4	2		
	患者	体位舒适合理，暴露操作部位，注意保暖	5	4	3	1		
操作过程	再次核对	患者基本信息、病情，根据病情辨证选穴	8	6	4	2		
	皮肤消毒	局部皮肤用安尔碘皮肤消毒液消毒	5	4	1	0		
	选针、进针	根据腧穴部位选用大小合适的毫针，采用适当的进针方法	5	4	3	1		
	接电	得气后，选取1~3对主配穴位，将输出电位器调至"0"位，将两根导线分别接在同侧身体两个针柄上	5	4	3	1		
	通电	打开电源开关，选好波形，缓慢调高至所需输出电流量，通电时间一般为20分钟	5	4	3	1		
	出针	将输出电位器退至"0"位，关闭电源开关，取下导线，按一般拔针方法将针取出，核对针数，以防遗漏	5	4	3	1		
操作后	整理	协助患者整理衣物，安排合理体位，分类处理医疗垃圾，整理用物，归还原处，洗手	5	4	3	1		
	记录	再次核对，记录针刺时间、腧穴、效果、患者情况，签名	5	4	3	1		
技能熟练		操作正确、连贯，严格执行无菌操作原则	10	8	6	2		
理论提问		回答全面、正确	10	8	6	4		

五、针刺运动疗法

简　介

　　针刺运动疗法分为广义和狭义两种，狭义的针刺运动疗法指的是针刺前进行局部腧穴的按摩，针刺时或起针后进行局部或患部的运动。广义的针刺运动疗法除了进行狭义的针刺运动疗法外，在整个针刺治疗期间，患者还要每天坚持运动或活动患部或进行导引运动。针刺运动疗法具有见效快、疗程短、疗效稳定等优点。

适应证

　　针刺运动疗法适应证较广，可治疗运动系统疾病，如急性腰扭伤、关节扭挫伤、慢性劳损、肩周炎、颈椎病、腰背痛、四肢痛等；也能治疗脏腑疾患、神经系统疾患，如头痛、心绞痛、慢性胃炎、消化不良、痛经及坐骨神经痛、肋间神经痛等；对疑难杂症的治疗也有确切的临床疗效，如痛风、非特异性腰腿痛等。

禁忌证

1. 凝血功能障碍，周围性面神经麻痹早期（急性炎症期，1~2周）。
2. 皮肤表面有瘢痕、溃疡。
3. 关节处有急性感染，肿瘤部位。

物品准备

　　治疗盘、一次性针灸针、75%酒精棉签、安尔碘皮肤消毒液、快速手消毒液、无菌手套、医疗垃圾桶、锐器盒，必要时备毛毯、屏风等。

操作要点

1. 评估环境及患者情况，备齐用物，携至床旁，告知相关事宜取得患者配合。用快速手消毒液做好手消毒。

2. 针刺腧穴具有治疗与其相对应部位疼痛的作用，一般分为左右对应、上下对应、上下左右交叉对应、前后对应等4种。因此不妨碍运动疗法同时采取本经对应取穴、手足同名经对应取穴、表里经对应取穴、对症取穴。

3. 取穴部位常规消毒，进针后行捻转、提插手法，患者出现沉、胀、麻和向患部放射的感觉，谓之得气。

4. 针刺运动疗法是一种主动积极的治疗方法，是防治疾病和恢复功能的治疗方法。临床实践和实验研究都证明针刺可提高痛阈，缓解疼痛，而运动患部可加强针刺止痛作用，两者结合可以提高疼痛的治愈率，并且可使止痛作用维持更久。运动疗法包括主动运动、被动运动、助力运动、呼吸运动、按摩运动、意象运动、导引运动、混合运动。主动运动宜缓慢，运动幅度宜逐渐增大；被动运动则用力不宜过猛，要轻缓而柔；损伤在胸腹部宜配合呼吸运动。如腰部扭伤在针刺后溪穴后即可主动或被动地做前屈、后伸、左右旋转等动作，不受留针的影响，不受原腰痛的影响，活动的结果能使腰痛越来越轻。

5. 询问患者有无不适感，观察有无弯针、晕针、滞针、折针，有无血肿和气胸。

6. 留针30分钟，在留针期间进行运动疗法，急性损伤每天治疗1次，慢性损伤隔天治疗1次，3次为1个疗程。

7. 协助患者整理衣物，取舒适体位，注意保暖。整理床单位，整理用物，洗手。

8. 再次核对，记录针刺时间、部位、效果及患者一般情况，签名。

操作示范图

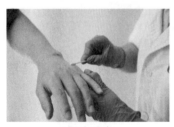
皮肤消毒

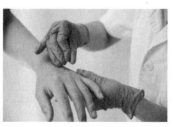
进针

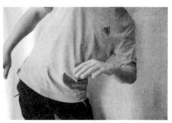
留针运动

注意事项

1. 患者在过于饥饱、疲劳、精神紧张时，不宜立即针刺，对身体虚弱患者，针刺手法宜轻巧。

2. 妊娠期女性慎针刺。重要脏器的外表及大血管位置不宜针刺。

3. 小儿囟门未合者，头顶部的腧穴不宜针刺。

4. 针刺如颈部、胸背部等特殊部位的腧穴，不宜直刺、深刺，并注意掌握进针的角度，不宜大幅度提插或捻转。

5. 因针刺运动疗法针感较为明显，体质较弱的患者可能出现头晕、恶心、面色苍白，甚至晕厥等症状。在留针过程中要注意观察患者的精神状态和针刺反应，如发现晕针现象，及时对症处理。

6. 针刺运动疗法讲究针刺与运动相结合，用尽量少的动作完成治疗，且动作要柔和、缓慢进行，运动患部时，注意避免出现滞针情况。

7. 针刺运动疗法有其独特的配穴方法，要注意针刺运动疗法的取穴原则，切忌拘泥于穴点而失于法则。

8. 根据患者的病情和身体状况，以及施针部位的解剖结构选择针刺运动疗法的方式和范围。

操作流程

针刺运动疗法的操作流程详见下图。

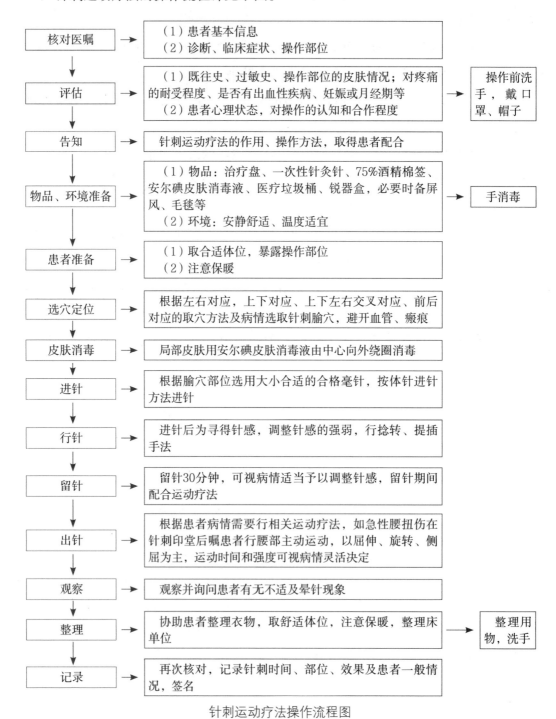

核对医嘱	→	（1）患者基本信息 （2）诊断、临床症状、操作部位	
评估	→	（1）既往史、过敏史、操作部位的皮肤情况；对疼痛的耐受程度、是否有出血性疾病、妊娠或月经期等 （2）患者心理状态，对操作的认知和合作程度	→ 操作前洗手，戴口罩、帽子
告知	→	针刺运动疗法的作用、操作方法，取得患者配合	
物品、环境准备	→	（1）物品：治疗盘、一次性针灸针、75%酒精棉签、安尔碘皮肤消毒液、医疗垃圾桶、锐器盒，必要时备屏风、毛毯等 （2）环境：安静舒适、温度适宜	→ 手消毒
患者准备	→	（1）取合适体位，暴露操作部位 （2）注意保暖	
选穴定位	→	根据左右对应、上下对应、上下左右交叉对应、前后对应的取穴方法及病情选取针刺腧穴，避开血管、瘢痕	
皮肤消毒	→	局部皮肤用安尔碘皮肤消毒液由中心向外绕圈消毒	
进针	→	根据腧穴部位选用大小合适的合格毫针，按体针进针方法进针	
行针	→	进针后为寻得针感，调整针感的强弱，行捻转、提插手法	
留针	→	留针30分钟，可视病情适当予以调整针感，留针期间配合运动疗法	
出针	→	根据患者病情需要行相关运动疗法，如急性腰扭伤在针刺印堂后嘱患者行腰部主动运动，以屈伸、旋转、侧屈为主，运动时间和强度可视病情灵活决定	
观察	→	观察并询问患者有无不适及晕针现象	
整理	→	协助患者整理衣物，取舒适体位，注意保暖，整理床单位	→ 整理用物，洗手
记录	→	再次核对，记录针刺时间、部位、效果及患者一般情况，签名	

针刺运动疗法操作流程图

操作评分标准

针刺运动疗法操作评分标准详见下表。

针刺运动疗法操作评分标准表

姓名 _____ 得分 _____ 监考人 _____ 考试日期 _____

项目		要求	评分等级				得分	备注
			A	B	C	D		
操作者要求		着装规范，举止端庄，态度和蔼	5	4	3	1		
核对医嘱		患者基本信息、诊断、临床症状、操作部位	5	4	3	1		
操作前准备	操作者	对患者评估正确、全面	5	4	3	1		
		洗手，戴口罩、帽子	3	2	1	0		
	告知	治疗目的、操作方法，取得患者配合	8	6	4	2		
	物品、环境	物品齐全，环境安静舒适、温度适宜	5	4	3	1		
	患者	体位舒适合理，暴露操作部位，注意保暖	5	4	3	1		
操作过程	再次核对	患者基本信息、病情、操作部位	5	4	3	1		
	选穴定位	根据左右对应、上下对应、上下左右交叉对应、前后对应的取穴方法及病情辨证选取腧穴，避开血管、瘢痕	5	4	3	1		
	消毒	局部皮肤用安尔碘皮肤消毒液消毒	5	4	3	1		
	选针、进针	根据腧穴部位选用大小合适的毫针，依照体针的常规进针方法进针。	5	4	3	1		
	行针	进针后为寻得针感、调整针感的强弱，行捻转、提插手法	5	4	3	1		
	留针	留针30分钟，可视病情适当予以调整针感	3	2	1	0		
	运动疗法	根据患者病情行运动疗法，运动时间可视病情灵活决定	8	6	4	2		
	出针	按一般拔针方法将针取出，核对针数，以防遗漏	3	2	1	0		
操作后	整理	协助患者整理衣物，整理用物，分类处理医疗垃圾，归还原处，洗手	5	4	3	1		
	记录	再次核对，记录针刺时间、腧穴、效果、患者情况，签名	5	4	3	1		
技能熟练		操作正确、连贯，严格执行无菌操作原则	5	4	3	1		
理论提问		回答全面、正确	10	8	6	4		

六、蜂针疗法

简 介

蜂针疗法即利用蜜蜂的螫针为针具，循经络皮部和穴位施行不同手法的针刺以防治疾病的方法。蜂针疗法由民间蜂蜇治病的经验与针灸医术相结合发展而成，是一种针、药、灸相互结合的复合型刺灸法。螫针既可以给人体经络穴位以机械刺激，又可以自动注入皮内适量的蜂针液，具有独特的药理作用，其针后继发出现局部潮红充血，兼具温灸效应。

适应证

主要适用于风湿病、类风湿关节炎、免疫力低下、过敏性鼻炎、子宫肌瘤、各类神经痛、颈椎病、骨质增生病等疾病。

禁忌证

1. 10岁以下的幼童。
2. 脑创伤，出血倾向性疾病。
3. 荨麻疹。
4. 皮肤有溃疡，感染。

用物准备

蜂盒、取蜂镊、拔针镊、500毫升的广口瓶、快速手消毒液、0.1%碘伏、75%酒精、棉球、纱布、胶布等。

操作要点

1. 核对患者信息，评估环境及患者情况，备齐用物，携至床旁，告知相关事宜取得患者配合。

2. 用快速手消毒液做好手消毒。协助患者取合适体位，充分暴露针刺部位方便施针。

3. 操作者使用0.1%碘伏将施术部位擦拭消毒，耳部进行蜂针治疗时必须严密消毒，预防感染。

4. 用取蜂镊夹持蜜蜂头胸部，使其腹部末端接触皮面，蜜蜂即弯曲腹部伸出螫针刺入皮肤。刺后将蜜蜂取下，置于盛水广口瓶中，留螫针、贮液囊和其他器官于皮肤上，安静等待10~30分钟后毒囊活动停止即可拔出螫针。

5. 施术时每次1针，蜇1次拔出后，再行下一针。

6. 术毕，让患者安静休息30分钟，观察治疗局部反应及生命体征。

7. 协助患者整理衣物，取舒适体位，注意保暖。整理床单位，整理用物，洗手。

8. 再次核对，记录针刺时间、部位、效果及患者一般情况，签名。

操作示范图

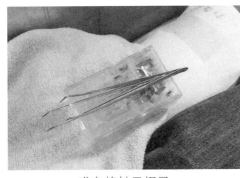

准备蜂针及镊子

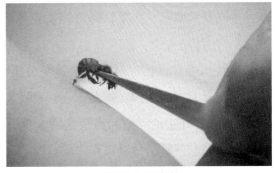

镊子夹取蜜蜂

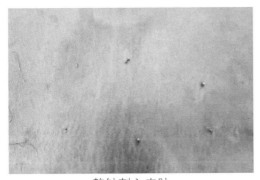

螫针刺入皮肤

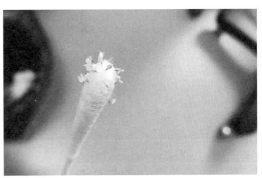

出针

注意事项

1. 接诊后须帮助患者认识疾病及了解蜂针疗法的知识，取得患者配合，按方案进行蜂针治疗。

2. 患者饥饿、过饱、情绪紧张、疲劳或惊恐时不宜施针，施针前应让患者休息15~30分钟后再给予蜂针治疗。

3. 初次给予蜂针疗法治疗必须先试针观察，警惕过敏反应。手法宜轻，体位选择适当，多取仰卧、侧卧、俯卧等体位，患者站立时不可施针。

4. 蜂针治疗结束后须观察30分钟，患者无全身反应才能离去。

5. 蜂针局部反应消失后方可再次于该部位施针，康复病种每周治疗1~2次即可。若患者须每天或隔日行针强刺激的，应分组选穴，轮换部位，不可同一部位短时间内反复施针。

6. 施针时应避开浅表血管，防止出血（需要刺络放血者除外）。有自发性出血或损伤后出血不止的患者，不宜采用蜂针治疗。

7. 治疗后患者应注意饮食调理，以易消化且富有营养的食物为主；注意忌口，多吃新鲜蔬菜、水果；保证睡眠充足，适当锻炼，增强体质。

8. 治疗过程中，随时观察患者有无过敏反应，如出现，应立即用镊子紧贴螫针根部拔出器官，拔除时应尽量避免挤压毒囊，以免将剩余液体挤入人体。若有其他症状及时对症处理，避免出现因过敏引起的休克反应。

9. 蜂针疗法治疗期间严禁饮酒、食螺、蚌、虾等食物和服用含虫类成分的药物，以免引起严重的过敏反应。

❀操作流程❀

蜂针疗法的操作流程详见下图。

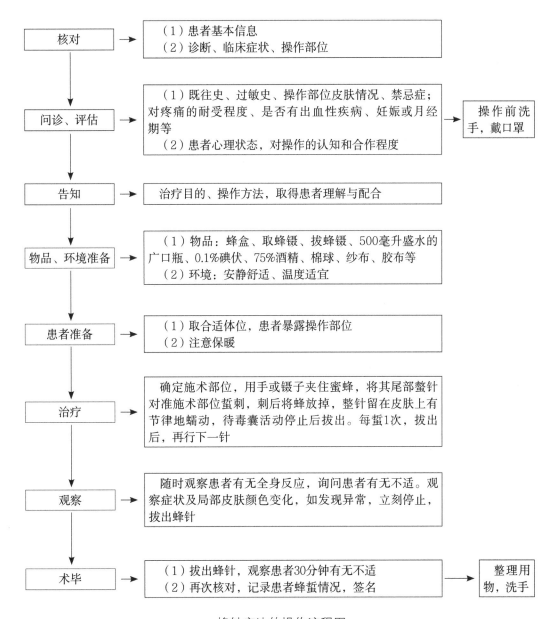

蜂针疗法的操作流程图

操作评分标准

蜂针疗法操作评分标准详见下表。

蜂针疗法操作评分标准表

姓名 _____ 得分 _____ 监考人 _____ 考试日期 _____

项目		要求	评分等级				得分	备注
			A	B	C	D		
操作者要求		着装规范，举止端庄，态度和蔼	5	4	3	1		
核对医嘱		患者基本信息、诊断、临床症状、操作部位	5	4	3	1		
操作前准备	操作者	洗手，戴口罩	2	1	0	0		
		对患者评估正确、全面	5	4	3	1		
	告知	治疗目的、操作方法，患者理解与配合	6	5	4	2		
	物品、环境	物品齐全，环境安静舒适、温度适宜	6	5	4	2		
	患者	体位舒适合理，暴露操作部位	6	5	4	2		
操作过程	再次核对	患者基本信息、操作部位	5	4	3	1		
	手法	施术手法运用正确	10	8	6	2		
		穴位定位准确	10	8	6	2		
	观察	留针过程中，观察局部皮肤及病情变化，询问患者有无不适	5	4	3	1		
	术毕	待毒囊活动停止，拔出螫针	5	4	3	1		
操作后	整理	合理安排体位，整理床单位	3	2	1	0		
		整理用物，归还原处，洗手	5	4	3	1		
	记录	按要求记录及签名	2	1	0	0		
技能熟练		施术部位准确，操作正确、熟练，关注患者感受	10	8	6	2		
理论提问		回答全面、正确	10	8	6	2		
注：每针拔出后间隔1分钟，再行下一针								

七、腹针疗法

简　介

腹针疗法是通过针刺腹部特定穴位治疗全身疾病的一种针刺方法。该疗法是以中医理论为基础，以腹部先天经络系统理论为核心，运用中医的理、法、方、穴，寻找与全身部位相关的反应点，通过针刺腹部穴位，进行相应的轻微刺激，达到疏通经络、调节脏腑和治疗疾病的作用，对针刺顺序及深浅均有要求，此疗法有一病一方的处方标准化特点，安全、疼痛小、见效快、患者易接受、适应证广泛。一般疾病治疗6次为一个疗程，慢性病及疑难病治疗10次为一个疗程。

适应证

腹针疗法多用于治疗内因性疾病，即内伤性疾病或久病及里的疑难病、慢性病，但不局限于此。实践证明腹针疗法的适应证是非常广泛的。目前用于治疗下列各种病症。

1. 病程较短，但因脏腑正气不足而致的疾病，如肩周炎、颈椎病、腰椎病、骨性关节炎、腰腿痛、类风湿关节炎、强直性脊柱炎等。

2. 病程较久的内伤脏腑的全身性疾病，如脑动脉硬化、脑血管疾病及其后遗症、老年性痴呆、脑萎缩、冠心病、糖尿病等。

3. 临床各科常见病，常见的病毒性感染，如上呼吸道感染、结膜炎、流行性腮腺炎、带状疱疹、面瘫等；常见的细菌感染，如急性扁桃体炎、口腔炎、睑腺炎、妇科感染、泌尿系感染、前列腺炎等；过敏性疾病，如荨麻疹等过敏性皮疹、变应性鼻炎、支气管哮喘等。

4. 内分泌异常导致的疾病，如前列腺增生、性功能障碍、女性乳腺增生、卵巢囊肿等。

5. 其他经各种针灸疗法治疗效果欠佳的疾病。

6. 疑难病，如产后风、肺纤维化等。

禁忌证

1. 诊断不明的急腹症、急性腹膜炎、急性阑尾炎等。

2. 肝、脾肿大引起的腹部静脉曲张，腹腔肿瘤。

3. 女性妊娠的中、后期。

用物准备

快速手消毒液、治疗车、治疗盘、毫针、安尔碘皮肤消毒液、无菌棉签、无菌棉球、锐器盒，必要时备屏风、毛毯等。

操作要点

1. 评估环境及患者情况，备齐用物，携至床旁，告知相关事宜取得患者配合。根据患者腹壁的厚薄、穴位的深浅选择针具，同一患者选择同粗细、同长短的针具，以便于观察针刺的不同深度。根据疾病选择处方，确定针刺部位、顺序、深度，嘱患者排空二便，并做好解释工作。

2. 用快速手消毒液做好手消毒。协助患者取舒适平卧位，暴露针刺部位，并对施术部位消毒。灵活运用循经取穴法、定位取穴法、八廓取穴法这三种取穴方法，对穴位进行度量标记。

3. 根据处方要求，按照进针顺序和深度进行针刺，避开血管及毛孔等。

（1）进针时手法要快，根据个人习惯持针、进针，单手、双手或用管针进针均可，快速刺入或弹入皮下，刺入皮肤后手法变轻、缓，采用只捻转不提插或轻捻转慢提插的手法调整深度，直到预定深度（针刺深度：浅刺——皮下，中刺——脂肪层，深刺——肌层）。每个穴位，浅刺调远端对应的全息部位，中刺对应经络调节，深刺对应脏腑调节。

（2）按处方要求和穴位顺序进行针刺，要求取穴准确、针刺完检查即为候气；行气，在候气的过程完成后，根据处方的要求对每个穴位的深度进行调整；催气，患者行气后3~5分钟疗效不好时继续对处方的穴位进行调整。

（3）根据患者的病程长短及体质强弱，留针20~30分钟。选择适当的器具罩在腹部，对针刺在腹部的针具进行保护，并根据室内的温度或环境温度为患者腹部保暖。

（4）必须根据处方的进针顺序起针，须保持留针时的深度、水平缓慢将针捻转提出，并用无菌棉球对穴位进行轻轻按压。

4. 询问患者有无不适感，观察有无弯针、晕针、滞针、折针，有无血肿和气胸。

5. 协助患者整理衣物，取舒适体位，注意保暖。整理床单位，整理用物，洗手。

6. 再次核对，记录针刺时间、部位、效果及患者一般情况，签名。

操作示范图

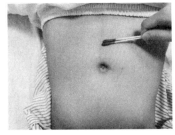 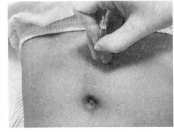 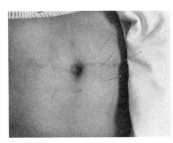

消毒 　　　　　　　　进针 　　　　　　　　留针

注意事项

1. 慢性病、体质虚弱的患者，施术时应谨慎。

2. 肝、脾肿大者肋部不宜针刺过深，避免刺伤脏器。

3. 腹针深刺不宜针刺过深，严禁刺入腹腔。

4. 进针时为减少疼痛，针刺透过皮肤层时速度要快，进针时如感到疼痛一般是针刺在毛孔上，须重新选择进针的部位。

5. 留针过程患者应避免大声讲话、过度改变体位，尽可能避免改变腹部浅刺针体的深浅度。

6. 起针时切记不能大幅度地捻转或提拉。

7. 治疗时注意询问及观察患者反应，如有不适及时进行调整。如发生头晕、面色苍白、低血压等晕针表现，应立即停止腹针操作，给予患者吸氧，多可自行缓解，如15分钟后仍不能缓解，则需要静滴生理盐水，并转送到监护室进一步检查。

操作流程

腹针疗法的操作流程详见下图。

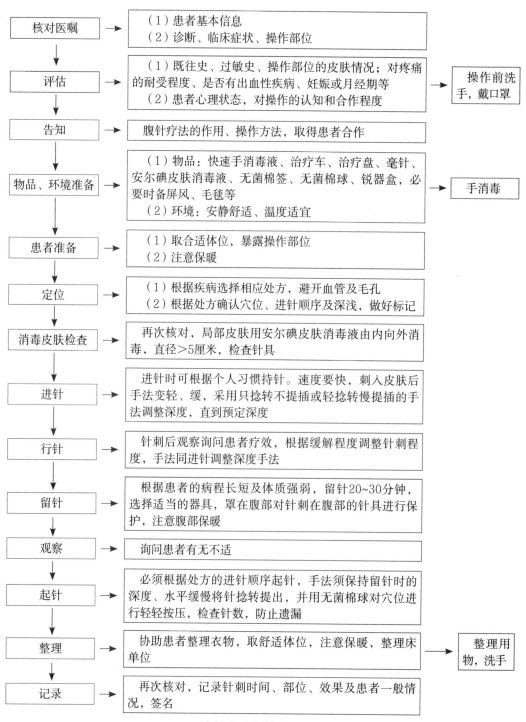

腹针疗法操作流程图

操作评分标准

腹针疗法操作评分标准详见下表。

腹针疗法操作评分标准表

姓名 _____ 得分 _____ 监考人 _____ 考试日期 _____

项目		要求	评分等级				得分	备注
			A	B	C	D		
操作者要求		着装规范，举止端庄，态度和蔼	5	4	3	1		
核对医嘱		患者基本信息、诊断、临床症状、操作部位	5	4	3	1		
操作前准备	操作者	对患者评估正确、全面	5	4	3	1		
		洗手，戴口罩	2	1	0	0		
	告知	治疗目的、操作方法，取得患者理解与配合	6	5	4	2		
	物品、环境	物品齐全，环境安静舒适、温度适宜	6	5	4	2		
	患者	体位舒适合理，暴露操作部位；注意保暖	6	5	4	2		
操作过程	再次核对	患者基本信息，操作部位	5	4	3	1		
	定位	根据疾病选择处方，确定穴位、进针顺序、深浅	5	4	3	1		
	消毒	安尔碘皮肤消毒液沿针刺部位由内向外消毒，直径>5厘米	3	2	1	0		
	进针、行针	进针时避开血管、毛孔，可根据个人习惯持针。进针速度要快，注意宁浅勿深，刺入皮肤后手法变轻、缓，采用只捻转不提插或轻捻转慢提插的手法调整深度，直到预定深度，针刺后观察询问患者反应，根据缓解程度调整针刺程度	6	5	4	2		
	留针	根据患者的病程长短及体质强弱，留针20~30分钟，选择适当的器具罩在腹部，对针刺在腹部的针具进行保护，注意腹部保暖	5	4	3	1		
	观察	询问患者有无不适，观察疗效	5	4	3	1		
	起针	必须根据处方的进针顺序起针，须保持留针时的深度水平缓慢将针捻转提出，并用无菌棉球对穴位进行轻轻按压，检查针数，防止遗漏	6	5	4	2		
操作后	整理	合理安排体位，整理床单位	3	2	1	0		
		整理用物，归还原处，洗手	5	4	3	1		
	记录	按要求记录及签名	2	1	0	0		
技能熟练		定位准确，操作正确、熟练，严格执行无菌操作原则	10	8	6	2		
理论提问		回答全面、正确	10	8	6	2		

八、火针疗法

简 介

火针疗法是根据中医经络理论，用一种特制的针具经加热烧红后，采用一定的手法刺入腧穴或患处的一种针灸治疗方法。火针作为针灸疗法中的一种特殊针法，具有温通经络、扶正助阳、祛邪引热的功效，临床可以单独或与其他针法结合应用。

适应证

临床用得比较多的主要是运动系统的病症，如肩周炎、颈椎病、腰腿痛，慢性应力损伤引起的膝、腕、踝关节疼痛（如网球肘、鼠标手）等。除此之外，还可以用于带状疱疹、湿疹、白癜风、银屑病等临床常见病和难治性疾病的治疗。

禁忌证

1. 凝血功能异常[血友病患者、各种原因导致的PT、APTT延长5s以上，血小板计数减少（血小板计数 $<20 \times 10^9$/L）]。

2. 24小时以内有急性溶栓治疗史。

3. 粒细胞缺乏（粒细胞计数 $<1 \times 10^6$/L）。

4. 针刺局部有脓肿、高度水肿，皮肤破溃或有其他皮损。

5. 糖尿病或严重心脏病。

用物准备

治疗车、治疗盘、火针（可用钨合金所制的火针或普通的毫针）、安尔碘皮肤消毒液、棉签、锐器盒、无菌敷贴，必要时备屏风。

☁ 操作要点

1. 核对患者信息，评估环境及患者情况，备齐用物，携至床旁，告知相关事宜取得患者配合。并做好告知解释工作。

2. 操作者做好手消毒，协助患者取合适体位，充分暴露针刺部位，利于施针，对施术部位消毒。

3. 根据病症不同而辨证取穴。选定穴位后要采取适当体位以防止患者改变姿势而影响取穴的准确性。取穴应根据病情而定，一般宜少，实证和青壮年患者取穴可略多，根据选取穴位患者舒适地摆好体位。

4. 以点燃的酒精灯或止血钳夹持的95％酒精棉球为火源，左手将火源移近针刺的穴位或部位，右手以握笔式持针，将针尖针体伸入火焰的外层，根据针刺深度，确定针体烧红的长度。

5. 将针烧至通红时，迅速准确地将针刺入穴位。

6. 迅速将针拔出，丢入锐器盒内。出针后需要用无菌棉球按压针孔片刻。

7. 询问患者有无不适感，观察有无弯针、晕针、滞针、折针，有无血肿和气胸。

8. 协助患者整理衣物，取舒适体位，注意保暖。整理床单位，整理用物，洗手。

9. 再次核对，记录针刺时间、部位、效果及患者一般情况，签名。

☁ 操作示范图

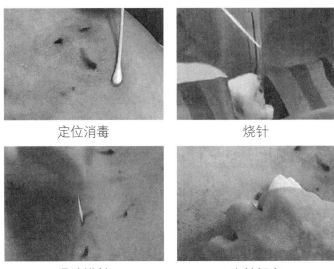

定位消毒　　　　　　　　　　烧针

迅速进针　　　　　　　　　　出针闭穴

注意事项

1. 面部应用火针疗法要慎重，妊娠期女性、产妇及婴幼儿、瘢痕体质者或过敏体质者慎用。

2. 患者难以配合或高度紧张，以及饥饿、疲劳及醉酒者不宜使用火针疗法。

3. 血管和主要神经分布部位不宜施用火针疗法。

4. 针刺后，部分患者可能出现针孔口或局部皮肤瘙痒，如无发热、局部红肿等反应，多属正常现象。局部皮肤出现红晕或红肿未能完全消失时，则应避免洗浴，以防感染。

5. 须向患者交待以下内容：①针后针孔处可能发红、发痒，或有高出皮肤的红点，属于正常反应；②针孔瘙痒时，勿搔抓；③治疗当天不要洗澡，注意保护针孔；④穿宽松衣服，避免摩擦患处。

6. 检查针具，要完好无剥蚀及缺损，否则不宜使用。

7. 防止烧伤或火灾等意外事故。

8. 体质虚弱的患者，施治时应采取卧位。

9. 火针疗法一般不留针。

10. 出针后宜按压关闭针口，如果针口有出血现象，可持续按压5分钟以上。如果出现搏动性、喷射性出血，一般为刺穿动脉所致，要加压包扎，严重时，请外科会诊处置；如果穴位局部或远端出现线状或条块状麻木区，可能损伤神经，一般多为小神经损伤，按医嘱口服甲钴胺，数周至数月后多可恢复。

11. 出针按压针口，经检查无活动性出血及血肿，再次消毒，后用无菌敷贴密封针口，针口部位24小时内保持干燥，以免汗液和水进入针口处引起感染。

12. 部分患者对痛感较为敏感或过度紧张，治疗前、治疗中、治疗后会出现头晕、面色苍白等晕针表现，应立即停止操作，让患者躺下吸氧，按压人中、内关等穴位，多可自行缓解，如15分钟后仍有低血压症状，需要静脉滴注生理盐水，并转送到监护室进一步检查、处置。

操作流程

火针疗法的操作流程详见下图。

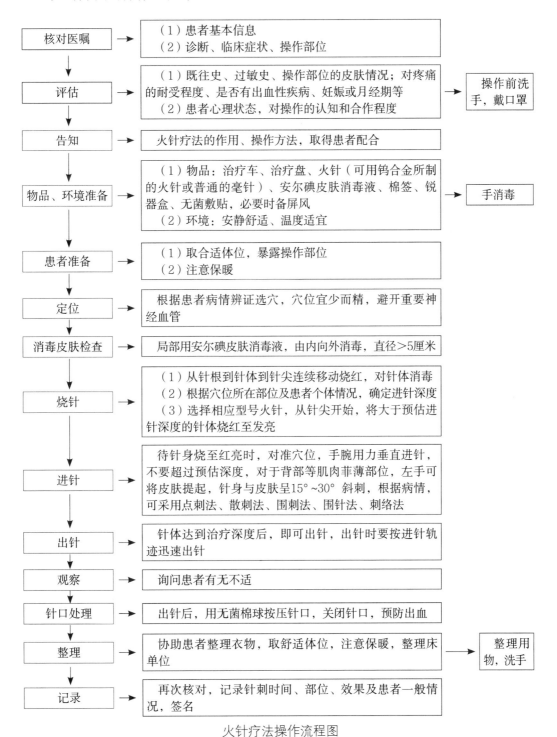

核对医嘱 →
（1）患者基本信息
（2）诊断、临床症状、操作部位

评估 →
（1）既往史、过敏史、操作部位的皮肤情况；对疼痛的耐受程度、是否有出血性疾病、妊娠或月经期等
（2）患者心理状态，对操作的认知和合作程度
→ 操作前洗手，戴口罩

告知 →
火针疗法的作用、操作方法，取得患者配合

物品、环境准备 →
（1）物品：治疗车、治疗盘、火针（可用钨合金所制的火针或普通的毫针）、安尔碘皮肤消毒液、棉签、锐器盒、无菌敷贴，必要时备屏风
（2）环境：安静舒适、温度适宜
→ 手消毒

患者准备 →
（1）取合适体位，暴露操作部位
（2）注意保暖

定位 →
根据患者病情辨证选穴，穴位宜少而精，避开重要神经血管

消毒皮肤检查 →
局部用安尔碘皮肤消毒液，由内向外消毒，直径＞5厘米

烧针 →
（1）从针根到针体到针尖连续移动烧红，对针体消毒
（2）根据穴位所在部位及患者个体情况，确定进针深度
（3）选择相应型号火针，从针尖开始，将大于预估进针深度的针体烧红至发亮

进针 →
待针身烧至红亮时，对准穴位，手腕用力垂直进针，不要超过预估深度，对于背部等肌肉菲薄部位，左手可将皮肤提起，针身与皮肤呈15°~30°斜刺，根据病情，可采用点刺法、散刺法、围刺法、围针法、刺络法

出针 →
针体达到治疗深度后，即可出针，出针时要按进针轨迹迅速出针

观察 →
询问患者有无不适

针口处理 →
出针后，用无菌棉球按压针口，关闭针口，预防出血

整理 →
协助患者整理衣物，取舒适体位，注意保暖，整理床单位
→ 整理用物，洗手

记录 →
再次核对，记录针刺时间、部位、效果及患者一般情况，签名

火针疗法操作流程图

操作评分标准

火针疗法操作评分标准详见下表。

火针疗法操作评分标准表

姓名 _____ 得分 _____ 监考人 _____ 考试日期 _____

项目			要求	评分等级				得分	备注
				A	B	C	D		
操作者要求			着装规范，举止端庄，态度和蔼	5	4	3	1		
核对医嘱			患者基本信息、诊断、临床症状、操作部位	5	4	3	1		
操作前准备	操作者		对患者评估正确、全面	5	4	3	1		
			洗手，戴口罩	2	1	0	0		
	告知		治疗目的、操作方法，取得患者的理解与配合	6	5	4	2		
	物品、环境		物品齐全，环境安静舒适、温度适宜	5	4	3	1		
	患者		体位舒适合理，暴露操作部位，注意保暖	5	4	3	1		
操作过程	再次核对		患者基本信息，操作部位	4	3	2	1		
	定位		根据患者病情，辨证选取穴位，宜避开动脉及神经干，勿损伤内脏和重要器官	4	3	2	1		
	消毒		安尔碘皮肤消毒液沿选取的穴位由内向外消毒，直径>5厘米	2	1	0	0		
	施术方法	烧针	用酒精灯外焰烧针尖及针体至红亮，根据针刺深度，决定针体烧红长度	4	3	2	1		
		进针	针体烧至红亮后，应迅速、准确地刺入针刺部位	4	3	2	1		
		刺法 点刺法	在腧穴上施以单针点刺的方法	3	2	1	0		
		围刺法	在体表病灶上施以多针密集刺激的方法，每针间隔不超过1厘米	3	2	1	0		
		散刺法	在体表病灶上施以多针疏散刺激的方法，每针间隔2厘米左右	3	2	1	0		
		围刺法	围绕体表病灶周围施以多针的方法，针刺点在病灶与正常组织交界处	3	2	1	0		

（续表）

项目			要求	评分等级				得分	备注
				A	B	C	D		
		刺络法	用火针刺入体表血液瘀滞的血络，放出适量血液的方法	3	2	1	0		
		出针	针体达到治疗深度后，立即出针	2	1	0	0		
		按压	出针后按压穴位，关闭针口	2	1	0	0		
操作后	整理		合理安排体位，整理床单位	3	2	1	0		
			整理用物，归还原处，洗手	5	4	3	1		
	记录		按要求记录及签名	2	1	0	0		
技能熟练			定位准确，操作正确、熟练，严格执行无菌操作原则	10	8	6	2		
理论提问			回答全面、正确	10	8	6	2		

九、梅花针疗法

简 介

梅花针疗法是在中医经络、脏象理论的指导下，从中医学整体观念出发，辨证论治，运用丛针针具作用于人体应刺部位的皮肤上，通过刺激人体一定的体表部位、穴位或经脉循行路线以疏通经络、调节阴阳、扶正祛邪、防治疾病的一种中医外治方法，因叩刺后皮肤泛起的红晕形状颇似梅花，故称为梅花针，也被称为皮肤针、皮刺针、丛针、小儿针等。其具有操作简便、安全、适应证范围广等特点，尤其对神经衰弱、自主神经功能紊乱、非感染性腹泻、神经性疼痛、急性扭伤、头痛等疗效明显。

适应证

梅花针疗法适应证范围广，对内科、外科、妇科、儿科、五官科等病症均有较好的疗效。对寒、热、虚、实证也可运用，但更适宜于实证和热证，如内科的咳嗽、腹泻，外科的扭伤、瘀肿，妇科的月经不调、痛经，儿科的厌食、夜啼，五官科的面瘫、牙痛等。

禁忌证

1. 凝血功能障碍，如血友病、血小板减少性紫癜等。
2. 自发性出血倾向性疾病。
3. 治疗部位有各种皮肤病、疖肿或感染。
4. 外伤、急腹症、严重器质性疾病、重度贫血、严重心脏病及癌症晚期。

用物准备

治疗车、治疗盘、梅花针、消毒液（75%酒精或安尔碘皮肤消毒液）、弯盘、棉签，必要时备屏风。

操作要点

1. 评估环境及患者情况，包括主要临床表现、既往史、叩刺部位的皮肤情况、对疼痛的耐受程度、心理状况、体质等。备齐用物，携至床旁，告知患者操作目的及过程，以取得配合。

2. 以操作者能够正确取穴、操作方便、患者舒适为原则，选择合适的体位，遵医嘱选定叩刺部位。

常用体位及适宜操作部位如下：

（1）仰卧位适用于头、面、颈、胸、腹部和部分四肢的穴位。

（2）侧卧位适用于侧头、侧胸、侧腹、臂和下肢外侧等部位的穴位。

（3）俯卧位适用于头、项、肩、背、腰、骶和下肢后面、外侧等部位的穴位。

（4）仰靠坐位适用于前头、面、颈、胸上部和上肢的部分穴位。

（5）侧伏坐位适用于侧头、侧颈部的穴位。

（6）俯伏坐位适用于头顶、后头、项、肩、背部的穴位。

（7）立位，很少用，站立时应双手扶住墙壁或其他物体。

3. 操作者做好手消毒及叩刺部位消毒。

4. 检查针尖是否平齐无钩，针柄及针尖连接处是否牢固。

5. 手握针柄后端，叩刺时示指伸直压在针柄中段，针尖对准穴位，使用腕部的力量，将针尖垂直叩刺在皮肤上并迅速弹起，反复进行。叩刺手法要求如下：

（1）活。以腕部为中心，运动要灵活，叩击的动作要灵活，频率要达到150次/分，频率过慢，叩击就失去了"弹性"。

（2）稳。持针要稳，叩击要稳，要有一定的频率、力度，节律要整齐。每次都要叩击到既定区域，逐渐移动。

（3）直。针尖要垂直叩击皮肤。

（4）弹。梅花针叩击到皮肤时，给予皮肤一定的力量后迅速弹起。

6. 操作过程中观察患者面色、表情、皮肤情况、询问有无不适。操作完毕，局部皮肤再次消毒。

7. 协助患者整理衣物，取舒适体位，注意保暖。整理床单位，整理用物，洗手。

8. 再次核对，记录针刺时间、部位、效果及患者一般情况，签名。

操作示范图

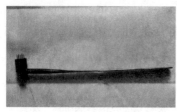 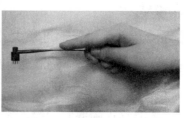

梅花针　　　　　　　　　　迅速扣刺

注意事项

1. 操作注意点。

（1）治疗前要详细询问病史，仔细检查，严格消毒叩刺部位，梅花针疗法是有创的，必须严格消毒，预防感染。

（2）针具使用后要认真清洗，严格消毒，妥善保管，检查针尖是否整齐、有无倒钩，如果有条件可以一人一针具。

（3）操作者的叩刺手法要做到活、稳、直、弹，以减轻患者的疼痛感。手法快慢、刺激强度要根据病情、体质和叩刺部位来定。轻度叩刺，以皮肤没有红晕或以不出血为宜。重度叩刺以轻微出血为度。

（4）关节活动处，刺激不宜过重，以免皮肤损伤，形成瘢痕，影响关节活动。

（5）叩刺后如果有渗血，先用75%酒精擦拭干净，再用无菌棉球按压片刻，避免瘀血引起的皮下血肿。

（6）操作前要检查针具，各针的针尖必须处于同一平面、无弯钩、无锈蚀。

（7）根据患者体质、性别、年龄和病情等情况来选择最佳的治疗方法，注意治疗的时间间隔和疗程，同时要做好完整的治疗记录。

（8）操作过程中要关心患者，严肃认真操作，不可麻痹大意，并应随时询问患者感觉。若发现异常情况，应及时变换手法或停止治疗，并进行必要的处理。

（9）叩刺时，要注意按叩刺的方向和顺序进行，以免疏密不均。叩刺后，应嘱患者休息数分钟后再走，以免发生意外。

（10）骨折患者，忌在患部叩刺。

2. 常见不良反应及处理方法。

（1）晕针。

1）原因：患者处于精神紧张、疲劳、空腹状态或刺激过强或刺激身体敏感部位等。

2）症状：在操作过程中患者出现头晕、眼花、出冷汗、头痛、恶心呕吐，严重时出现面色苍白、脉搏细弱、手脚发凉、血压下降，甚至晕倒。

3）处理方法：对于精神紧张的患者施针前要做好解释工作，消除患者顾虑；对于空腹饥饿的患者，让患者平卧休息，适当饮温开水，或进食一些食物；在叩刺过程中，应避免力度过强或突然猛烈刺激，初次接受治疗的患者尽量避免刺激敏感部位；严重的患者，可艾灸百会或针刺人中、合谷、足三里等穴位，如仍不能改善，再行腰骶椎两侧重刺。

（2）局部血肿。

1）原因：针尖弯曲带钩，使皮肉受损，或刺伤血管，瘀血积蓄所致。

2）症状：治疗后，叩刺部位肿胀疼痛，继则皮肤呈现青紫色。

3）处理方法：少量的皮下出血或局部小块青紫时，一般不必处理，可以自行消退；若局部肿胀疼痛较剧、青紫面积大时，可先做冷敷止血24小时，再做热敷或在局部轻轻揉按，以促使局部瘀血消散吸收。

（3）皮肤过敏反应。

1）原因：患者体质因素。

2）症状：一般在经过3~5次治疗后，可能在叩刺部位皮肤会出现丘疹、瘙痒等过敏现象。

3）处理方法：轻者无需特殊处理，治疗一段时间后可逐渐减轻或自行消退，重者暂停梅花针疗法治疗，可予抗过敏药内服或外敷。

（4）感染。

1）原因：大多因操作时消毒不严格引起。

2）现象：叩刺治疗后，局部出现红、肿、热、痛，针眼处出现小脓点等情况。轻者一般全身症状很轻或者不出现全身症状，重者可出现发热、恶寒、头痛、疲乏等症状。

3）处理方法：严禁在感染部位再进行叩刺，局部皮肤清洁消毒，可贴敷消炎药，严重者可口服抗生素。

（5）气胸。

1）原因：因肺气肿患者的肺泡壁较薄，如果操作者操作力度过重，可引起肺泡壁破裂。

2）症状：出现气胸甚至出现呼吸困难等。

3）处理方法：治疗时避免在胸背部运用过重的力度，出现紧急情况遵医嘱对症处理。

（6）头痛、失眠、食欲减退等。

1）原因：①针刺间隔过短；②针刺手法过强；③针刺部位过多；④患者体质较弱。

2）处理方法：向患者做好解释，增加针刺间隔时间，避免操作力度过强以及刺激部位过多。

操作流程

梅花针疗法的操作流程详见下图。

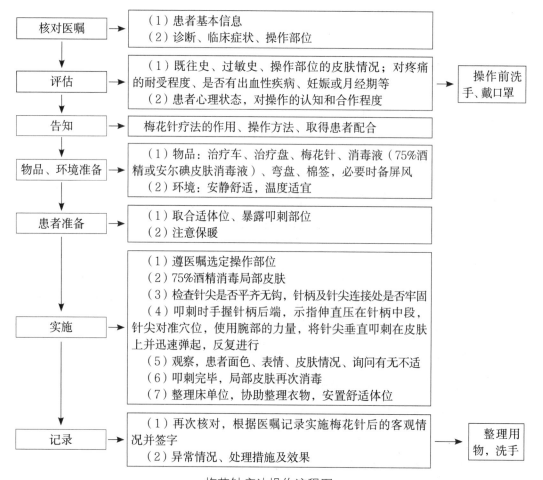

梅花针疗法操作流程图

操作评分标准

梅花针疗法操作评分标准详见下表。

梅花针疗法操作评分标准表

姓名 _____ 得分 _____ 监考人 _____ 考试日期 _____

项目		要求	评分等级				得分	备注
			A	B	C	D		
操作者要求		着装规范，举止端庄，态度和蔼	5	4	3	1		
核对医嘱		患者基本信息、诊断、操作部位	5	4	3	1		
操作前准备	操作者	对患者评估正确、全面	6	5	4	2		
		洗手，戴口罩	2	1	0	0		
	告知	治疗目的、操作方法，取得患者的理解与配合	6	5	4	2		
	物品、环境	物品齐全，环境安静舒适、温度适宜	6	5	4	2		
	患者	选取体位，暴露操作部位，注意保暖	6	5	4	2		
操作过程	再次核对	患者基本信息，操作部位	5	4	3	1		
	定位	再次核对医嘱，确定叩刺部位或经穴	6	5	4	2		
	消毒	局部皮肤用75%酒精消毒，由内向外擦拭，直径>5厘米	2	1	0	0		
	选针	检查针尖是否平齐无钩，针柄与针尖连接处是否牢固	2	1	0	0		
	叩刺	手握针柄后端，示指伸直压在针柄中段，针尖对准穴位，使用腕部的力量，将针尖垂直叩刺在皮肤上并迅速弹起，反复进行	10	8	6	2		
	观察	患者面色、表情、皮肤情况、询问有无不适	5	4	3	1		
	叩刺完毕	局部皮肤再次消毒	2	1	0	0		
操作后	整理	取合适体位，整理床单位	3	2	1	0		
		整理用物，非一次性针具进行灭菌处理，洗手	5	4	3	1		
	记录	记录叩刺后的客观情况并签名	4	3	2	0		
技能熟练		操作正确熟练，手法做到活、稳、直、弹	10	8	6	2		
理论提问		回答全面、正确	10	8	6	2		

十、皮内针疗法

简　介

皮内针疗法是以特制的小型针具固定于腧穴的皮内或皮下，进行较长时间埋藏的一种方法，又称埋针疗法。埋针疗法能给皮部以弱而长时间的刺激，调整经络脏腑功能，以达到防治疾病的目的。

适应证

适用于某些需要较长时间留针的慢性疾病及经常发作的疼痛性疾病。

1. 慢性疾病，如高血压病、颈椎病、肩周炎、腰椎间盘突出、神经衰弱、面肌痉挛、支气管哮喘、月经不调、软组织损伤、小儿遗尿等。

2. 经常发作的疼痛性疾病，如偏头痛、三叉神经痛、胃脘痛、胆绞痛、关节痛、痛经等。

3. 其他病症，如失眠、肥胖等。

禁忌证

1. 皮肤上有湿疹、溃疡、破溃或肿瘤。
2. 出血性疾病，高度水肿。

用物准备

治疗盘、消毒液（75%酒精或安尔碘皮肤消毒液）、无菌棉签、皮内针（揿针）、脱敏胶布、无菌止血钳或镊子、锐器盒。

操作要点

1. 评估环境及患者情况，备齐用物，携至床旁，告知相关事宜并取得患者配合。用快速手消毒液做好手消毒及埋针部位消毒。

2. 患者取舒适体位，暴露局部皮肤以便施针。

3. 进针时，一手持止血钳或镊子夹持针尾平刺入腧穴皮内，针身可沿皮下平行埋入0.5~1厘米。针刺方向：四肢与经脉循行方向平行，背腹部与经脉循行方向垂直。

4. 固定，宜先在针尾下垫一橡皮膏，然后用脱敏胶布从针尾沿针身向刺入方向覆盖，粘贴固定。

5. 固定后刺激，宜每天按压胶布3~4次，每次约1分钟，以患者耐受为度，两次按压间隔约4小时。埋针时间宜2~3天，可根据气候、温度、湿度的不同，适当调整。同一埋针部位出针3天后可再次埋针。

6. 出针时，一手固定埋针部位两侧皮肤，另一手取下胶布，然后持止血钳或镊子夹持针尾，将针取出。

7. 将针退出后，要仔细查看针孔是否出血，询问患者针刺部位有无不适感，核对针数有无遗漏，还应注意患者有无晕针延迟现象。

8. 协助患者整理衣物，取舒适体位，注意保暖。整理床单位，整理用物，洗手。

9. 再次核对，记录针刺时间、部位、效果及患者一般情况，签名。

操作示范图

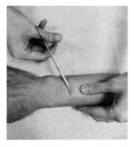
止血钳夹持颗粒型皮内针

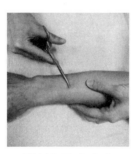
平刺入腧穴皮内

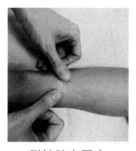
脱敏胶布固定

注意事项

1. 患者疲乏、饥饿或精神高度紧张时不宜施针。年老体弱者及有习惯性流产的妊娠期女性应慎用。

2. 眼睛、口腔及黏膜、关节部位不宜施针。女性怀孕期间也应慎用，尤其不宜用于子宫、卵巢、内分泌、肾等相应穴位。

3. 埋针部位的表皮与骨质距离<2.5毫米（体针）。

4. 在针刺中及留针期间，应密切观察有无晕针等不适情况。

5. 埋针期间针处不要着水，以免感染。若发现埋针局部感染，应将针取出，并对症处理。热天出汗较多，埋针时间不超过2天。

操作流程

皮内针疗法的操作流程详见下图。

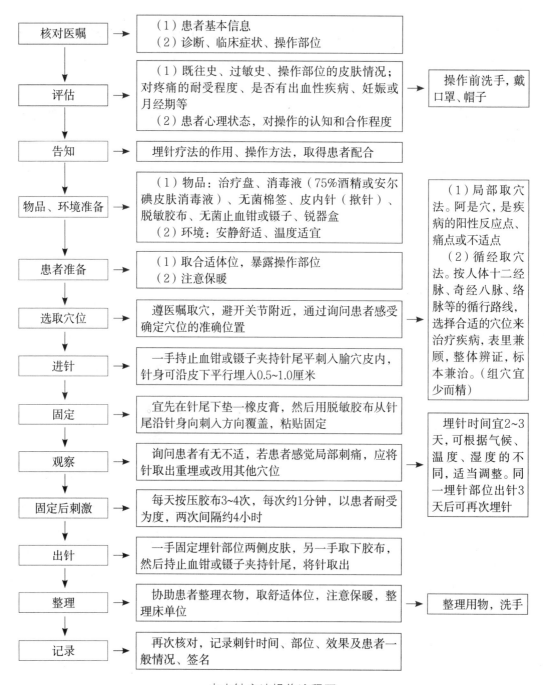

皮内针疗法操作流程图

操作评分标准

皮内针疗法操作评分标准详见下表。

皮内针疗法操作评分标准表

姓名 _____　得分 _____　监考人 _____　考试日期 _____

项目		要求	评分等级				得分	备注
			A	B	C	D		
操作者要求		着装整洁，举止端庄，态度和蔼	5	4	3	1		
核对医嘱		患者基本信息、诊断、操作部位	5	4	3	1		
操作前准备	操作者	对患者评估正确、全面	5	4	3	1		
		洗手，戴口罩、帽子	2	1	0	0		
	告知	治疗目的、操作方法，取得患者的理解与配合	6	5	4	2		
	物品、环境	物品齐全，环境安静舒适、温度适宜	6	5	4	2		
	患者	体位舒适合理，暴露操作部位，注意保暖	6	5	4	2		
操作过程	定穴	用拇（示）指循经按压腧穴，询问患者感觉，以确定穴位	5	4	3	1		
	皮肤消毒	消毒穴位周围皮肤，直径>5厘米	5	4	3	1		
	进针	一手持止血钳或镊子夹持针尾平刺入腧穴皮内，针身可沿皮下平行埋入0.5~1厘米	5	4	3	1		
	固定	宜先在针尾下垫一橡皮膏，然后用脱敏胶布从针尾沿针身向刺入方向覆盖，粘贴固定	5	4	3	1		
	观察	患者有否晕针、疼痛等不适情况。交待注意事项	5	4	3	1		
	固定后刺激	宜每天按压胶布3~4次，每次约1分钟，以患者耐受为度，两次间隔约4小时	5	4	3	1		
	出针	一手固定埋针部位两侧皮肤，另一手取下胶布，然后持止血钳或镊子夹持针尾，将针取出	5	4	3	1		
操作后	整理	合理安排体位，整理床单位	3	2	1	0		
		整理用物，洗手	5	4	3	1		
	记录	再次核对，按要求记录及签名	2	1	0	0		
技能熟练		操作熟练、轻巧；选穴正确，运用针刺手法正确	10	8	6	2		
理论提问		回答全面、正确	10	8	6	2		

十一、挑治疗法

简　介

挑治疗法又称"刺四缝疗法""挑疳积"，是小儿针灸疗法中的一种特殊方法。挑治疗法是用三棱针（或粗毫针）点刺位于示指、中指、无名指及小指指掌面第一指关节横纹中央的经外奇穴四缝穴，挑破皮肤挤出黄白色黏液，从而起到健脾开胃、清热除烦、止咳化痰、通畅百脉及调和脏腑等作用，具有疗效显著快捷、操作安全、无毒副作用等优点，对小儿消化疾病特别是小儿疳积有着良好的疗效。

适应证

临床主要适用于小儿消化系统疾病，如小儿厌食、消化不良、疳积等。除此之外，还可治疗小儿呼吸系统疾病，如咳嗽、咳喘、百日咳等病症。

禁忌证

1. 凝血功能障碍或出血性疾病。
2. 发热期间或急性病。
3. 治疗部位皮肤存在破损、疖肿、溃疡等情况。

用物准备

治疗盘、治疗巾、针盒（4、5号针头）、0.1%碘伏、无菌棉签及无菌干棉球、无菌纱布、胶布、消毒手套、弯盘等。

操作要点

1. 核对患儿信息，评估患儿情况及环境，并做好告知解释工作。
2. 操作者做好手消毒，协助患儿取合适体位，充分暴露挑治部位。

3. 操作者左手固定患儿一只手掌，右手用0.1%碘伏将患儿掌面示指、中指、无名指及小指指腹侧第一、二指间关节横纹处由中心向外周擦拭消毒。

4. 用无菌三棱针挑刺上述横纹中心，对准挑点，快速地向中心方向斜刺一分深度，操作者以左手在第一指节腹面向针尖方向按准，随即出针，针口可见少许黏黄液体（也有清稀液体渗出量多），用指挤压，使液尽出，见血为度，再用无菌干棉球拭去。

5. 患儿两手8指均挑刺后，出血则用无菌干棉球压之，嘱患儿（或家长协助）捏紧双拳，以压迫止血。

6. 针挑完毕，局部用0.1%碘伏消毒，并用无菌纱布包扎。

7. 协助患儿取舒适体位，注意保暖。整理床单位，整理用物，洗手。

8. 再次核对，记录针刺时间、部位、效果及患儿一般情况，签名。

操作示范图

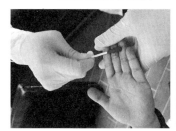

局部消毒

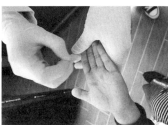

点刺四缝

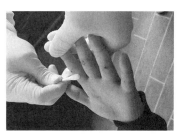

捏挤拭去黏液

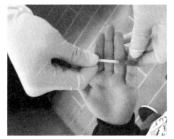

再次消毒

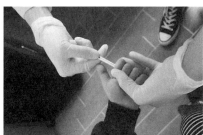

按压止血

注意事项

1. 患儿有过度饥饿、过度劳累、难以配合或精神高度紧张等情况不宜治疗。

2. 治疗时应注意严格消毒，防止患儿及操作者双方的感染。

3. 挑治时选穴要准，手法要快，不能留针。治疗期间密切观察患儿面色、表情、局部皮肤情况感觉，是否有晕针或其他不适，及时调整手法和力度。

4. 凡已生锈的针具均不可用，以免引起破伤风。

5. 治疗时，患儿可能因为挑治疼痛而出现哭闹乱动等情况，需多加小心，防止其发生误伤或意外。治疗前将手法告知患儿家长，征得同意后请其协助，待家长抱住患儿并固定双手后方可进行。最好能安抚患儿，多加鼓励与劝导，使患儿情绪稳定、可自行配合，以保证治疗顺利进行。

6. 刺后嘱患儿（或家长帮助）握紧双手半小时，以压迫止血，且24小时内双手应避免接触污物及金属玩具、勿玩泥沙等，以免感染。

7. 一般情况下，每周可点刺1~2次，病重者可隔日刺1次，待病情好转后减为每周1次，10天或15天1次，最多不超过10次。

8. 治疗后患儿应注意饮食调理，以易消化且富有营养的食物为主，如清蒸鱼肉等；注意忌口，应尽量避免食用煎炸油腻或雪糕冷饮等，以免加重消化不良。可多吃新鲜蔬菜、水果；睡眠充足，适当锻炼，增强体质。

ᨳ操作流程ᨳ

挑治疗法的操作流程详见下图。

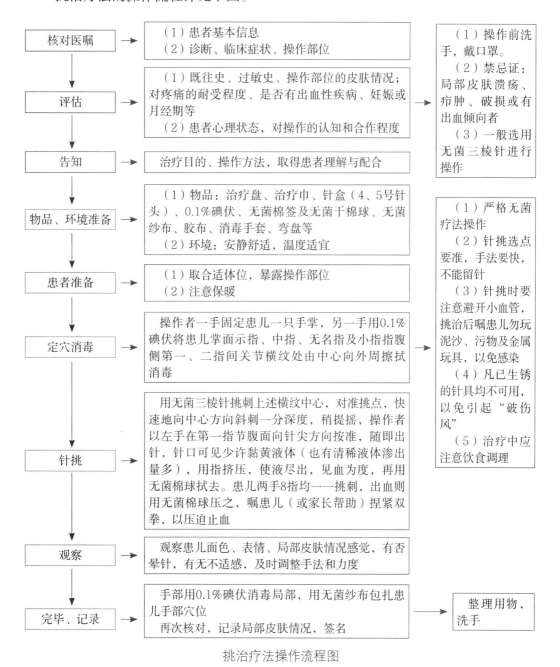

```
核对医嘱  →  （1）患者基本信息
             （2）诊断、临床症状、操作部位

评估      →  （1）既往史、过敏史、操作部位的皮肤情况；
             对疼痛的耐受程度、是否有出血性疾病、妊娠或
             月经期等
             （2）患者心理状态，对操作的认知和合作程度

告知      →  治疗目的、操作方法，取得患者理解与配合

物品、环境准备 → （1）物品：治疗盘、治疗巾、针盒（4、5号针
             头）、0.1%碘伏、无菌棉签及无菌干棉球、无菌
             纱布、胶布、消毒手套、弯盘等
             （2）环境：安静舒适，温度适宜

患者准备  →  （1）取合适体位，暴露操作部位
             （2）注意保暖

定穴消毒  →  操作者一手固定患儿一只手掌，另一手用0.1%
             碘伏将患儿掌面示指、中指、无名指及小指指腹
             侧第一、二指间关节横纹处由中心向外周擦拭
             消毒

针挑      →  用无菌三棱针挑刺上述横纹中心，对准挑点，快
             速地向中心方向斜刺一分深度，稍提摇，操作者
             以左手在第一指节腹面向针尖方向按准，随即出
             针，针口可见少许黏黄液体（也有清稀液体渗出
             量多），用指挤压，使液尽出，见血为度，再用
             无菌棉球拭去。患儿两手8指均一一挑刺，出血则
             用无菌棉球压之，嘱患儿（或家长帮助）捏紧双
             拳，以压迫止血

观察      →  观察患儿面色、表情、局部皮肤情况感觉，有否
             晕针，有无不适感，及时调整手法和力度

完毕、记录 →  手部用0.1%碘伏消毒局部，用无菌纱布包扎患
             儿手部穴位
             再次核对，记录局部皮肤情况，签名
```

右侧框：
（1）操作前洗手，戴口罩
（2）禁忌证：局部皮肤溃疡、疖肿、破损或有出血倾向者
（3）一般选用无菌三棱针进行操作

（1）严格无菌疗法操作
（2）针挑选点要准，手法要快，不能留针
（3）针挑时要注意避开小血管，挑治后嘱患儿勿玩泥沙、污物及金属玩具，以免感染
（4）凡已生锈的针具均不可用，以免引起"破伤风"
（5）治疗中应注意饮食调理

整理用物，洗手

挑治疗法操作流程图

操作评分标准

挑治疗法操作评分标准详见下表。

挑治疗法操作评分标准表

姓名 _____ 得分 _____ 监考人 _____ 考试日期 _____

项目		要求	评分等级				得分	备注
			A	B	C	D		
操作者要求		着装规范，举止端庄，态度和蔼	5	4	3	1		
核对医嘱		患者基本信息、诊断、临床症状、操作部位	5	4	3	1		
操作前准备	操作者	对患儿评估正确、全面	5	4	3	1		
		洗手，戴口罩	2	1	0	0		
	物品、环境	物品齐全，环境安静舒适、温度适宜	8	7	5	2		
	告知	治疗目的、操作方法，取得患者理解与配合	5	4	3	1		
	患者	体位舒适合理，暴露操作部位，注意保暖	5	4	3	1		
操作过程	实施	用0.1%碘伏涂擦患儿掌面示指、中指、无名指及小指指腹侧第一、二指间关节横纹处由中心向外周擦拭消毒	10	8	6	2		
		用无菌三棱针挑刺上述横纹中心，对准挑点，快速地向中心方向斜刺一分深度，稍提摇，操作者以左手在第一指节腹面向针尖方向按准，随即出针，针口可见少许黏黄液体（也有清稀液体渗出量多者），用指挤压，使液尽出，见血为度，再用无菌棉球拭去	10	8	6	2		
		患儿两手8指均一一挑刺，出血则用无菌棉球压之，嘱患儿（或家长帮助）捏紧双拳，以压迫止血	5	4	3	1		
	观察	针挑过程中观察患儿面色、表情、局部皮肤情况，有无不适感	5	4	3	1		
操作后	整理	针挑完毕：局部用消毒液消毒，必要时可用无菌纱布进行包扎	5	4	3	1		
		整理用物，洗手	5	4	3	1		
	记录	按要求记录及签名	5	4	3	1		
技能熟练		选穴准确，操作熟练、轻巧	10	8	6	2		
理论提问		回答全面、正确	10	8	6	2		

十二、腕踝针疗法

简 介

腕踝针疗法是把病症表现的部位归纳在身体两侧的6个纵区，在两侧的腕部和踝部各定6个进针点，以横膈为界，按区选点。进行皮下针刺来治疗疾病的一种针刺疗法。该疗法具有疏通经络、调和脏腑功能的作用，适用于多种痛症及脏腑疾患。

适应证

1. 各种急性疼痛和慢性疼痛，如急性扭伤引起的疼痛、术后疼痛、换药疼痛、慢性腰痛、癌症疼痛等。

2. 某些神经精神疾病，如失眠、焦虑、抑郁、应激反应、创伤后应激障碍等。

3. 其他，内科、外科、妇产科、耳鼻喉科、眼科、皮肤科等各科的某些疾病。

禁忌证

1. 进针部位皮肤有瘢痕、伤口、溃疡及肿物者。

2. 女性月经期及怀孕3个月内者。

用物准备

治疗盘、消毒剂（75%酒精或0.1%碘伏）、无菌棉签、无菌输液贴、一次性不锈钢针灸针（长25毫米，直径0.25毫米）、快速手消毒液，必要时备垫枕。

操作要点

1. 评估环境及患者情况，备齐用物，携至床旁，告知相关事宜取得患者配合。用快速手消毒液做好手消毒及针刺部位皮肤消毒。

2. 协助患者取合理体位，暴露针刺部位，注意保护隐私及保暖。

3. 实施针刺操作。

（1）根据医嘱或病症选择合适的部位，做好标识。局部皮肤消毒以进针点为中心，直径＞5厘米。取出毫针，检查针体有无弯折等情况。

（2）右手拇指、示指、中指夹持针柄，无名指和小指在中指下方，指端抵在针刺点旁边的皮肤上，起支撑刺手作用；使针身与皮肤呈30°角，针尖靠近皮肤，右手拇指、示指、中指快速轻旋针柄，使针尖快速进入真皮下。确认针尖刺过真皮层后，使针循着肢体纵轴沿真皮下尽可能表浅缓慢推进，进针时以感到松弛而没有阻力，且患者无任何酸、麻、胀、重、痛等特殊感觉为宜，进针要缓慢，不必捻转；针刺进真皮下的长度宜至接近针体末端，以露出针体2毫米为宜。

（3）针刺方向不正确，以及针刺入过深或过浅，局部出现胀、痛感觉时，需要将针退出，使针尖到达真皮下，重新沿真皮下刺入，以患者不觉酸胀和疼痛为度。

（4）用一次性无菌敷贴固定外露的针体及针柄。通常留针30分钟，也可视病情需要，适当延长留针时间，但一般不宜超过24小时。留针期间，若因肢体活动而出现针刺部位有不适感觉，可行调针，调针后若不适消失，可继续留针。

（5）一手用无菌干棉签轻压进针点，另一手将针拔出。拔针要迅速，出针后用无菌干棉签适当按压针刺部位，以防出针后皮下出血，在肯定无出血后才让患者离开。注意检查针数，防遗漏。

4. 协助患者整理衣物，取舒适体位，注意保暖。整理床单位，整理用物，洗手。

5. 再次核对，记录针刺时间、部位、效果及患者一般情况，签名。

操作示范图

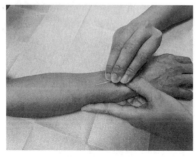 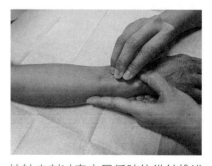

右手拇指、示指、中指持针　　持针尖刺过真皮层循肢体纵轴推进

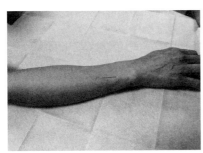 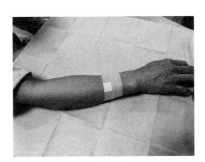

针刺入真皮下长度以露出针身　　　　　　　固定针柄
2 毫米为宜

注意事项

1. 严格执行无菌操作，预防感染。起针后如针孔发红，应及时处理。

2. 针刺时以操作者感到针下松弛为宜，患者无任何特殊感觉。若针下有阻力或患者出现酸、麻、胀、重、痛等感觉，则表示针刺太深，应将针退出，使针尖到达皮下，重新刺入更表浅的部位。

3. 注意不要刺伤血管，避免皮下出血。针身通过的皮下若有较粗的血管或针尖刺入的皮肤处有明显疼痛时，进针点要沿纵轴方向适当移动。

4. 留针时，不做提插或捻转等行针手法。注意晕针的发生；应防止针刺部位感染；精神障碍患者慎用。

操作流程

腕踝针疗法的操作流程详见下图。

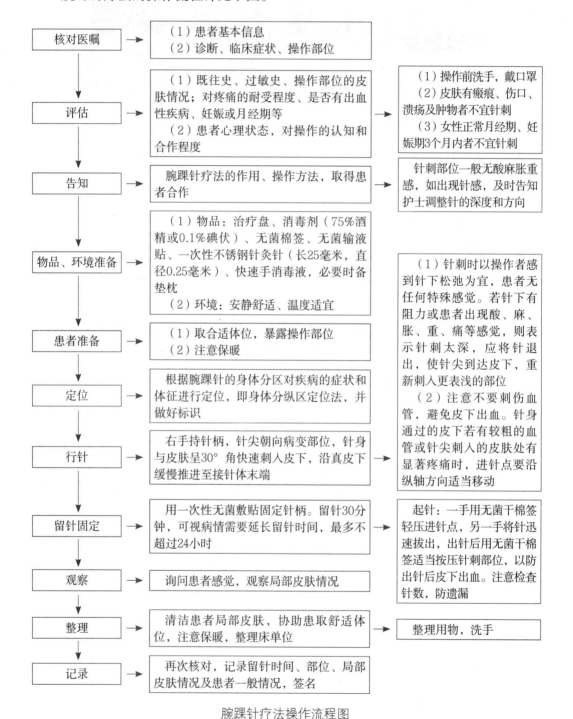

| 核对医嘱 | → | （1）患者基本信息
（2）诊断、临床症状、操作部位 |

| 评估 | → | （1）既往史、过敏史、操作部位的皮肤情况；对疼痛的耐受程度、是否有出血性疾病、妊娠或月经期等
（2）患者心理状态，对操作的认知和合作程度 | → | （1）操作前洗手，戴口罩
（2）皮肤有瘢痕、伤口、溃疡及肿物者不宜针刺
（3）女性正常月经期、妊娠期3个月内者不宜针刺 |

| 告知 | → | 腕踝针疗法的作用、操作方法，取得患者合作 | → | 针刺部位一般无酸麻胀重感，如出现针感，及时告知护士调整针的深度和方向 |

| 物品、环境准备 | → | （1）物品：治疗盘、消毒剂（75%酒精或0.1%碘伏）、无菌棉签、无菌输液贴、一次性不锈钢针灸针（长25毫米，直径0.25毫米）、快速手消毒液，必要时备垫枕
（2）环境：安静舒适、温度适宜 |

| 患者准备 | → | （1）取合适体位，暴露操作部位
（2）注意保暖 | → | （1）针刺时以操作者感到针下松弛为宜，患者无任何特殊感觉。若针下有阻力或患者出现酸、麻、胀、重、痛等感觉，则表示针刺太深，应将针退出，使针尖到达皮下，重新刺入更表浅的部位
（2）注意不要刺伤血管，避免皮下出血。针身通过的皮下若有较粗的血管或针尖刺入的皮肤处有显著疼痛时，进针点要沿纵轴方向适当移动 |

| 定位 | → | 根据腕踝针的身体分区对疾病的症状和体征进行定位，即身体分纵区定位法，并做好标识 |

| 行针 | → | 右手持针柄，针尖朝向病变部位，针身与皮肤呈30°角快速刺入皮下，沿真皮下缓慢推进至接针体末端 |

| 留针固定 | → | 用一次性无菌敷贴固定针柄。留针30分钟，可视病情需要延长留针时间，最多不超过24小时 | → | 起针：一手用无菌干棉签轻压进针点，另一手将针迅速拔出，出针后用无菌干棉签适当按压针刺部位，以防出针后皮下出血。注意检查针数，防遗漏 |

| 观察 | → | 询问患者感觉，观察局部皮肤情况 |

| 整理 | → | 清洁患者局部皮肤，协助患取舒适体位，注意保暖，整理床单位 | → | 整理用物，洗手 |

| 记录 | → | 再次核对，记录留针时间、部位、局部皮肤情况及患者一般情况，签名 |

腕踝针疗法操作流程图

操作评分标准

腕踝针疗法操作评分标准详见下表。

腕踝针疗法操作评分标准表

姓名 _____ 得分 _____ 监考人 _____ 考试日期 _____

项目		要求	评分等级				得分	备注
			A	B	C	D		
操作者要求		着装规范、举止端庄、态度和蔼	5	4	3	1		
核对医嘱		患者基本信息、诊断、临床症状、操作部位	5	4	3	1		
操作前准备	操作者	对患者评估正确、全面	5	4	3	1		
		洗手，戴口罩	2	1	0	0		
	告知	治疗目的、操作方法，取得患者理解与配合	6	5	4	2		
	物品、环境	物品齐全，环境安静舒适、温度适宜	6	5	4	2		
	患者	体位舒适合理，暴露操作部位，注意保暖	6	5	4	2		
操作过程	定位	再次核对，根据病症选择合适的操作部位，做好标识	5	4	3	1		
	消毒	局部皮肤消毒以进针点为中心，直径>5厘米	3	2	1	0		
	检查	取出毫针，检查毫针的质量、针体有无弯折等情况	5	4	3	1		
	行针	选针后符合进针、行针方法（针刺方法正确），并妥善固定	10	8	6	2		
	观察	患者有否晕针、皮下出血、疼痛等不适情况	2	1	0	0		
	起针	符合要求，留针处有感染时及时处理	5	4	3	1		
操作后	整理	合理安排体位，整理床单位	5	4	3	1		
		整理用物，洗手	5	4	3	1		
	记录	按要求记录及签名	5	4	3	1		
技能熟练		操作熟练、轻巧；选穴正确，运用针刺手法正确	10	8	6	2		
理论提问		回答全面、正确	10	8	6	2		

十三、温针疗法

简 介

温针疗法是指在毫针针刺后，在针尾加置艾炷，点燃后使其热力通过针身传至体内，达到防治疾病目的的一种方法。

适应证

（1）经脉痹阻所致的风寒湿痹、痛经、经闭、寒疝、腹痛等。

（2）风寒表证、寒性胃痛、腹痛、呕吐、泄泻等。

（3）阳气虚脱出现大汗淋漓、四肢厥冷、脉微欲绝的虚脱证。

（4）脾肾阳虚所致的久泄、久痢、遗尿、阳痿、早泄等。

（5）气虚下陷所致的内脏下垂、遗尿、脱肛、阴挺、崩漏日久不愈等。

还可治疗如：感冒、慢性支气管炎、呃逆、慢性胃炎、胃下垂、风湿性关节炎、冠心病、高血压病、肥胖病、慢性溃疡性结肠炎、糖尿病、类风湿性关节炎、中风、周围性面神经麻痹、面肌痉挛、肌萎缩性侧索硬化症、慢性肾炎、颈椎病、腰扭伤、骨关节炎、慢性前列腺炎、前列腺增生症、子宫脱垂、习惯性流产、功能性子宫出血、痛经、慢性盆腔炎、婴幼儿腹泻、小儿厌食症、小儿遗尿症等病症。

禁忌证

1. 凝血功能异常[血友病患者，各种原因导致PT、APTT延长5秒以上，血小板计数减少（$<20 \times 10^9$/L）]。

2. 24小时内有急性溶栓治疗史。

3. 粒细胞缺乏（粒细胞计数$<1 \times 10^6$/L）。

4. 针刺局部有脓肿、高度水肿、皮肤破溃或其他皮损。

5. 严重心脏病。

6. 外感热病、温热病、湿热病、阴虚内热及邪热炽盛病症。

用物准备

治疗车、1.5寸以上毫针、艾绒或艾条段、硬纸片、镊子、酒精灯、无菌棉球、弯盘、安尔碘皮肤消毒液、棉签、锐器盒，必要时备屏风。

操作要点

1. 评估环境及患者情况，备齐用物，携至床旁，告知相关事宜取得患者配合。

2. 根据病症不同而辨证取穴，选定穴位后要取适合体位以防止患者改变姿势而影响取穴的准确性。取穴应根据病情而定，一般宜少而精，实证和青壮年患者取穴可略多，宜在肌肉丰厚处取穴，根据选取穴位患者舒适地摆好体位。

3. 操作者做好手消毒及患者针刺部位消毒。

4. 实施操作。

（1）根据穴位所在位置，采用适当的进针手法，迅速准确地将针刺入穴位，减少患者疼痛。

（2）将针进到一定深度，找到得气手感，施用手法，使患者取得酸麻沉胀的感觉，留针不动。

（3）在温针的周围皮肤上垫上硬纸片。

（4）在针尾装裹如枣核大或小枣子大的艾绒（艾粒）。

（5）点燃艾炷加温。

（6）留针，一般温针燃艾1~3炷，使针下有温热感即可。

（7）用镊子将艾灰轻轻拨入弯盘内。

（8）行针得气后迅速出针，并丢入锐器盒内。

（9）用无菌棉球按压针孔片刻。

5. 协助患者整理衣物，取舒适体位，注意保暖。整理床单位，整理用物，洗手。

6. 再次核对，记录针刺时间、部位、效果及患者一般情况，签名。

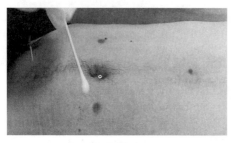
定位消毒

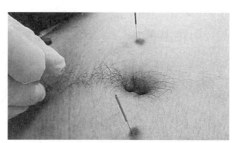
进针

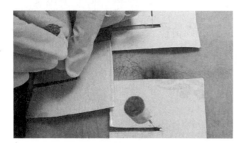
垫纸接艾

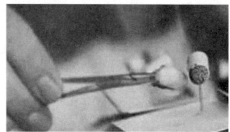
点火

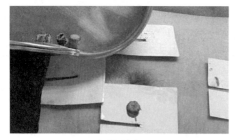
去除艾灰

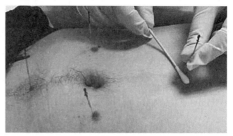
出针

注意事项

1. 颜面部、心前区及大血管不宜施针。

2. 妊娠期女性、产妇及婴幼儿慎用；糖尿病患者、瘢痕体质或过敏体质者慎用；精神过于紧张、饥饿、疲劳、醉酒的患者不宜用。

3. 须向患者交待以下内容：①针后针孔可能发红、发痒，或有高出皮肤的红点，属于正常反应；②针孔瘙痒时，勿搔抓；③当天勿洗澡，保护针孔。

4. 检查针具，要完好无剥蚀及缺损，否则不宜使用。

5. 体质虚弱的患者，应采取卧位。

6. 点燃艾绒时，应先从下端点燃，这样可使热力直接向下辐射和传导，增强治疗效果。

7. 留针期间嘱咐患者不要变动体位，以免针尾燃烧的艾绒落下，造成烧伤、弯针。

8. 出针后宜按压针口，如果针口有出血现象，可持续按压5分钟以上，或针口处拔罐吸出瘀血，可提高疗效。如果出现搏动性、喷射性出血，一般为刺穿动脉所致，要加压包扎，严重时，请外科会诊处置。

9. 按压针口5分钟，经检查无活动性出血及血肿，方可离开，针口部位24小时内保持干燥。在针刺后，局部呈现红晕或红肿未能完全消失时，则应避免洗浴，以防感染。

10. 部分患者对痛感较为敏感或过度紧张，治疗前、治疗中、治疗后要密切观察患者，如果出现头晕、面色苍白等晕针表现，应立即停止操作，让患者躺下吸氧，按压人中、内关等穴位，多可自行缓解，如15分钟后仍有低血压表现，需要静滴生理盐水，并转送到监护室或留观室进一步检查、处置。

操作流程

温针疗法的操作流程详见下图。

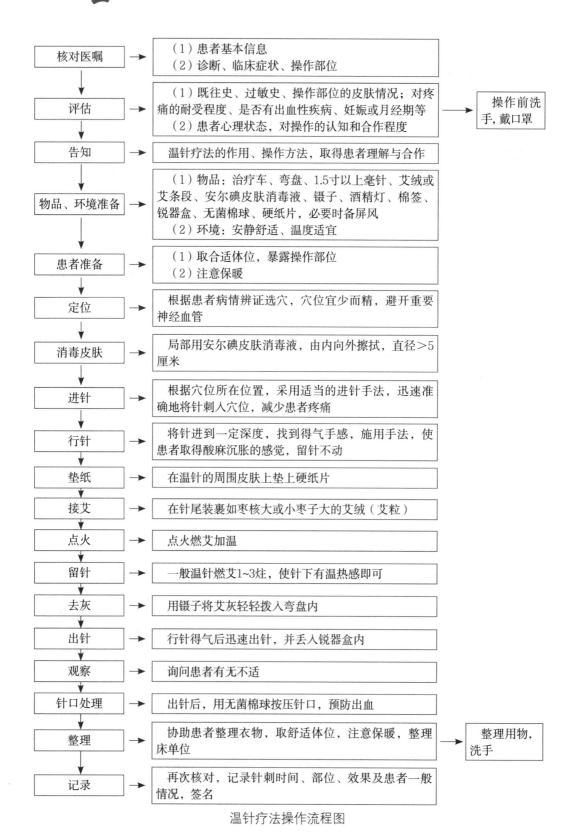

温针疗法操作流程图

操作评分标准

温针疗法操作评分标准详见下表。

温针疗法操作评分标准表

姓名 _____　得分 _____　监考人 _____　考试日期 _____

项目		要求	评分等级				得分	备注
			A	B	C	D		
操作者要求		着装规范，举止端庄，态度和蔼	5	4	3	1		
核对医嘱		患者基本信息、诊断、辨证选取的穴位	5	4	3	1		
操作前准备	操作者	对患者评估正确、全面	5	4	3	1		
		洗手，戴口罩	2	1	0	0		
	告知	治疗目的、操作方法，取得患者的理解与配合	6	5	4	2		
	物品、环境	物品齐全，环境安静舒适、温度适宜	5	4	3	1		
	患者	体位舒适合理，暴露操作部位，注意保暖	5	4	3	1		
操作过程	再次核对	患者身份，进针穴位	4	3	2	1		
	定位	根据患者病情，辨证取穴，宜避开动脉及神经干，勿损伤内脏和重要器官	4	3	2	1		
	消毒	皮肤消毒剂沿穴位中心点由内向外消毒，直径>5厘米	2	1	0	0		
	进针	根据穴位所在位置，采用适当的进针手法，迅速准确地将针刺入穴位，患者无明显疼痛	4	3	2	1		
	行针	手法准确，得气迅速，手法熟练，患者有明确的酸麻沉胀的感觉	4	3	2	1		
	垫纸	摆放硬纸板稳定，布局合理	3	2	1	0		
	接艾	使用艾粒时，要针尾进入艾粒1/2~2/3的深度，不易掉落	3	2	1	0		
	点火	从艾粒或艾绒的底部开始点燃	3	2	1	0		
	留针	观察患者的反应，询问患者的感受，避免出现晕针或烫伤患者	3	2	1	0		
	去灰	等艾粒或艾绒燃烧完全，将弯盘置于艾灰底部，用镊子轻拨艾灰，纳入弯盘	3	2	1	0		

（续表）

项目		要求	评分等级				得分	备注
			A	B	C	D		
操作后	出针	放松穴位周围肌肉，按进针轨迹迅速出针	2	1	0	0		
	针口处理	用无菌棉球按压针口，避免皮下出血及渗血	2	1	0	0		
	整理	合理安排体位，整理床单位	3	2	1	0		
		整理用物，洗手	5	4	3	1		
	记录	按要求记录及签名	2	1	0	0		
技能熟练		定位准确，操作正确、熟练，严格执行无菌操作原则	10	8	6	2		
理论提问		回答全面、正确	10	8	6	2		

十四、放血疗法

简　介

放血疗法是在中医基础理论指导下，根据经络学说和针刺原理，利用针具（临床常用三棱针）刺破特定部位的浅表血管或穴位放出少量血液，以疏通经脉、调和气血、促邪外出的一种中医外治疗法。本疗法有行气活血、消肿止痛、泻热开窍、急救等作用，具有适应证广、操作简单、见效快捷的特点，临床常用于气滞证、血瘀证、实热证所致以疼痛、发热、肿胀等症状为主要表现的疾病，并常用于急症的治疗，对疑难杂症也有特殊的疗效。

适应证

临床多适用于实证、热证、瘀血证和痛症，如偏头痛、腰肌劳损、陈旧性软组织损伤、咽喉肿痛、目赤肿痛、中暑、痤疮、湿疹等。

禁忌证

1. 贫血、低血压、自发性出血倾向、凝血功能障碍、瘢痕体质、白细胞/血小板低、外伤大出血后。

2. 严重心脑血管疾病和肝肾功能损伤类疾病。

3. 局部皮肤有溃疡、瘢痕、肿瘤。

4. 传染病、精神障碍、神经系统疾病。

5. 重度下肢静脉曲张。

用物准备

治疗车、治疗盘、三棱针（或一次性注射器针头、粗毫针等）、快速手消毒液、安尔碘皮肤消毒液、棉签、锐器盒、一次性无菌手套、无菌棉球、无菌敷贴，放血量偏大时可备负压式抽气罐。

操作要点

1. 评估环境及患者情况，备齐用物，携至床旁，告知相关事宜取得患者配合。检查针具，针身应光滑无锈蚀，针尖锐利无倒钩。做好手消毒及放血部位消毒，戴一次性无菌手套。嘱患者舒适地摆好体位。

2. 常用的施术方法有以下3种。

（1）点刺法：点刺前在点刺穴位的上下用手指向点刺处推按，使血液积聚于点刺部位。点刺时，用左手拇指、示指固定点刺部位，右手持针具，露出针尖对准所刺部位快速直刺2~3毫米并迅速出针，点刺后采用反复交替挤压和舒张针孔的方法，可放出适量血液，右手捏无菌棉球将血液及时擦拭干净。

（2）刺络法：刺络前，可在被刺血络和所在部位或其周围用推、揉、挤等方法使局部充血。刺络时，左手固定被刺部位，右手持针具，针尖对准所刺血络快速刺入后出针，放出适量血液，并用无菌棉球将血液擦拭干净。

（3）散刺法：用手轻轻拍打被刺部位使其充血，左手固定被刺部位，右手持针具，在施术部位连续垂直点刺10~20针，由病变外缘环形向中心点刺，放出适量血液，并用无菌棉球将血液擦拭干净。若所需放血量较大，可在点刺后使用吸拔负压式抽气罐增加出血量。

3. 实施完所需放血后，针具丢入锐器盒内。放血部位可用无菌敷贴覆盖保护。

4. 协助患者整理衣物，取舒适体位，注意保暖。整理床单位，整理用物，洗手。

5. 再次核对，记录针刺时间、部位、效果及患者一般情况，签名。

操作示范图

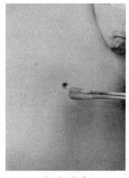
皮肤消毒

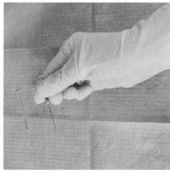
准备针头

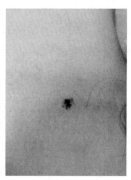
点刺放血

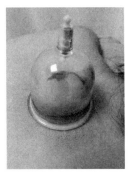
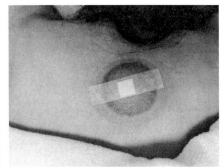

负压吸拔　　　　　　　消毒覆盖

注意事项

1. 体质虚弱者、孕产妇及面部等部位不宜使用放血疗法。

2. 患者过于疲劳、饥饿等情况下不宜使用放血疗法。

3. 针刺放血时，注意进针不宜过深，创口不宜过大，以免损伤其他组织；点刺血络时，针尖以刺中血管，让血液自然流出为度。

4. 头面、四肢指（趾）部出血量宜少，一般10滴左右，四肢部出血量可略多。放血疗法宜每天或隔日进行1次。放血量大者，一周不超过2次。一般放血1~3次为一个疗程。如伤口不易自行止血，要采取压迫止血。

5. 操作手法要稳、准、快，争取一针见血。若穴位和血络不吻合，施术时，宁失其穴，勿失其络。

6. 避开动脉血管，若误伤动脉出现血肿，以无菌棉球按压局部止血。

7. 放血疗法后短时间内放血部位切勿外敷草药，避免感染。急性期忌用热水烫洗或肥皂等刺激物清洗放血部位。尽量避免抓挠。

8. 注意观察患者变化，有无晕针、晕血等表现，及时对症处理。

9. 为提高疗效，应保证出血量，若需较大出血量可立即加用拔罐。

10. 年轻力壮者，气血旺盛者放血量可稍多；年老体弱者、小儿、女性放血量应较少。

操作流程

放血疗法的操作流程详见下图。

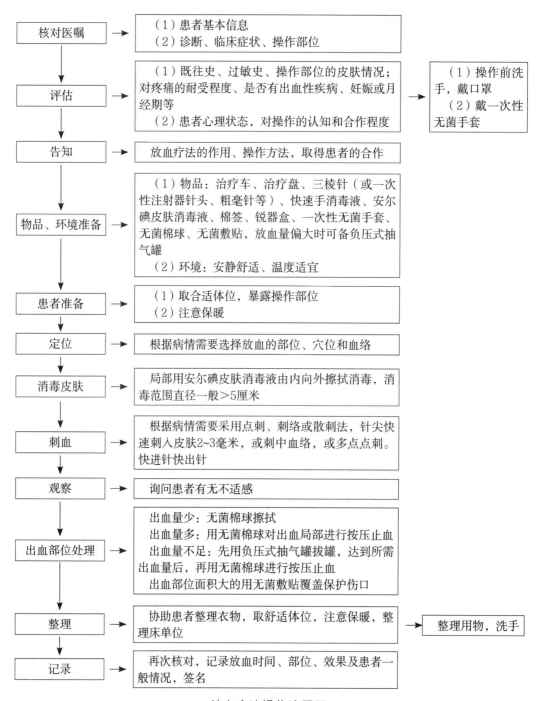

放血疗法操作流程图

操作评分标准

放血疗法操作评分标准详见下表。

放血疗法操作评分标准表

姓名 _____ 得分 _____ 监考人 _____ 考试日期 _____

项目		要求	评分等级				得分	备注
			A	B	C	D		
操作者要求		着装规范，举止端庄，态度和蔼	5	4	3	1		
核对医嘱		患者基本信息、诊断、操作部位	5	4	3	1		
操作前准备	操作者	对患者基本情况评估正确、全面	5	4	3	1		
		洗手，戴口罩，戴一次性无菌手套	2	1	0	0		
	告知	放血疗法目的、操作方法，取得患者的理解与配合	5	4	3	1		
	物品、环境	物品齐全，环境安静舒适、温度适宜	5	4	3	1		
	患者	体位舒适合理，暴露操作部位，注意保暖	5	4	3	1		
操作过程	再次核对	患者身份、一般情况、放血部位	5	4	3	1		
	定位	根据医嘱或病情需要，选择放血的部位、穴位或血络，避开动脉血管、瘢痕、硬结等	6	5	4	2		
	消毒	皮肤消毒沿放血位置由内向外消毒，消毒范围直径＞5厘米	3	2	1	0		
	刺血	根据病情需要选取点刺、刺络或散刺法，针尖快速刺入皮肤2~3毫米，或刺中血络，或多点点刺。快进针、快出针。操作手法要稳、准、快	6	5	4	2		
	观察	有无晕针、晕血或皮下血肿，询问患者有无不适	6	5	4	2		

（续表）

项目			要求	评分等级				得分	备注
				A	B	C	D		
操作过程	放血部位处理	少量出血	对放血部位用无菌棉球及时擦拭干净	2	1	0	0		
		出血量多	对出血部位用无菌棉球加压止血，并用无菌敷贴覆盖保护伤口	2	1	0	0		
		出血量不足	先用负压式抽气罐拔罐，达到所需出血量后，用无菌棉球进行按压止血，并用无菌敷贴覆盖保护伤口	2	1	0	0		
操作后	整理		协助患者摆放舒适体位，整理床单位	5	4	3	1		
			整理用物，归还原处，洗手	6	5	4	2		
	记录		按要求记录并签名	5	4	3	1		
技能熟练			定位正确，操作正确、熟练，严格执行无菌操作原则	10	8	6	2		
理论提问			回答全面、正确	10	8	6	2		

第二章

灸类

一、督脉灸疗法

简　介

督脉灸疗法是一种将经络、穴位、药物融为一体的复合型中医外治方法，因在施灸时沿脊柱铺敷药物、姜或蒜，形如长蛇，故又名长蛇灸。督脉灸疗法取穴多用大椎至腰俞间督脉段，或包含膀胱经的第一侧线，可灸全段或分段。督脉灸施灸面广，艾炷大，火力足，温通力强，能起到温通经络、通痹止痛、抵御病邪、调整虚实的作用，从而达到保健、治病的目的。

适应证

临床常用于督脉诸证和慢性虚寒型疾病，如：痹病，包括类风湿性关节炎、风湿性关节炎、强直性脊柱炎等；脊柱病，包括颈椎、胸椎、腰椎骨质增生和腰肌劳损等；慢性病，包括慢性支气管炎、鼻炎、支气管哮喘、肺气肿、慢性胃肠炎等；生殖系统疾病，包括阳痿、不孕、妇科炎症和痛经等。还可调理亚健康状态。

禁忌证

1. 女性崩漏。
2. 糖尿病、心血管病、脑血管病和造血系统异常等严重原发疾病。
3. 精神疾病、高血压病、癌症和高热病。
4. 关节畸形或关节活动不利。
5. 血清阴性脊柱关节病合并有其他风湿性心脏病。
6. 大面积皮损和严重皮肤病。
7. 中医辨证为实证和阴虚证的疾病。

用物准备

治疗车、治疗碗、黄姜蓉（约1 000克）、艾绒、督灸粉（中药自拟方）、酒精灯、薄纱布铺巾、75%酒精棉球、温热毛巾、一次性注射器，必要时备屏风。

操作要点

1. 评估环境及患者情况，检查物品准备是否齐全。嘱患者裸背俯卧于治疗床上。

2. 患者舒适地摆好体位，用75%酒精棉球消毒擦拭患者背部督脉及膀胱经第一侧线所在的施灸部位皮肤。

3. 可根据患者病情选取不同的督灸粉撒于背部施灸部位。

4. 在施灸部位铺上比施灸部位面积大的薄纱布铺巾，并在其上铺设姜蓉，然后塑形呈梯形，宽约5厘米，高约2.5厘米，顶宽约4厘米的长条状姜蓉柱，长度自大椎至腰俞。

5. 在姜蓉柱上铺设长条橄榄形艾绒柱，宽约3厘米，高约2.5厘米，长度与姜蓉柱一致。

6. 用酒精灯点燃艾绒柱上、中、下三点，任其燃烧至自灭，此为一壮。

7. 一壮灸完后再更换艾绒柱，根据患者病情及耐受程度选择施灸的壮数，常规施灸3壮。

8. 完成所灸壮数后，提起纱布铺巾移走所有姜蓉，并用温热毛巾擦拭干净灸后的药粉泥及艾灰。

9. 协助患者整理衣服，注意保暖。若施灸部位局部皮肤出现小水疱，应以无菌纱布覆盖待其自然吸收，避免擦破水疱造成感染。若出现较大水疱时，用一次性注射器抽吸水疱液后覆盖无菌纱布保护伤口。整理床单位，整理用物，洗手。

操作示范图

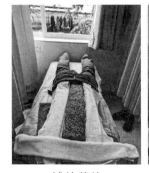 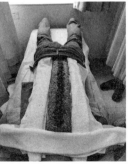 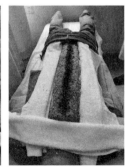 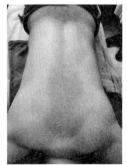

| 铺姜蓉柱 | 铺艾绒柱 | 点燃艾绒柱，易壮续灸 | 移除姜蓉，擦拭干净皮肤 |

注意事项

1. 妊娠期和哺乳期女性、过敏体质者，以及小儿或难以配合的患者不宜使用督脉灸疗法。

2. 进行督脉灸疗法前后注意清淡饮食，忌食生冷辛辣、肥甘厚味，以及鸡鸭鹅、鱼虾蟹等发物。灸后不宜剧烈运动，避免冷水洗浴、熬夜、受风寒，并多喝水补充水分。

3. 施灸的壮数和时间可根据气候、患者体质、病情需要进行调整，病情轻则壮数宜少，病情较重则灸量宜大。要循序渐进，注意掌握姜蓉厚度及艾绒量，避免施灸过程刺激量过大让患者产生不适感。

4. 督脉灸后局部皮肤红肿，无明显不适可不予处理，但自觉瘙痒、灼痛等明显不适者，可外涂皮炎平软膏，皮康霜等减缓刺激。

5. 局部皮肤出现水疱，应嘱患者穿着柔软衣服，或外覆盖无菌纱布，保持干燥，避免摩擦水疱，防止破损感染，可外涂烫伤软膏。水疱破溃严重者需到外科处理。

6. 做督脉灸前必须征求患者同意，详细告知注意事项和发水疱后的处理方法。

7. 艾绒柱必须捻紧实，防止艾灰脱落烫伤皮肤或烧坏衣物。

8. 熄灭后的艾灰应放置于治疗盘中，待彻底冷却后再处理，防止发生火灾。

9. 治疗室应配备排烟设施，及时排除艾烟，保持通风，避免污染空气。

操作流程

督脉灸疗法的操作流程详见下图。

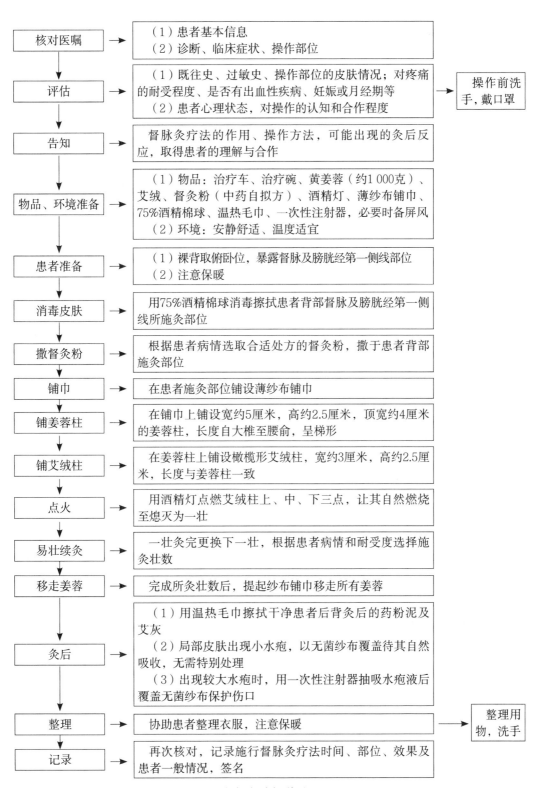

核对医嘱	（1）患者基本信息 （2）诊断、临床症状、操作部位
评估	（1）既往史、过敏史、操作部位的皮肤情况；对疼痛的耐受程度、是否有出血性疾病、妊娠或月经期等 （2）患者心理状态，对操作的认知和合作程度
告知	督脉灸疗法的作用、操作方法，可能出现的灸后反应，取得患者的理解与合作
物品、环境准备	（1）物品：治疗车、治疗碗、黄姜蓉（约1 000克）、艾绒、督灸粉（中药自拟方）、酒精灯、薄纱布铺巾、75%酒精棉球、温热毛巾、一次性注射器，必要时备屏风 （2）环境：安静舒适、温度适宜
患者准备	（1）裸背取俯卧位，暴露督脉及膀胱经第一侧线部位 （2）注意保暖
消毒皮肤	用75%酒精棉球消毒擦拭患者背部督脉及膀胱经第一侧线所施灸部位
撒督灸粉	根据患者病情选取合适处方的督灸粉，撒于患者背部施灸部位
铺巾	在患者施灸部位铺设薄纱布铺巾
铺姜蓉柱	在铺巾上铺设宽约5厘米，高约2.5厘米，顶宽约4厘米的姜蓉柱，长度自大椎至腰俞，呈梯形
铺艾绒柱	在姜蓉柱上铺设橄榄形艾绒柱，宽约3厘米，高约2.5厘米，长度与姜蓉柱一致
点火	用酒精灯点燃艾绒柱上、中、下三点，让其自然燃烧至熄灭为一壮
易壮续灸	一壮灸完更换下一壮，根据患者病情和耐受度选择施灸壮数
移走姜蓉	完成所灸壮数后，提起纱布铺巾移走所有姜蓉
灸后	（1）用温热毛巾擦拭干净患者后背灸后的药粉泥及艾灰 （2）局部皮肤出现小水疱，以无菌纱布覆盖待其自然吸收，无需特别处理 （3）出现较大水疱时，用一次性注射器抽吸水疱液后覆盖无菌纱布保护伤口
整理	协助患者整理衣服，注意保暖
记录	再次核对，记录施行督脉灸疗法时间、部位、效果及患者一般情况，签名

操作前洗手，戴口罩

整理用物，洗手

督脉灸疗法操作流程图

操作评分标准

督脉灸疗法操作评分标准详见下表。

督脉灸疗法操作评分标准表

姓名 ＿＿＿＿＿　　得分 ＿＿＿＿＿　　监考人 ＿＿＿＿＿　　考试日期 ＿＿＿＿＿

项目		要求	评分等级				得分	备注
			A	B	C	D		
操作者要求		着装规范，举止端庄，态度和蔼	4	3	2	1		
核对医嘱		患者基本信息、诊断、临床症状、操作部位	4	3	2	1		
操作前准备	操作者	对患者评估正确、全面	4	3	2	1		
		洗手，戴口罩	2	1	0	0		
	告知	督脉灸疗法的目的、操作方法，取得患者的理解与配合	6	5	4	2		
	物品、环境	物品齐全，环境安静舒适、温度适宜	4	3	2	1		
	患者	裸背取俯卧位，暴露督脉及膀胱经第一侧线部位，注意保暖	5	4	3	2		
操作过程	再次核对	患者身份、施灸部位皮肤情况	4	3	2	1		
	消毒	正确消毒施灸部位，由内向外，由上到下	4	3	2	1		
	撒督灸粉	根据患者病情选取合适处方的督灸粉撒于施灸部位	4	3	2	1		
	铺巾	于施灸部位铺设薄纱布铺巾	2	1	0	0		
	铺姜蓉柱	铺设宽约5厘米，高约2.5厘米，顶宽约4厘米的姜蓉柱，长度自大椎至腰俞，呈梯形。姜蓉柱稳固不松散	6	5	4	2		
	铺艾绒柱	在姜蓉柱上铺设橄榄形艾绒柱，宽约3厘米，高约2.5厘米，长度与姜蓉柱一致。艾绒柱稳固不松散，不脱落	6	4	2	1		
	点火	酒精灯点燃艾绒柱上、中、下三点	2	1	0	0		
	易壮续灸	主动询问患者感受，根据患者病情及耐受度选择艾灸所需壮数，并能熟练更换艾绒柱	4	3	2	1		
	移走姜蓉	熟练并快速提起铺巾一并移走姜蓉，艾灰、姜蓉不跌落，不烫伤患者	4	3	2	1		
	灸后处理	用温热毛巾擦拭干净患者后背灸后的药粉泥及艾灰。并能妥善处理好患者灸后可能出现的水疱状况	4	3	2	0		

（续表）

项目		要求	评分等级				得分	备注
			A	B	C	D		
操作后	整理	协助患者整理衣服，注意保暖，整理床单位	3	2	1	0		
		整理用物，归还原处，洗手	3	2	1	0		
	记录	按要求记录并签名	5	4	3	1		
技能熟练		操作正确、熟练，严格执行操作步骤	10	8	6	2		
理论提问		回答全面、正确	10	8	6	2		

二、艾灸盒灸疗法

简 介

艾灸盒灸疗法是采用点燃的艾绒置于艾灸盒上，放在选定的穴位或疼痛部位上，通过艾绒的温热和药力作用刺激穴位或疼痛部位，达到温经散寒、扶阳固脱、消瘀散结、防治疾病作用的一种中医操作疗法。

适应证

艾灸盒灸疗法的适应范围广泛，可治疾病甚多，凡临床各科的急性病和慢性病、常见病、多发病、疑难危重病，不论阴阳表里、寒热虚实，各种病症均有灸法的适应证。特别是各种慢性虚寒型疾病及寒湿所致的疼痛，如胃脘痛、腰背酸痛、四肢冷痛、月经寒痛等，中气不足所致的急性腹痛、吐泻、四肢不温等症状。

禁忌证

1. 传染病、高热、昏迷、抽搐或身体极度衰竭。
2. 精神障碍等。

用物准备

弯盘、艾绒、艾灸盒装置、酒精灯、纱布、镊子，必要时准备屏风等。

操作要点

1. 酌情关闭门窗，用屏风或窗帘遮挡患者。让患者排空二便，取合理体位，暴露施灸部位，注意保暖。
2. 携用物至患者床旁，核对患者疾病信息、诊断、临床症状、既往史及施灸部位、时间。
3. 评估环境及患者情况。

（1）病房环境无易燃物品、温度适宜。

（2）主要症状、既往史、体质、有无感觉迟钝和障碍、有无出血病史或出血倾向、过敏史、女性是否妊娠或月经期。

（3）了解患者对热敏感和耐受程度。

（4）患者体质及施灸部位皮肤情况。

（5）患者年龄、意识状态、心理状况、合作程度。

4. 告知相关事宜取得患者配合。

（1）艾灸的原因、操作程序及目的，以及可能出现的不适、并发症和注意事项等。

（2）艾灸部位皮肤以感到温热但无灼痛为宜。

（3）艾灸盒艾灸时间以20分钟为宜。

5. 实施操作。

（1）定穴：遵医嘱确定施灸部位。

（2）清洁：用纱布清洁皮肤。

（3）施灸：点燃艾绒，并放置于艾灸盒中，将整个艾灸盒放置于施灸部位，以患者感到温热但无灼痛为宜，灸至皮肤红润。

（4）观察：询问患者有无不适，并观察局部皮肤情况，防止艾灰脱落，造成烧伤。

（5）灸毕：撤离艾灸盒，清洁局部皮肤。

（6）整理：协助患者整理衣物，取舒适体位，整理床单位。告知患者注意事项，整理用物，洗手。

（7）记录：记录患者艾灸的局部皮肤情况、艾灸时间及效果，签名。

操作示范图

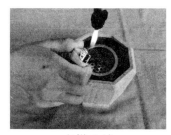
点燃艾绒

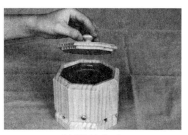
装好艾灸盒

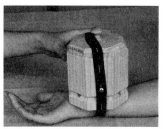
实施艾灸

注意事项

1. 女性月经期、妊娠期不宜施灸。

2. 凡属实热证或阴虚发热者不宜施灸。

3. 患者极度疲劳、过饥或过饱，以及醉酒、大汗淋漓、情绪不稳定等不宜施灸。

4. 施灸部位宜先上后下，先灸头项、胸背，后灸腹部、四肢。

5. 施灸过程中，随时询问患者有无灼痛感，防止烧伤。

6. 对于昏迷、反应迟钝或局部皮肤感觉消失的患者，注意艾绒的量，避免烧伤皮肤。

7. 施灸后患者皮肤出现微红灼热，属于正常现象。如局部皮肤出现小水疱，无需处理，可自行吸收。如水疱较大，消毒后，用一次性注射器吸出液体，覆盖无菌敷贴，保持干燥，防止感染。

8. 艾灸过程中，患者若出现口干舌燥的症状，可适量饮温开水。

操作流程

艾灸盒灸疗法的操作流程详见下图。

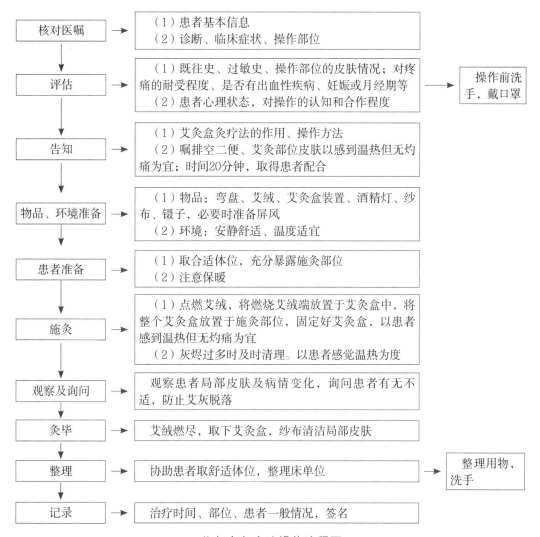

核对医嘱	→	（1）患者基本信息 （2）诊断、临床症状、操作部位
评估	→	（1）既往史、过敏史、操作部位的皮肤情况；对疼痛的耐受程度、是否有出血性疾病、妊娠或月经期等 （2）患者心理状态，对操作的认知和合作程度	→ 操作前洗手，戴口罩
告知	→	（1）艾灸盒灸疗法的作用、操作方法 （2）嘱排空二便、艾灸部位皮肤以感到温热但无灼痛为宜；时间20分钟，取得患者配合
物品、环境准备	→	（1）物品：弯盘、艾绒、艾灸盒装置、酒精灯、纱布、镊子，必要时准备屏风 （2）环境：安静舒适、温度适宜
患者准备	→	（1）取合适体位，充分暴露施灸部位 （2）注意保暖
施灸	→	（1）点燃艾绒，将燃烧艾绒端放置于艾灸盒中，将整个艾灸盒放置于施灸部位，固定好艾灸盒，以患者感到温热但无灼痛为宜 （2）灰烬过多时及时清理。以患者感觉温热为度
观察及询问	→	观察患者局部皮肤及病情变化，询问患者有无不适，防止艾灰脱落
灸毕	→	艾绒燃尽，取下艾灸盒，纱布清洁局部皮肤
整理	→	协助患者取舒适体位，整理床单位	→ 整理用物，洗手
记录	→	治疗时间、部位、患者一般情况，签名

艾灸盒灸疗法操作流程图

操作评分标准

艾灸盒灸疗法操作评分标准详见下表。

艾灸盒灸疗法操作评分标准表

姓名 ＿＿＿＿＿　　得分 ＿＿＿＿＿　　监考人 ＿＿＿＿＿　　考试日期 ＿＿＿＿＿

项目		要求	评分等级				得分	备注
			A	B	C	D		
操作者要求		着装规范，举止端庄，态度和蔼	5	4	3	1		
核对医嘱		患者基本信息、诊断、施灸部位	5	4	3	1		
操作前准备	操作者	对患者评估正确，全面	5	4	3	1		
		洗手，戴口罩	2	1	0	0		
	告知	治疗目的、操作方法，取得患者理解与配合	6	5	4	2		
	物品、环境	物品齐全，环境安静舒适、温度适宜	6	5	4	2		
	患者	嘱患者排空二便，体位舒适合理，暴露施灸部位皮肤，注意保暖	6	5	4	2		
操作过程	再次核对	患者基本信息、施灸部位	6	5	4	2		
	定穴	确定施灸部位	6	5	4	2		
	施灸	将艾绒点燃后放于艾灸盒内，将艾灸盒放于穴位上	6	5	4	2		
	观察	观察施灸部位皮肤，询问施灸后感受	6	5	4	2		
	灸毕	艾绒燃尽，取下艾灸盒，纱布清洁局部皮肤	6	5	4	2		
操作后	整理	协助患者取舒适体位，整理床单位	6	5	4	2		
		整理用物，归还原处，洗手	6	5	4	2		
	记录	按要求记录及签名	3	2	1	0		
技能熟练		健康宣教全面、流程合理、技法熟练、局部皮肤无烫伤、询问患者感受、人文关怀	10	8	6	2		
理论提问		回答全面、正确	10	8	6	2		

三、艾灸箱灸疗法

简 介

艾灸箱灸疗法是用艾绒做成大小不同的艾炷或艾条，点燃后放入特制小木箱中在人体穴位上施灸的一种疗法。由于艾叶性温而芳香，灸以火烧艾，烘灼腧穴，借灸火的温和热以及药物的作用，通过经络感传从而达到温经通络、消肿散结、活血逐痹、补虚助阳、祛寒除湿、防病保健等作用。艾灸时的温热刺激，能起到温经通络、增强气化的作用，可以促进身体血液循环，促进损伤神经的修复和反射弧的重建。

适应证

1. 虚寒性疾病，如胃脘痛、泄泻、疮疡久溃不敛、月经不调等。
2. 虚脱之证，如突然晕倒、不省人事、汗出质冷者等。
3. 中气不足，脏腑下垂疾病，如子宫脱垂、胃下垂、习惯性流产等。
4. 感受风寒湿之邪所致关节炎，腰腿痛（痹病）。
5. 不慎跌倒、挫伤、局部瘀血留阻经脉、局部肿胀24小时不退者。
6. 易患感冒者。
7. 预防疾病，保健强身。

禁忌证

1. 实热证、阴虚发热。
2. 精神障碍。

用物准备

艾条、艾灸箱、清洁纱布、酒精灯、弯盘、无菌持物钳、95%酒精、灭火筒，必要时备浴巾、屏风。

操作要点

1. 评估环境安静、整洁，温湿度适宜。患者皮肤无破损，患者当前主要症状、临床表现，既往史，心理状况，对热耐受程度，有无感觉迟钝、障碍。备齐用物，携至床旁，告知相关事宜取得患者配合。

2. 协助患者取合理体位，暴露施灸部位，冬季注意保暖，做好手消毒。

3. 根据医嘱、病情，在相应的部位实施艾灸箱灸疗法。

4. 根据施灸部位采用不同的艾灸箱，依据艾灸箱大小选择适宜长度的艾条（一般将一根艾条分4段，若为小艾箱则一根艾条分5段），蘸取95%酒精，将艾条点燃一头或两头，用无菌持物钳夹入艾灸箱，熄灭明火，扣好盖子。

5. 施灸过程中，充分暴露施灸部位，清洁皮肤，将艾灸箱放在选定的穴位上，为防止灼伤，必要时在皮肤上覆盖浴巾。

6. 施灸过程中，观察病情变化及有无体位不适，随时询问患者有无灼痛感，及时调整距离，防止烫伤，一般灸30分钟，可根据患者病情调整。

7. 施灸完毕，取下艾灸箱，观察皮肤情况、清洁皮肤，协助患者整理衣物，安置舒适体位，酌情开窗通风，整理床单位。

8. 将艾灸箱中艾灰倒入灭火筒使其彻底熄灭。整理用物，归还原处，洗手。

9. 记录患者艾灸的局部皮肤情况、艾灸时间及效果，签名。

操作示范图

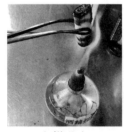
点燃艾条

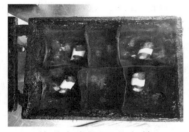
将艾灸条置于艾灸箱

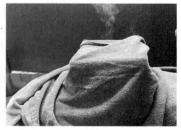
施灸

注意事项

1. 颜面部、大血管处、心脏部位不宜施灸。

2. 妊娠期女性的腹部及腰骶部不宜施灸，女性的月经期也不宜施灸。

3. 患者极度疲劳、过饥、过饱，以及酒醉、大汗或情绪不稳时不宜施灸。

4. 施灸过程中观察患者状况，询问热度，如患者感觉太热，及时将艾灸箱抬高散热。

5. 保证施灸部位均匀受热，防止艾灰掉落、灼伤。

6. 施灸后局部皮肤出现微红灼热，属于正常现象，但需加强观察。

7. 艾灸后若局部皮肤出现水疱，水疱较小时，宜保护水疱，防止破裂，一般数日即可吸收自愈；若水疱过大，保持局部干燥，不要湿水，发疱治疗后效果更佳。

8. 一旦局部出现水疱，愈合后可能出现瘢痕，可适当使用祛瘢药来改善。

操作流程

艾灸箱灸疗法的操作流程详见下图。

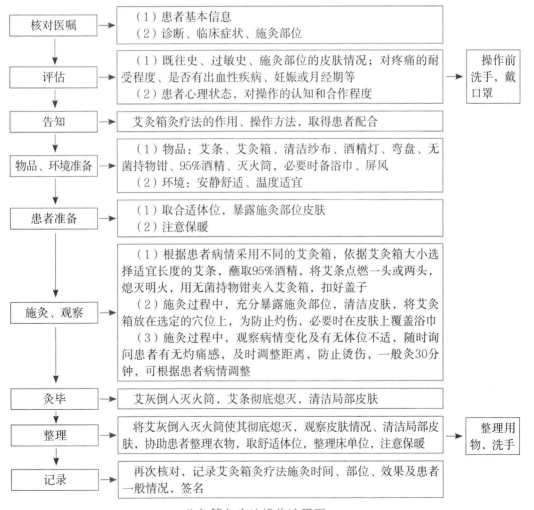

艾灸箱灸疗法操作流程图

操作评分标准

艾灸箱灸疗法操作评分标准详见下表。

艾灸箱灸疗法操作评分标准表

姓名 _____ 得分 _____ 监考人 _____ 考试日期 _____

项目		要求	评分等级				得分	备注
			A	B	C	D		
操作者要求		着装规范，举止端庄，态度和蔼	4	3	2	1		
核对医嘱		患者基本信息、诊断、临床症状、治疗部位	4	3	2	1		
操作前准备	操作者	对患者评估正确、全面	4	3	2	1		
		洗手，戴口罩	2	1	0	0		
	告知	治疗目的、操作方法、取得患者理解与配合	4	3	2	1		
	物品、环境	物品齐全，环境安静舒适、温度适宜	4	3	2	1		
	患者	体位舒适合理，暴露治疗部位，注意保暖	4	3	2	1		
操作过程	核对	再次核对医嘱	4	3	2	1		
	定穴	根据医嘱病症选择腧穴或施灸部位	5	4	3	1		
	施灸	根据患者病情采用不同的艾灸箱，依据艾灸箱大小选择适宜长度的艾条，蘸取95%酒精，将艾条点燃一头或两头，用无菌持物钳夹入艾灸箱，扣好盖子 施灸过程中，充分暴露施灸部位，清洁皮肤，将艾灸箱放在选定的穴位上，为防止灼伤，必要时在皮肤上覆盖浴巾	25	20	15	9		
	观察	观察病情变化及有无体位不适，随时询问患者有无灼痛感，及时调整距离，防止烫伤，一般灸30分钟，可根据患者病情调整	5	4	3	1		
	灸毕	艾灰倒入灭火筒，艾条彻底熄灭，清洁局部皮肤	5	4	3	1		
操作后	整理	协助患者整理衣物，整理床单位、用物，洗手	5	4	3	1		
	记录	按要求记录及签名	5	4	3	1		
技能熟练		取穴准确，流程合理，技法熟练，局部皮肤无损伤，询问患者感受	10	8	6	2		
理论提问		回答全面、正确	10	8	6	2		

四、痧灸疗法

简 介

痧灸疗法即将刮痧与艾灸相结合的治疗方法，通过多功能刮痧杯在刮痧的同时予以温灸，刮痧把人体的寒湿热之邪气通过打开的腧穴经络一并排出，局部气血通畅，再结合艾灸温热之气，透过皮肤穴位直通经络，散邪而不伤正，同时达到事半功倍的效果。痧灸疗法可增加人体免疫力；通经活络、祛寒除湿、消肿散结，对人体有双向调节作用，平调脏腑阴阳；目前适应范围十分广泛。

适应证

广泛应用于内科、外科、妇科、儿科等各科疾病，如颈椎病、肩周炎、腰背痛、脾胃虚弱夹积、痛经、失眠、尿潴留等疾病，尤其适用于寒证体虚及虚实夹杂者，亦适用于养生保健。

禁忌证

1. 白血病、严重血小板减少等有出血倾向的疾病。
2. 皮肤上破损、溃疡或未愈合的伤口，以及外伤、骨折等。
3. 心力衰竭、肾功能衰竭，严重糖尿病，以及肝硬化腹水及全身重度浮肿。

用物准备

治疗车、刮痧艾灸杯、艾条、精油、治疗盘、弯盘、酒精灯、灭火筒、纸巾、一次性垫巾，必要时备屏风、浴巾。

操作要点

1. 核对患者信息及治疗单，评估患者情况及环境，并做好告知解释工作。
2. 操作者做好手消毒，患者取合适体位，充分暴露施治部位，注意保暖，检查器具是否完好。

3. 在患者待刮治的皮肤上涂抹精油，将艾炷插入杯中，点燃艾炷，单手持握刮痧杯，杯口与皮肤呈30°~45°，沿经络走向从上至下单一方向刮磨皮肤，力度均匀，直至皮肤潮红出痧。

4. 选治疗穴位，定点艾灸，距离皮肤适当距离（1~2厘米，温度适宜即可）定点艾灸15秒。

5. 定罐法操作。选取穴位，杯口紧贴皮肤，垂直下压，力度由轻到重，以患者耐受为宜，每处穴位按压5~10秒，松罐时逐渐减力，缓缓松开。

6. 每次治疗15~20分钟，每周1~2次。

7. 刮治完毕，清洁局部皮肤，观察皮肤情况，注意保暖，告知患者注意事项。

8. 整理用物，洗手。

9. 记录治疗时间、部位，患者皮肤情况，签名。

操作示范图

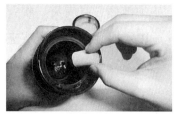
安装艾炷

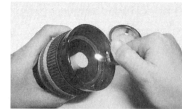
点燃艾炷

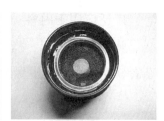
安装隔灰网

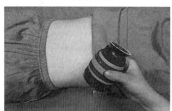
暴露施术部位

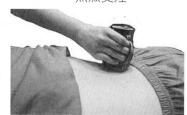
刮痧走罐

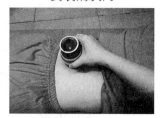
定罐

注意事项

1. 颜面部、前后二阴、肚脐（神阙穴）等部位不宜采用痧灸疗法。

2. 大血管在体表明显处禁止刮痧，可用棱角避开血管，用点按等轻手法。下肢静脉曲张、下肢水肿患者，可用刮痧板厚边轻手法刮拭，方向应从下向上刮拭。

3. 对尿潴留患者的小腹部慎用刮痧之泻刮及平补平泻的手法，以轻力揉按推等手法为宜。

4. 刮痧前，注意检查刮痧杯边缘是否完好，避免划伤皮肤；施刮过程避免摇晃杯身，避免艾灰掉落。刮痧杯与皮肤呈30°~45°，若需用杯口进行艾灸刮痧时，刮痧杯紧贴手掌心。

5. 颈、背、胸、腹、上肢从上向下刮，下肢部从下向上刮，胸部由内向外刮拭。刮痧应单一方向，避免来回刮拭；刮痧力度要均匀柔和，力度既要使患者有酸、麻、胀、痛等感觉，又能使患者耐受，刮拭部位应尽量拉长。

6. 调理疾病时，应尽可能让患者皮肤出痧；保健时，不一定追求出痧。

7. 刮痧后避免风直吹刮拭部位，可饮用温水，出痧后4小时内忌洗冷水浴，忌辛辣生冷食物。

操作流程

痧灸疗法的操作流程详见下图。

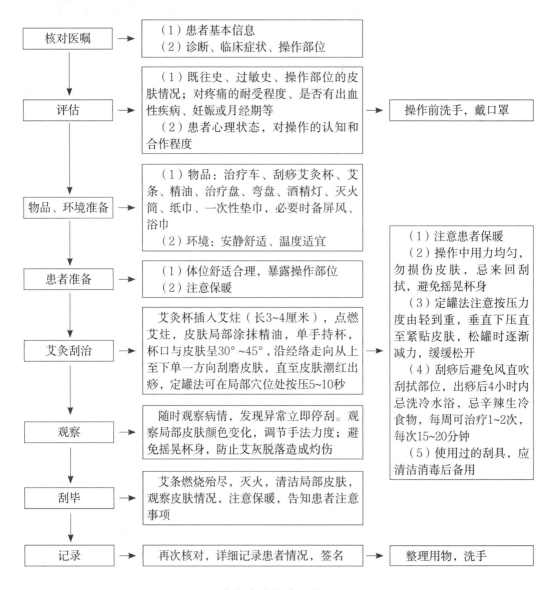

```
┌──────────┐   ┌────────────────────────────────┐
│  核对医嘱  │→ │ （1）患者基本信息                  │
└──────────┘   │ （2）诊断、临床症状、操作部位        │
               └────────────────────────────────┘
┌──────────┐   ┌────────────────────────────────┐   ┌──────────────────┐
│   评估    │→ │ （1）既往史、过敏史、操作部位的皮    │→ │ 操作前洗手，戴口罩   │
└──────────┘   │ 肤情况；对疼痛的耐受程度、是否有出血  │   └──────────────────┘
               │ 性疾病、妊娠或月经期等              │
               │ （2）患者心理状态，对操作的认知和    │
               │ 合作程度                          │
               └────────────────────────────────┘
┌────────────┐ ┌────────────────────────────────┐
│ 物品、环境准备 │→│ （1）物品：治疗车、刮痧艾灸杯、艾    │
└────────────┘ │ 条、精油、治疗盘、弯盘、酒精灯、灭火 │
               │ 筒、纸巾、一次性垫巾，必要时备屏风、 │
               │ 浴巾                              │
               │ （2）环境：安静舒适、温度适宜        │
               └────────────────────────────────┘
┌──────────┐   ┌────────────────────────────────┐   ┌──────────────────┐
│  患者准备  │→ │ （1）体位舒适合理，暴露操作部位      │   │ （1）注意患者保暖   │
└──────────┘   │ （2）注意保暖                      │   │ （2）操作中用力均匀， │
               └────────────────────────────────┘   │ 勿损伤皮肤，忌来回刮 │
┌──────────┐   ┌────────────────────────────────┐   │ 拭，避免摇晃杯身     │
│  艾灸刮治  │→ │ 艾灸杯插入艾炷（长3~4厘米），点燃   │→ │ （3）定罐法注意按压力 │
└──────────┘   │ 艾炷，皮肤局部涂抹精油，单手持杯，    │   │ 度由轻到重，垂直下压直 │
               │ 杯口与皮肤呈30°~45°，沿经络走向从上  │   │ 至紧贴皮肤，松罐时逐渐 │
               │ 至下单一方向刮磨皮肤，直至皮肤潮红出  │   │ 减力，缓缓松开       │
               │ 痧，定罐法可在局部穴位处按压5~10秒   │   │ （4）刮痧后避免风直吹 │
               └────────────────────────────────┘   │ 刮拭部位，出痧后4小时内│
┌──────────┐   ┌────────────────────────────────┐   │ 忌洗冷水浴，忌辛辣生冷 │
│   观察    │→ │ 随时观察病情，发现异常立即停刮。观   │   │ 食物，每周可治疗1~2次，│
└──────────┘   │ 察局部皮肤颜色变化，调节手法力度；避  │   │ 每次15~20分钟       │
               │ 免摇晃杯身，防止艾灰脱落造成灼伤     │   │ （5）使用过的刮具，应 │
               └────────────────────────────────┘   │ 清洁消毒后备用       │
┌──────────┐   ┌────────────────────────────────┐   └──────────────────┘
│   刮毕    │→ │ 艾条燃烧殆尽，灭火，清洁局部皮肤，   │
└──────────┘   │ 观察皮肤情况，注意保暖，告知患者注意  │
               │ 事项                              │
               └────────────────────────────────┘
┌──────────┐   ┌────────────────────────────────┐   ┌──────────────────┐
│   记录    │→ │ 再次核对，详细记录患者情况，签名     │→ │ 整理用物，洗手      │
└──────────┘   └────────────────────────────────┘   └──────────────────┘
```

痧灸疗法操作流程图

操作评分标准

痧灸疗法操作评分标准详见下表。

痧灸疗法操作评分标准表

姓名 _____ 得分 _____ 监考人 _____ 考试日期 _____

项目		要求	评分等级				得分	备注
			A	B	C	D		
操作者要求		着装规范，仪表端庄，态度和蔼	5	4	3	0		
核对医嘱		患者基本信息、诊断、临床症状、操作部位	3	2	1	0		
操作前准备	操作者	对患者评估正确、全面	5	4	3	1		
		洗手，戴口罩	3	2	1	0		
	告知	痧灸疗法的作用、操作方法，取得患者理解与配合	5	4	3	1		
	物品、环境	物品齐全，环境安静舒适、温度适宜	6	5	4	2		
	患者	体位舒适合理，暴露治疗部位，注意保暖	5	4	3	1		
操作过程	定位	根据病情选取温刮部位	5	4	3	1		
	施刮	再次核对，确定施刮部位、经络及穴位	5	4	3	1		
		艾炷长度适宜，完全插入杯中	3	2	1	0		
		操作手法准确、流畅、力度适宜	5	4	3	1		
		温刮至局部皮肤出现潮红或红紫色痧点、刮治时间合理	5	4	3	1		
		观察局部皮肤及病情变化，避免刮破皮肤，询问患者有无灼痛不适感，避免摇晃杯身，以免艾灰掉落灼伤皮肤	5	4	3	1		
	刮毕	将艾灰倒入灭火筒灭火	5	4	3	1		
		清洁局部皮肤，保暖	5	4	3	1		
		询问患者感受，告知注意事项	5	4	3	1		
操作后	整理	整理床单位，整理用物，归还原处，洗手	3	2	1	0		
	记录	在治疗单上按要求记录及签名	2	1	0	0		
技能熟练		定位准确，操作正确、熟练	10	8	6	2		
理论提问		回答全面、正确	10	8	6	2		

注：刮破皮肤扣10分，艾灰掉落扣10分。

五、隔物灸疗法

简　介

隔物灸疗法也称间接灸、间隔灸，是利用药物等材料将艾炷和穴位皮肤间隔开，借间隔物的药力和艾炷的特性发挥协同作用，治疗虚寒性疾病的一种操作方法，属于艾灸疗法范畴。

适应证

1. 隔姜灸适用于缓解因寒凉所致的呕吐、腹泻、腹痛、肢体麻木酸痛、痿软无力等症状。

2. 隔蒜灸适用于缓解急性化脓性疾病所致肌肤浅表部位的红、肿、热、痛，如：疖、痈等症状。

3. 隔盐灸适用于缓解急性虚寒性腹痛、腰酸、吐泻、小便不利等症状。

4. 隔附子饼灸适用于缓解各种虚寒性疾病所致的腰膝冷痛、肢端麻木、下腹疼痛及疮疡久溃不敛等症状。

禁忌证

1. 皮肤严重过敏，肢体感觉障碍。

2. 皮肤破损、溃疡或有感染。

3. 有出血倾向的疾病。

4. 急性损伤24～48小时内。

用物准备

艾炷、治疗盘、间隔物、酒精灯、镊子、弯盘（广口瓶）、纱布，必要时备浴巾、屏风。

操作要点

1. 核对医嘱，评估患者情况，让患者排空二便，做好解释。备齐用物，携至床旁。协助患者取合理、舒适体位。

2. 遵照医嘱确定施灸部位，充分暴露施灸部位，注意保护隐私及保暖。做好手消毒及施灸区域消毒。

3. 在施灸部位放置间隔物点燃艾炷，进行施灸。

4. 常用施灸方法。

（1）隔姜灸：将直径2~3厘米，厚0.2~0.3厘米的姜片，在其上用针点刺小孔若干，放在施灸的部位，将艾炷放置在姜片上，从顶端点燃艾炷，待燃尽时接续1个艾炷，一般灸5~10壮。

（2）隔蒜灸：用厚0.2~0.3厘米的蒜片，在其上用针点刺小孔若干，将艾炷放置在蒜片上，从顶端点燃艾炷，待燃尽时接续1个艾炷，一般灸5~7壮。

（3）隔盐灸：用于神阙穴灸，用干燥的食盐填平肚脐，并在其上放艾炷，从顶端点燃艾炷，待燃尽时接续1个艾炷，一般灸3~9壮。

（4）隔附子饼灸：用底面直径约2厘米、厚0.2~0.5厘米的附子饼，在其上用针刺小孔若干，将艾炷放置在药饼上，从顶端点燃艾炷，待燃尽时接续1个艾炷，一般灸5~7壮。

5. 施灸过程中询问患者有无不适。

6. 灸毕，观察皮肤情况，如有艾灰，用纱布清洁局部皮肤，协助患者整理衣物，取舒适体位。

7. 开窗通风，注意保暖，避免对流风。

8. 整理用物，洗手。

9. 记录治疗时间、部位，患者皮肤情况，签名。

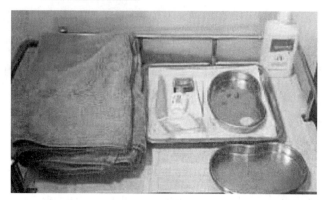

物品准备

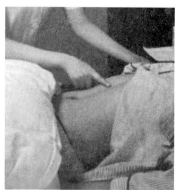

评估治疗部位

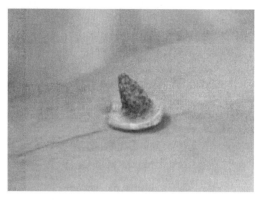

施灸

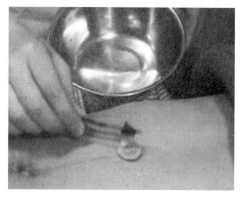

施灸结束

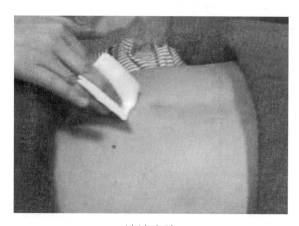

清洁皮肤

注意事项

1. 大血管处不宜施灸。

2. 妊娠期女性禁用，糖尿病患者慎用此法。

3. 一般情况下，施灸顺序自上而下，先头身，后四肢。同时防止艾灰脱落烧伤皮肤或衣物。

4. 注意皮肤情况，防止烧伤。

5. 施灸后，局部出现小水疱，无需处理，可自行吸收。如水疱较大，用一次性注射器抽出疱液，并以无菌纱布覆盖。

操作流程

隔物灸疗法的操作流程详见下图。

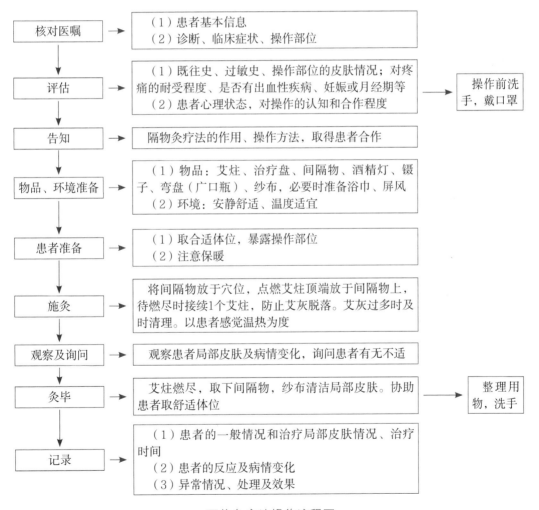

隔物灸疗法操作流程图

操作评分标准

隔物灸疗法操作评分标准详见下表。

隔物灸疗法操作评分标准表

姓名 _____　得分 _____　监考人 _____　考试日期 _____

项目		要求	评分等级				得分	备注
			A	B	C	D		
操作者要求		着装规范，举止端庄，态度和蔼	5	4	3	1		
核对医嘱		患者基本信息、临床诊断、操作部位	5	4	3	1		
操作前准备	操作者	对患者评估正确、全面	10	8	6	4		
		洗手，戴口罩	2	1	0	0		
	告知	治疗目的、操作方法，取得患者理解与配合	6	5	4	2		
	物品、环境	物品齐全，环境安静舒适、温度适宜	6	5	4	2		
	患者	体位舒适合理，暴露操作部位，注意保暖	6	5	4	2		
操作过程	再次核对	患者基本信息，操作部位	5	4	3	1		
	定位	根据病情选取穴位	2	1	0	0		
	施灸及观察	将间隔物放于穴位，点燃艾炷顶端放于间隔物上，待燃尽时接续1个艾炷，艾灰过多时及时清理	10	8	6	2		
		询问患者有无不适，防止艾灰脱落烫伤皮肤	5	4	3	1		
	灸毕	取下间隔物，清洁皮肤	3	2	1	0		
操作后	整理	合理安排体位，整理床单位	5	4	3	1		
		整理用物，归还原处，洗手	5	4	3	1		
	记录	按要求记录及签名	5	4	3	1		
技能熟练		定位准确，操作正确、熟练，严格执行无菌操作原则	10	8	6	2		
理论提问		回答全面、正确	10	8	6	2		

六、固元灸疗法

简　介

固元灸疗法是传统灸法的延伸，将艾炷插入固元罐（陶瓷罐）中，点燃艾炷，对施灸部位进行刮灸，集艾灸、刮痧、药熨于一体的一种中医外治法，具有培本固元、温通经脉、扶正祛邪、调和气血、协调阴阳的作用，可防病治病。该疗法具有适应证广、操作方便、疗效确切等优点，对慢性虚寒型疾病及寒湿所致的疼痛有着良好疗效。

适应证

固元灸疗法适用于各种慢性虚寒型疾病及寒湿所致的疼痛，如胃脘痛、腰背酸痛、四肢冷痛、月经寒痛等，中气不足所致的急性腹痛、吐泻、四肢不温等症状，并可用于日常养生保健。

禁忌证

实热证，阴虚发热。

用物准备

固元罐（陶瓷罐）、艾炷、石蜡油、治疗盘、酒精灯、弯盘（广口瓶）、纱布，必要时准备浴巾、屏风。

操作要点

1. 备齐用物，携至床旁，做好解释，核对医嘱，评估环境及患者情况。

2. 协助患者取合理体位（施灸部位为颈背部时取坐位或俯卧位；腹部时取平卧位，并拢双膝位），暴露施灸部位，注意保暖。

3. 将艾炷插入固元罐（陶瓷罐）中，点燃艾炷，清洁施灸部位，涂石蜡油。

4. 实施操作。

（1）开穴。固元罐（陶瓷罐）刮大椎穴至皮肤微微发红，调动人体元气。

（2）刮灸。固元罐（陶瓷罐）自上而下、自左而右刮督脉、膀胱经，刮至皮肤出痧为止。具体施灸方法如下：

1）点刮：用罐边缘着力，沿经络作按揉拨动。适用夹脊穴及骨缝粘结处，罐体倾斜45°左右。

2）平刮：用整个罐口接触皮肤。适合腰、大腿与臀部等。

3）单边刮：用三分之一的罐边缘刮痧，罐体倾斜15°左右，适用大部分部位。

4）铲刮：罐口差不多呈垂直状态，保持一定压力和前推力。力度大于平刮。

5）揉刮：用罐边缘做柔和的旋转刮拭，罐体倾斜15°左右，适用于消除结节。

6）滚刮（适合于陶瓷罐）：把陶瓷罐横过来，快速在皮肤上滚动，以促进血液运行。

（3）留罐。用固元罐（陶瓷罐）的余热对着病变相应的穴位或者是节气对应的原穴进行留罐热熨20分钟，固元罐可用负压吸附于相应穴位，起到温阳、通络固元、调和濡养的作用。

5. 在施灸过程中，随时询问患者有无灼痛感，调整距离，及时将艾灰弹入弯盘，防止灼伤皮肤。观察患者病情变化及有无不适。

6. 施灸完毕，熄灭艾炷。清洁局部皮肤，协助患者整理衣物，安置舒适体位，酌情开窗通风。

7. 整理用物，洗手。

8. 记录治疗时间、部位，以及患者皮肤情况，签名。

操作示范图

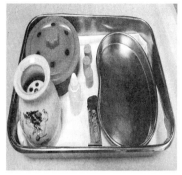

用物准备

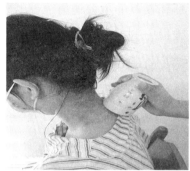

评估治疗部位

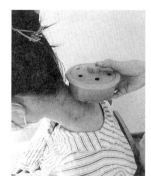

开穴

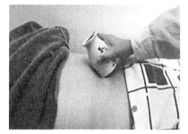

点刮

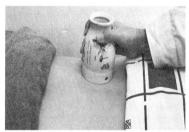

平刮

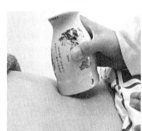

单边刮

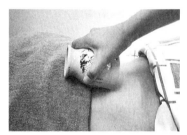

铲刮

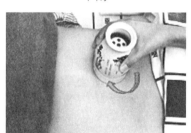

揉刮

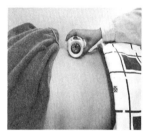

滚刮

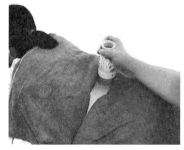

施灸（点刮、平刮、单边刮、
铲刮、揉刮、滚刮）

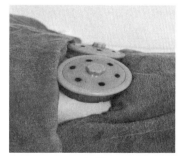

留罐

注意事项

1. 妊娠期女性的腹部和腰骶部不宜施灸。有出血倾向者不宜施灸。

2. 大血管处、皮肤破损、感染、溃疡、瘢痕处不宜施灸。

3. 空腹或餐后1小时内不宜施灸。

4. 采用艾炷灸时，针柄上的艾绒团必须捻紧，防止艾灰脱落烫伤皮肤或烧坏衣物。

5. 施灸后嘱患者适当饮温开水，注意避风寒、保暖，并注意观察患者的反应及局部皮肤情况。施灸后局部皮肤出现微红灼热，属于正常现象。如果灸后出现小水疱，无需处理，它会自行吸收。如果水疱较大，可用一次性注射器抽去疱内液体，覆盖消毒纱布，保持干燥，防止感染。

6. 施灸完毕4小时后方能洗澡，避免寒邪、湿邪入体。

操作流程

固元灸疗法的操作流程详见下图。

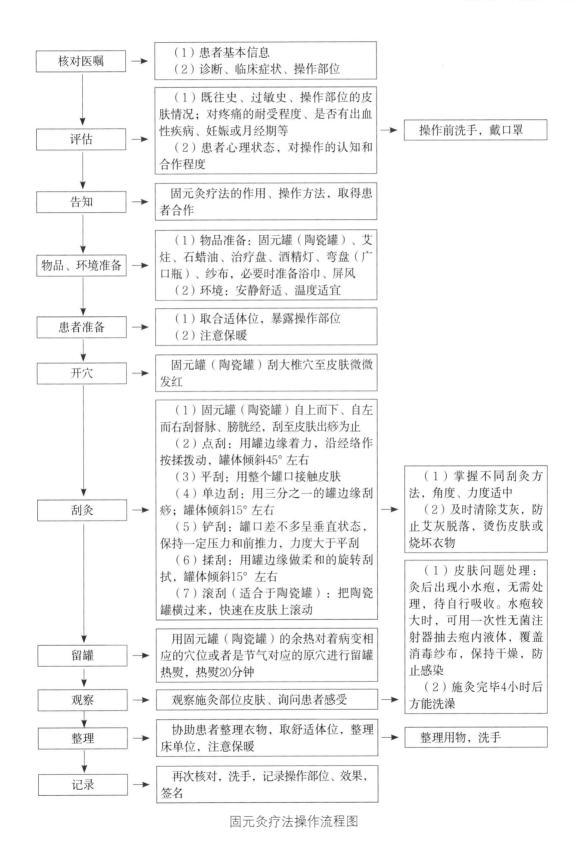

固元灸疗法操作流程图

操作评分标准

固元灸疗法操作评分标准详见下表。

固元灸疗法操作评分标准表

姓名 ＿＿＿＿＿＿＿＿　　得分 ＿＿＿＿＿＿＿＿　　监考人 ＿＿＿＿＿＿＿＿　　考试日期 ＿＿＿＿＿＿＿＿

程序		规范项目	评分等级				得分	备注
			A	B	C	D		
操作者要求		着装规范，仪表端庄，态度和蔼	5	4	3	1		
核对医嘱		患者基本信息、临床诊断、操作部位	5	4	3	1		
操作前准备	操作者	对患者评估正确、全面	8	6	4	2		
		洗手，戴口罩	2	1	0	0		
	告知	治疗目的、操作方法，取得患者理解与配合	4	3	2	1		
	物品、环境	物品齐全，环境安静舒适、温度适宜	3	2	1	0		
	患者	体位舒适合理，暴露操作部位，注意保暖	3	2	1	0		
操作流程	再次核对	患者基本信息，操作部位，再次解释	5	4	3	1		
	定位	根据施灸方案选择施灸部位、穴位，主要观察皮肤情况	5	4	3	1		
	开穴	刮大椎穴至皮肤微微发红，注意保暖	5	4	3	1		
	刮灸	采用点刮、平刮、单边刮、铲刮、揉刮、滚刮等不同方法自上而下、自左而右刮督脉、膀胱经，刮至皮肤出痧为止	20	15	10	5		
	留罐	用罐的余热对着病变相应的穴位或者是节气对应的原穴进行留罐热熨	5	4	3	1		
	观察	观察施灸部位皮肤、询问患者感受	5	4	3	1		
操作后	整理	协助患者取舒适体位，整理用物，告知患者注意事项	5	4	3	1		
		物品处置符合消毒法规范	4	3	2	1		
	记录	按要求记录及签名	3	2	1	0		
沟通技巧		语言通俗，态度和蔼，沟通有效	3	2	1	0		
技能熟练		动作熟练、规范，符合操作原则	5	4	3	1		
理论提问		回答全面、正确	5	4	3	1		

七、雷火灸疗法

◎ 简 介

雷火灸疗法又称"雷火神针"，属于艾灸的一种，由赵时碧女士根据传统艾灸改良创新而来，是一种广泛应用的中医传统疗法，是将多种纯中药粉末加上艾绒精制而成的特殊灸条，施灸于穴位上的一种灸法，具有药力峻、火力猛、渗透力强、灸疗广泛的特点。本疗法始于《本草纲目》，以芳香走窜的药物作引经药，利用药物粉末燃烧时产生的热力、红外线辐射力、药化因子及物理因子，通过脉络和腧穴的循经感传共同达到温通经脉、渗透穴位、调畅气血、祛寒除湿、调节人体功能的目的。

雷火灸疗法独特的配方组成使雷火灸的温热效应明显增大，不仅使肌体软组织温煦，更对经络穴位的刺激起到了良好的作用。雷火灸疗法产生的红外线及热能，作用于人体部位、穴位，对肌体深部组织各个脏腑器官的刺激与调整，能使呼吸系统、血液循环系统、内分泌系统、淋巴系统、免疫系统等整个机体功能产生更强有力的作用。

◎ 适应证

1. 风湿、颈肩腰腿痛、骨质增生、网球肘、中风、偏瘫等引起的疼痛或不适。

2. 胸腹胀满、慢性胃肠病等内科疾病。

3. 痛经、月经不调、输卵管堵塞、子宫肌瘤、卵巢囊肿、慢性盆腔炎、不孕症等妇科疾病。

4. 急性鼻炎、急慢性鼻窦炎、萎缩性鼻炎、变应性鼻炎、肥厚性鼻炎等鼻病。

5. 近视、远视、斜视、慢性角膜炎、散光、弱视、白内障、沙眼、视神经萎缩等眼疾。

6. 耳鸣、耳聋、中耳炎、突发性耳鸣、老年性耳鸣等耳疾。

7. 腹部肥胖、大小腿肥胖、全身肥胖等。

禁忌证

1. 眼底外伤，眼底有明显充血、出血症状，青光眼（眼底正处于出血期）。
2. 高血压病并发症、心力衰竭、发热、呼吸衰竭等。

用物准备

95%酒精、雷火灸2根、雷火灸盒、大头针、酒精灯、无菌棉球、弯盘、卵圆钳、毛巾、持物钳，必要时备屏风。

操作要点

1. 评估环境干净整洁、温度适宜及患者施灸部位皮肤无破损，告知患者相关事项并取得配合。评估患者当前主要症状、患者体质、既往史、心理状况、对热耐受程度，有无感觉迟钝、障碍。

2. 做好手消毒，协助患者取合理体位，暴露施灸部位，注意保暖。

3. 遵医嘱，根据病情及患者需要在合适腧穴施灸，整理衣物，暴露治疗部位，垫毛巾注意保暖，清洁施灸部位皮肤。

4. 扭开灸盒中部，撕开雷火灸条包装纸前端，用大头针固定灸条，点燃雷火灸条顶端，确定施灸部位，将火头对准施灸部位，距离皮肤2～3厘米，灸至皮肤发红，深部组织发热为度，随时刮灰，保持红火。

5. 常用手法有以下10种：

（1）雀啄灸：雷火灸火头对准应灸处，采用像鸡啄米、雀啄食似的上下移动的方法。此种方法多用于泄邪气。

（2）小回旋法：雷火灸火头对准应灸的部位或穴位，做固定的小回旋转，若顺时针方向旋转，多为泻法；若逆时针方向旋转，多为补法。

（3）螺旋形灸法：雷火灸火头对准应灸部位中心点，逐渐由小而大，可旋至碗口大，反复使用由小而大的操作方法，若按顺时针螺旋形旋转，多为泻法；若按逆时针方向进行螺旋形旋转，多为补法。

（4）横行灸法：超越病灶部位，灸时左右，移动火头方向，距离皮肤1~2厘米，多为泻法；距离皮肤3~5厘米，多为补法。

（5）纵行灸法：超越病灶部位，灸时上下移动火头，距离皮肤1~2厘米，多为泻法；距离皮肤3~5厘米，多为补法。

（6）斜向灸法：超越病灶部位，灸条火头斜向移动，距离皮肤1~2厘米，多为泻法；距离皮肤3~5厘米，多为补法。在治疗鼻炎等多种疾病上应用。例如：印堂移到鼻翼的两侧迎香穴，用斜向灸法。

（7）平补平泻法：顺时针打圈，距离皮肤2~5厘米灸5~6分钟。

（8）拉辣式灸法：操作者用左手三指平压躯干软组织，向中心线外侧移动，雷火灸火头距离皮肤2厘米，保持红火，随着操作者的手在患者皮肤上熏灸。每个方位每次拉动距离不少于10厘米，拉动次数为3~5遍为佳。这是属于雷火灸疗法自创新手法。

（9）泻法：以上的8种方法操作超过了半小时，药量增大，渗透加深，就会起到泻法的作用，尤其是超过1小时以后的温灸法就会变成泻法。

（10）摆阵法：用温灸斗一孔式、两孔式等，根据病情可以摆横阵、竖阵、斜阵、平行阵、丁字阵等。

6. 彻底熄灭艾条，清洁局部皮肤，观察皮肤情况。

7. 操作过程询问患者有无不适，协助患者整理衣物、取舒适体位，整理床单位。整理用物，洗手，记录。

操作示范图

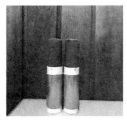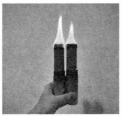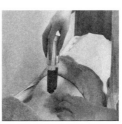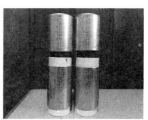

| 准备雷火灸2根 | 点燃 | 施灸 | 熄灭艾条 |

注意事项

1. 施灸过程中，随时询问患者有无灼痛感。火头应与皮肤保持用灸距离，切忌火头接触皮肤，以免烫伤。应持续保持施灸部位表面皮肤有温热感，但不可灼伤皮肤。灸至局部皮肤发红，深部组织发热为度。

2. 治疗中，施灸过程中随时刮灰，保持红火，保持药艾温度，并防止艾灰脱落灼伤皮肤，随时注意患者表情，以患者能忍受为度，避免灼伤。

3. 待艾条燃至灸盒口时，用持物钳取出大头针，拉开底盖用拇指推出艾条，再用大头针固定继续使用。

4. 灸治时，可配合按摩手法，疗效更佳。

5. 灸治眼及面部时，患者必须取坐位，头部直立勿仰，以免艾灰掉落引发伤害，其他病症治疗可根据需要选择安全姿势。

6. 如有烫伤，可用酒精、紫草油、油纱条即时处理。

7. 治疗结束时取出大头针，盖好灸盒盖，火自动熄灭。

8. 治疗后，温灸处不可立即接触冷水，否则影响效果。

9. 体质虚弱者、神经衰弱者、老人及儿童治疗时火力宜小。精神紧张的患者应先消除其思想顾虑，饥饿的患者应先进食或喝糖水。颜面部、大血管处、妊娠期女性腹部及腰骶部慎用。

10. 进行雷火灸疗法时，治疗人员可戴一次性手套进行操作。治疗过程中注意对患者其他暴露部位保暖。

操作流程

雷火灸疗法的操作流程详见下图。

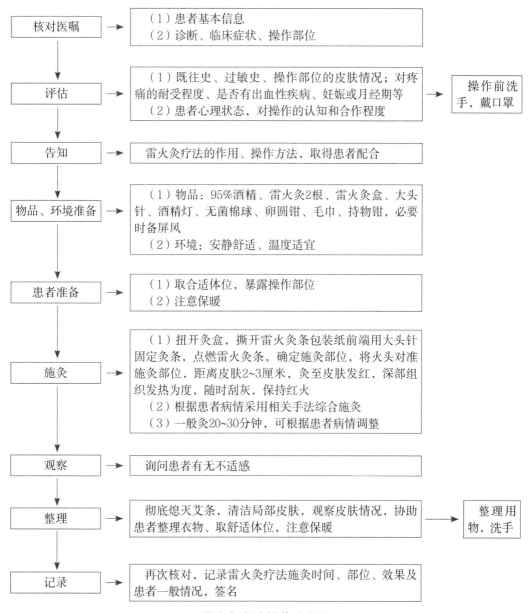

核对医嘱 →
（1）患者基本信息
（2）诊断、临床症状、操作部位

评估 →
（1）既往史、过敏史、操作部位的皮肤情况；对疼痛的耐受程度、是否有出血性疾病、妊娠或月经期等
（2）患者心理状态，对操作的认知和合作程度
→ 操作前洗手，戴口罩

告知 →
雷火灸疗法的作用、操作方法，取得患者配合

物品、环境准备 →
（1）物品：95%酒精、雷火灸2根、雷火灸盒、大头针、酒精灯、无菌棉球、卵圆钳、毛巾、持物钳，必要时备屏风
（2）环境：安静舒适、温度适宜

患者准备 →
（1）取合适体位，暴露操作部位
（2）注意保暖

施灸 →
（1）扭开灸盒，撕开雷火灸条包装纸前端用大头针固定灸条，点燃雷火灸条，确定施灸部位，将火头对准施灸部位，距离皮肤2~3厘米，灸至皮肤发红，深部组织发热为度，随时刮灰，保持红火
（2）根据患者病情采用相关手法综合施灸
（3）一般灸20~30分钟，可根据患者病情调整

观察 →
询问患者有无不适感

整理 →
彻底熄灭艾条，清洁局部皮肤，观察皮肤情况，协助患者整理衣物、取舒适体位，注意保暖
→ 整理用物，洗手

记录 →
再次核对，记录雷火灸疗法施灸时间、部位、效果及患者一般情况，签名

雷火灸疗法操作流程图

操作评分标准

雷火灸疗法操作评分标准详见下表。

雷火灸疗法操作评分标准表

姓名 _____ 得分 _____ 监考人 _____ 考试日期 _____

项目		规范项目	评分等级				得分	备注
			A	B	C	D		
操作者要求		着装规范，仪表端庄	5	4	3	1		
核对医嘱		患者基本信息、诊断、临床症状、操作部位	5	4	3	1		
操作前准备	操作者	对患者评估正确、全面	5	4	3	1		
		洗手，戴口罩	2	1	0	0		
	告知	操作目的、时间、方法及相关注意事项，取得理解与配合	5	4	3	1		
	物品、环境	物品准备齐全，环境安静舒适、温度适宜	5	4	3	1		
	患者	取舒适体位，暴露操作部位，注意保暖	5	4	3	1		
操作过程	再次核对	携用物到患者床旁，核对患者身份、操作部位，再次解释	3	2	1	0		
	定位	根据医嘱病症选择腧穴或操作部位	5	4	3	2		
	施灸	将雷火灸插入灸盒，点燃雷火灸，对准施灸部位，距离皮肤2~3厘米进行施灸，根据病情选择合适手法	20	16	12	8		
	灭火	灸条彻底熄灭，清洁局部皮肤	5	4	3	1		
	观察	观察患者局部皮肤、出汗情况，询问患者感受	5	4	3	1		
操作后	整理	协助患者取舒适体位，整理用物，规范处置用物、洗手	5	3	1	0		
	记录	再次核对，记录雷火灸疗法施灸时间、部位、效果及患者一般情况、签名	5	4	3	1		
	指导	正确、全面地指导患者掌握操作后注意事项	5	4	3	1		
沟通技巧		语言通俗，态度和蔼，沟通有效	5	4	3	1		
技能熟练		动作熟练、规范，符合操作原则	5	4	2	0		
理论提问		回答全面、正确	5	4	3	1		

注：若有雷火灸火（灰）脱落烫伤皮肤、烧坏衣物均为不合格。

八、麦粒灸疗法

简 介

麦粒灸疗法，又称米粒灸疗法，是由传统艾灸疗法中直接灸、瘢痕灸衍化出的一种新型的艾灸疗法，是把如麦粒大小的艾炷，放在所选取的腧穴上施行艾灸，借助艾火的短暂灼痛刺激，激发腧穴功效的艾灸疗法。该疗法具有适应证广、操作简单、热传导力强、疗效确切、经济安全等优点，其温经散寒、升阳举陷、活血通络的作用，对于改善体质，治病防变等有独特优势。

适应证

适用于素体阳虚阴盛导致的各类疾病，尤其对于疼痛性疾病、系统功能下降性疾病、内分泌代谢紊乱性疾病等疗效显著。

禁忌证

1. 凡明显由于实热或阴虚病因导致的疾病，如急性传染性疾病、急性化脓性皮肤疾病等。

2. 明显心肺器质性损伤，如心脏功能不全及急慢性支气管哮喘等。

3. 严重精神类疾病、皮肤感觉功能障碍。

用物准备

治疗车、艾绒、凡士林、线香条、酒精灯、镊子、灭火小盘、弯盘、75%酒精、棉签，必要时备屏风。

操作要点

1. 评估环境及患者情况，向患者做好解释工作。根据患者病症选取需要的腧穴。

2. 操作者做好手消毒，将艾绒搓成麦粒大小的圆锥状艾炷若干。

3. 患者舒适地摆好体位，对施灸部位消毒。在所选取的腧穴上涂抹凡士林，并点燃线香。

4. 用已做好的小艾炷放在腧穴上，用线香点燃。

5. 艾炷灸至患者出现灼痛或刺痛感，立即用镊子取走，将其置于带清水的弯盘中，根据以上灸法，更换小艾炷继续在相同的腧穴上灸3~5壮。

6. 施灸完毕，观察患者局部皮肤及病情变化，询问患者有无不适，防止艾灰脱落。

7. 艾炷燃尽，用纱布清理局部皮肤。协助患者取舒适体位，整理床单位。酌情通风换气。

8. 整理用物，洗手。

9. 记录治疗时间、部位及患者皮肤情况，签名。

操作示范图

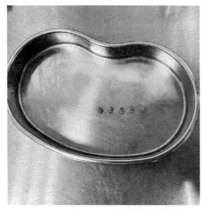

准备好若干大小均匀的艾炷

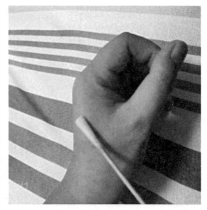

消毒并涂抹凡士林

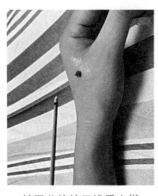

放置艾炷并用线香点燃

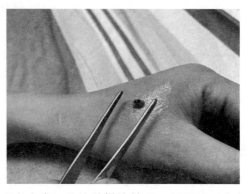

观察患者及艾炷的燃烧情况，镊子随时准备

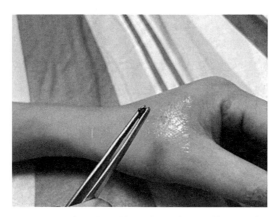

用镊子及时取走艾炷，将其并置于带清水的
弯盘中

注意事项

1. 应与患者做好沟通，注意施灸时的温热感受，该灸法有可能出现小水疱，属于正常现象，部分小水疱愈合过程中可激发机体免疫力，亦可达到散寒祛邪的效果。

2. 备好所需要的物品，施灸前事先准备好所用到的圆锥小艾炷，各艾炷体积大小应均匀。

3. 艾炷要拧紧，不能出现松散，否则不容易粘附在皮肤上且容易掉落，发生意外。

4. 艾炷要稳，艾炷底要压平，避免其滑动或烫伤皮肤等。

5. 艾炷以底部直径4毫米，高约6毫米为宜。底部直径过大不利于热传导，高度过小则不利于掌控艾炷燃烧时间。

6. 注意观察患者反应，应在患者出现灼痛感时立即移除艾炷。

7. 若施灸后患者皮肤出现小水疱或灼热感明显时，应安抚患者，可涂抹烫伤膏以缓解不适症状。

8. 颜面部、接近二阴及大动脉的部位不宜施灸。

9. 妊娠期女性的腹部及腰骶部不宜施灸。

操作流程

麦粒灸疗法的操作流程详见下图。

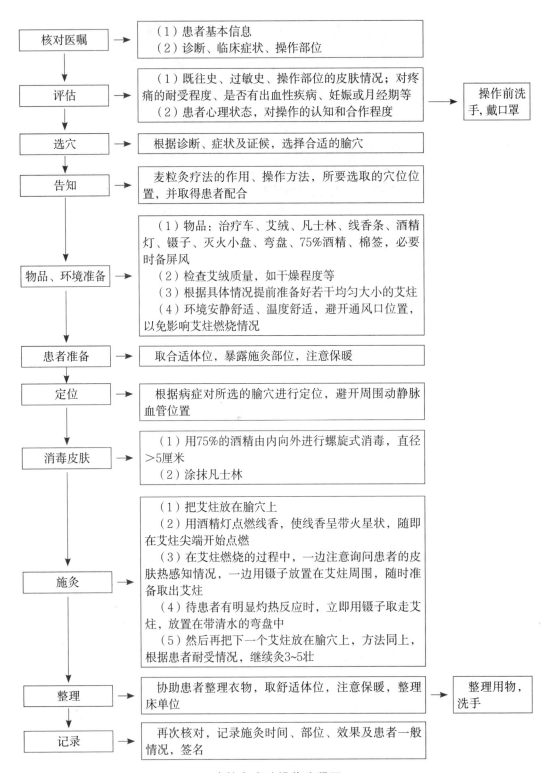

核对医嘱 → （1）患者基本信息
（2）诊断、临床症状、操作部位

评估 → （1）既往史、过敏史、操作部位的皮肤情况；对疼痛的耐受程度、是否有出血性疾病、妊娠或月经期等
（2）患者心理状态，对操作的认知和合作程度
→ **操作前洗手，戴口罩**

选穴 → 根据诊断、症状及证候，选择合适的腧穴

告知 → 麦粒灸疗法的作用、操作方法，所要选取的穴位位置，并取得患者配合

物品、环境准备 → （1）物品：治疗车、艾绒、凡士林、线香条、酒精灯、镊子、灭火小盘、弯盘、75%酒精、棉签，必要时备屏风
（2）检查艾绒质量，如干燥程度等
（3）根据具体情况提前准备好若干均匀大小的艾炷
（4）环境安静舒适、温度舒适，避开通风口位置，以免影响艾炷燃烧情况

患者准备 → 取合适体位，暴露施灸部位，注意保暖

定位 → 根据病症对所选的腧穴进行定位，避开周围动静脉血管位置

消毒皮肤 → （1）用75%的酒精由内向外进行螺旋式消毒，直径>5厘米
（2）涂抹凡士林

施灸 → （1）把艾炷放在腧穴上
（2）用酒精灯点燃线香，使线香呈带火星状，随即在艾炷尖端开始点燃
（3）在艾炷燃烧的过程中，一边注意询问患者的皮肤热感知情况，一边用镊子放置在艾炷周围，随时准备取出艾炷
（4）待患者有明显灼热反应时，立即用镊子取走艾炷，放置在带清水的弯盘中
（5）然后再把下一个艾炷放在腧穴上，方法同上，根据患者耐受情况，继续灸3~5壮

整理 → 协助患者整理衣物，取舒适体位，注意保暖，整理床单位
→ **整理用物，洗手**

记录 → 再次核对，记录施灸时间、部位、效果及患者一般情况，签名

麦粒灸疗法操作流程图

操作评分标准

麦粒灸疗法操作评分标准详见下表。

麦粒灸疗法操作评分标准表

姓名 _____ 得分 _____ 监考人 _____ 考试日期 _____

项目		要求	评分等级				得分	备注
			A	B	C	D		
操作者要求		着装规范，举止端庄，态度和蔼	5	4	3	1		
核对医嘱		患者基本信息、诊断、临床症状、操作部位	5	4	3	1		
操作前准备	操作者	对患者评估正确	5	4	3	1		
		洗手，戴口罩	4	2	0	0		
	告知	治疗目的、操作方法，取得患者理解与配合	8	7	6	5		
	物品、环境	物品齐全，环境安静舒适、温度适宜	10	8	6	4		
	患者	体位舒适合理，暴露施灸部位，注意保暖	6	5	4	2		
操作过程（不留针）	再次核对	患者身份，施灸部位	5	4	3	1		
	定位	根据所选的腧穴进行定位，避开周围动静脉血管位置	5	4	3	1		
	消毒	用75%的酒精由内而外进行螺旋式消毒，直径＞5厘米，涂擦凡士林	2	1	0	0		
	施灸	把艾炷放在腧穴上，用酒精灯点燃线香，使线香呈带火星状，再用带火星的线香在艾炷尖端开始点燃。在艾炷燃烧的过程中，一边注意询问患者的皮肤热感知情况，一边用镊子放置在艾炷周围，随时准备取出艾炷。待患者有明显灼热反应时，立即用镊子取走艾炷，放置在带清水的弯盘中，然后再把下一个艾炷放在腧穴上，同上方法，根据患者耐受情况，每穴继续灸3~5壮	20	15	10	5		
	观察、处理	询问患者有无不适情况。如有起水疱应及时安慰患者，部分小水疱愈合过程中可激发机体免疫力，以达到散寒祛邪的效果。施灸后若出现皮肤灼痛，可及时涂抹烫伤膏，以减轻不适感	5	4	3	1		

（续表）

项目		要求	评分等级				得分	备注
			A	B	C	D		
操作后	整理	合理安排体位，整理床单位	3	2	1	0		
		整理用物，归还原处，洗手	5	4	3	1		
	记录	按要求记录及签名	2	1	0	0		
技能熟练		定位准确，操作正确、熟练	5	4	3	1		
理论提问		回答正确、全面	5	4	3	1		

九、热敏灸疗法

简 介

热敏灸疗法是以经络理论为指导，为患者使用艾灸前，先寻找热敏化穴位即灸疗的最佳选穴，然后进行施灸，在艾热刺激下激发热敏化穴位灸性传感，使气至病所，达到"小刺激大反应"的效果，从而提高临床疗效的一项全新的艾灸疗法。

中医所说的热敏化是指穴位在艾热的刺激下激发透热、扩热、传热、局部不（微）热远部热、表面不（微）热深部热、非热觉等热敏灸感和经气传导。热敏化穴位是指在艾热的刺激下能产生热敏化现象的穴位。

适应证

用于穴位热敏化的疾病（包括热证、寒证，或是虚证、实证）。

禁忌证

1. 肿瘤晚期、出血性脑血管疾病（急性期）、血液病。
2. 昏迷、吐（咯）血、感觉障碍。

用物准备

治疗盘、艾条、酒精灯、小口瓶、弯盘，必要时备屏风、毛毯。

操作要点

1. 评估环境及患者情况。询问患者病情、当前主要症状、临床表现、既往史及有无感觉迟钝/障碍，患者体质及实施热敏灸部位的皮肤情况，以及对热和疼痛的敏感耐受程度、心理状况。

2. 协助患者取适当体位，暴露施灸部位，注意遮挡和保暖。

3. 遵医嘱或根据病情，采用回旋法、雀啄法、温和灸法等手法探查疾病的热敏化穴位。

先行回旋灸1~3分钟温通局部气血，继以雀啄灸1~2分钟加强施灸部位的热敏化程度，循经往返灸2~3分钟疏通经络，激发经气，再施以温和灸发动灸性传感、开通经络。只要出现1种以上（含1种）灸感反应，则表明该穴位已发生热敏化。

4. 找到热敏点后，定点温和灸10~15分钟。每天1次。

5. 随时观察局部皮肤，询问患者有无灼痛感，及时调整施灸距离，防止灼伤；施灸过程中应及时将艾灰弹入弯盘中，防止灼伤皮肤和烧坏衣物。施灸完毕，立即将艾条插入小口瓶中熄灭艾条。

6. 注意观察全身情况或病情变化，了解患者的心理和生理感受。

7. 灸毕，用纱布清洁局部皮肤。协助患者整理衣物，取舒适体位。整理床单位，酌情通风换气。

8. 整理用物，洗手。

9. 记录治疗时间、部位及患者皮肤情况，签名。

操作示范图

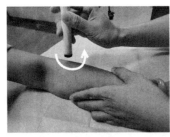　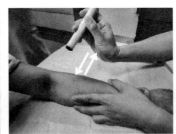　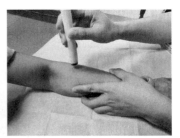

　　　　回旋灸　　　　　　　　　　雀啄灸　　　　　　　　　　温和灸

注意事项

1. 施灸前，应向患者解释操作过程，缓解其对艾灸的恐惧感或紧张感。

2. 施灸时，应根据年龄、性别、体质、病情，采取舒适的并能充分暴露施灸部位的体位。

3. 施灸剂量根据病情、个体而不同。

4. 皮肤溃疡处和妊娠期女性的腹部和腰骶部禁灸。

5. 婴幼儿不宜施灸，或患者处于过饥、过饱、过劳、酒醉等状态不宜施灸。

6. 艾灸局部皮肤出现水疱时，若水疱较小，宜保护水疱勿刺破，一般数日即可吸收自愈。如水疱过大，用一次性注射器从水疱下方穿入，将渗出液吸出后，从原穿刺孔注入适量庆大霉素注射液，并保留5分钟左右，再吸出药液，外用消毒敷料保护，一般数日可痊愈。

7. 施艾灸时，要注意防止艾火脱落灼伤患者，或烧坏衣被等物。

8. 治疗结束后，必须将燃着的艾条熄灭，以防复燃。

操作流程

热敏灸疗法的操作流程详见下图。

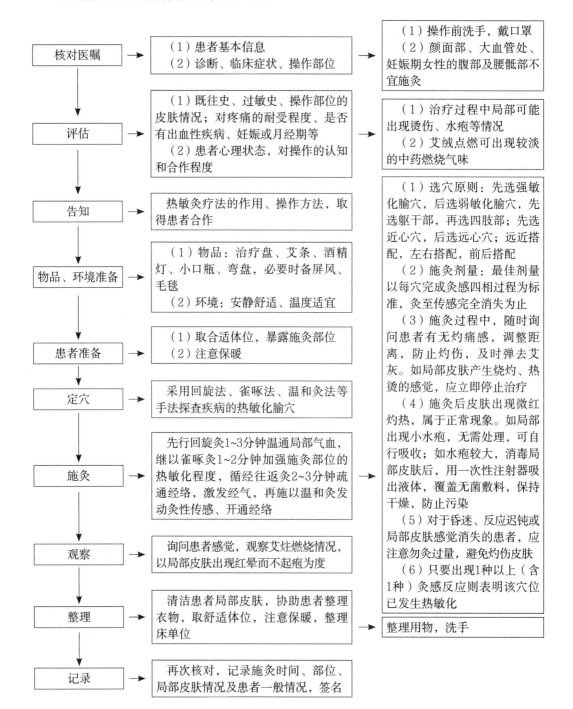

热敏灸疗法操作流程图

🌀 操作评分标准

热敏灸疗法操作评分标准详见下表。

热敏灸疗法操作评分标准表

姓名 _____ 得分 _____ 监考人 _____ 考试日期 _____

项目		要求	评分等级				得分	备注
			A	B	C	D		
操作者要求		着装规范，举止端庄，态度和蔼	5	4	3	1		
核对医嘱		患者基本信息、诊断、临床症状、操作部位	5	4	3	1		
操作前准备	操作者	对患者评估正确、全面	5	4	3	1		
		洗手，戴口罩	2	1	0	0		
	物品、环境	物品齐全，环境安静舒适、温度适宜	6	5	4	2		
	告知	热敏灸疗法的治疗作用、操作方法，取得患者理解与配合	6	5	4	2		
	患者	体位舒适合理，暴露操作部位，注意保暖	6	5	4	2		
操作过程	定位	再次核对，明确腧穴部位及施灸方法	5	4	3	1		
	施灸	点燃艾条，灸法正确	10	8	6	2		
		艾条与皮肤距离符合要求	2	1	0	0		
		及时除掉艾灰	5	4	3	1		
		艾条灸至局部皮肤稍起红晕，施灸时间合理	5	4	3	1		
	观察	观察局部皮肤及病情，询问患者有无不适	5	4	3	1		
	灸毕	灸后艾条彻底熄灭，清洁局部皮肤	3	2	1	0		
操作后	整理	合理安排体位，整理床单位	3	2	1	0		
		整理用物，归还原处，洗手，艾条处理符合要求	5	4	3	1		
	记录	按要求记录及签名	2	1	0	0		
技能熟练		操作熟练，轻巧；运用灸法正确	10	8	6	2		
理论提问		回答全面、正确	10	8	6	2		

注：1. 艾条灸常用的方法有温和灸、雀啄灸、回旋灸三种。

2. 若有艾火脱落烧伤皮肤，烧坏衣被均为不合格。

十、天灸疗法

简　介

　　天灸疗法是灸法的一种特殊形式，是通过人体皮肤或腧穴贴敷药物以产生刺激，起到防病治病的作用。天灸疗法同样通过热力刺激穴位，又无需借助艾、火等火源，故又称"自然灸"或"冷灸"。天灸疗法有广义和狭义之分，广义的天灸疗法是指穴位药物贴敷疗法；狭义的天灸疗法，特指"发泡灸""药物发泡灸"或"冷灸"，是采用对皮肤具有刺激性的药物涂抹或贴敷在穴位，使局部皮肤充血、潮红，甚至起泡，达到刺激穴位、激发经气、调整气血、防病治病的目的。现代通常所说的天灸疗法，根据"天人相应""冬病夏治""春夏养阳"等理论，以经络腧穴理论及中医时间治疗学为基础，选用芳香、辛温之品研末调制，在"三伏天"及"三九天"敷贴穴位以治疗支气管哮喘、变应性鼻炎、慢性胃肠炎等顽固性疾病，是目前临床应用最为广泛的一种疗法。

适应证

　　适用于内科、外科、妇科、儿科等疾病。主要用于治疗呼吸系统疾病（支气管哮喘、变应性鼻炎、慢性支气管炎、虚人感冒等）、胃肠疾病（慢性胃肠炎、胃脘痛等），以及骨关节病症（骨性关节炎、风湿和类风湿关节炎等）等三类疾病。

　　还适用于三叉神经痛、面神经炎等外周神经痛，牛皮癣、神经性皮炎等皮肤病，月经不调、痛经等妇科病症，以及遗尿、厌食等儿科病症。

禁忌证

　　1. 严重心脑血管疾病及肝肾功能不全。

　　2. 发热。

用物准备

治疗车、治疗盘、天灸散（加入适量的生姜汁调和成膏状）、压舌板、天灸用胶布、棉签、纱布，必要时备屏风。

操作要点

1. 评估环境及患者情况。患者情况包括主要临床表现、既往史、过敏史、是否妊娠、天灸部位的皮肤情况、心理状况、体质等，告知患者操作目的及过程，以取得配合。

2. 将药膏制成1厘米×1厘米×1厘米大小的药饼，药饼干湿度适宜，将其放在天灸用5平方厘米胶布内铺平。

3. 以操作者能够正确取穴、操作方便、患者舒适为原则，选择合适的体位。

4. 充分暴露皮肤，要求背部皮肤干燥不湿润，清洁皮肤。

5. 辨证取穴，将药物贴于穴位上，10天贴1次。

6. 每次贴药成人约1小时，儿童20~45分钟。

7. 注意观察全身情况或病情变化，了解患者的心理和生理感受。

8. 灸毕，用纱布清洁局部皮肤，协助患者整理衣物，整理床单位，取舒适体位，酌情通风换气。

9. 整理用物，洗手。

10. 记录治疗时间，部位，患者皮肤情况，签名。

操作示范图

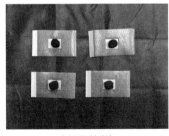

摊平药饼

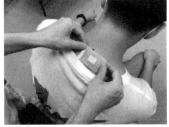

定穴贴药

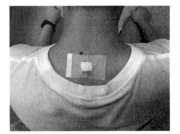

胶布固定

注意事项

1. 妊娠期女性及易发生全身过敏者，以及贴敷部位有创伤或溃疡者不宜贴敷。

2. 贴药当日，患者应戒酒，忌食辛辣、海鲜、蘑菇、牛肉、芋头等易致化脓食物，并避免进食生冷、辛辣，勿洗冷水浴。

3. 贴药时背部皮肤应干燥，贴药后不宜剧烈活动，以免出汗致药膏脱落。

4. 14岁以下儿童贴药时间不宜超过45分钟，年龄越小贴药时间相应缩短，但不少于20分钟。贴药部位皮肤潮红或自觉背部瘙痒、灼热、刺痛，随即移去膏药。

5. 老年人贴药时间可适当延长，但不宜超过2小时。

6. 局部出现红晕、轻度红肿、小水疱、轻度热痛感属正常现象。

7. 贴药后局部皮肤红肿，无明显不适可不予处理。若自觉瘙痒、灼痛等明显不适，可外涂皮炎平霜、皮康霜等减缓刺激。

8. 局部皮肤水疱，应穿着柔软衣服，或外覆盖纱布，避免摩擦水疱，防止破损，外涂氧化锌、万花油等软膏。

9. 水疱溃破者应避免抓挠，保护创面，外涂抹红霉素软膏等消炎，防止感染。

10. 若发生全身皮肤过敏者，立即将药膏取下，可自服抗过敏药物。全身过敏症状严重或伴有发热，建议到医院诊治。

11. 若皮肤出现色素沉着，一般无需处理，待其自行消失（1~6个月消散），不会永久留下瘢痕。操作者在护理过程中必须告诉患者，色素沉着仅对美学方面有影响，而对其健康无影响。

操作流程

天灸疗法的操作流程详见下图。

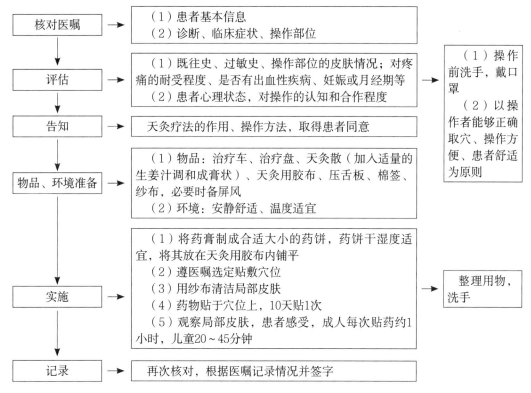

天灸疗法操作流程图

操作评分标准

天灸疗法操作评分标准详见下表。

天灸疗法操作评分标准表

姓名 _____ 得分 _____ 监考人 _____ 考试日期 _____

项目	要求	评分等级				得分	备注
		A	B	C	D		
操作者要求	着装规范，举止端庄，态度和蔼	4	3	2	1		
核对医嘱	患者基本信息、诊断、临床症状、操作部位	4	3	2	1		

（续表）

项目		要求	评分等级				得分	备注
			A	B	C	D		
操作前准备	操作者	对患者评估正确、全面	4	3	2	1		
		洗手，戴口罩	2	1	0	0		
	告知	治疗目的、操作方法，取得患者理解与配合	4	3	2	1		
	物品、环境	物品齐全，环境安静舒适、温度适宜	4	3	2	1		
	患者	体位舒适合理，暴露操作部位，注意保暖	4	3	2	1		
操作过程	敷药	再次核对医嘱	4	3	2	1		
		清洁局部皮肤，观察局部皮肤情况	5	4	3	1		
		将调制好的天灸药饼均匀地平铺于天灸用胶布上，厚薄适中	12	8	4	0		
		将天灸药饼敷贴于穴位或患处，避免药物溢出污染衣物	10	6	4	0		
		使用敷料或棉垫覆盖，固定牢固	5	4	3	1		
		询问患者有无不适	1	0	0	0		
		告知注意事项	2	1	0	0		
		协助患者取舒适体位，整理床单位	4	3	2	1		
		洗手，再次核对	2	1	0	0		
	取药	取下敷药，清洁皮肤	2	1	0	0		
		观察局部皮肤，询问患者有无不适	4	3	2	1		
		洗手，再次核对	2	1	0	0		
操作后	观察	注意观察患者贴敷后反应	2	1	0	0		
	整理	整理用物并分类处理，洗手	2	1	0	0		
	记录	按要求记录及签名	2	1	0	0		
技能熟练		流程合理、技法熟练、局部皮肤无损伤、询问患者感受	5	4	3	1		
理论提问		回答正确、全面	10	8	6	2		

十一、悬灸疗法

简 介

悬灸疗法是以中医经络理论为指导，将点燃的艾条悬于选定的穴位或病痛部位之上，利用灸火的热量和药物作用刺激特定穴位或病痛部位，通过经络的传导效应激发经气，以达到治病和保健效果的一种传统灸疗法。悬灸疗法具有适应证广、操作方便等优点，对于各种虚寒证、阳气下陷、气血瘀滞等病症具有良好疗效。悬灸疗法主要包括温和灸、雀啄灸、回旋灸三种治疗方法。

适应证

悬灸疗法常用于治疗由寒邪所致、偏于阳虚的各种疾病，如脾胃虚寒导致的胃脘痛、泄泻，胞宫虚寒导致的痛经，寒湿凝滞导致的肢体痹痛（颈椎病、肩周炎、腰痛、四肢关节痛），阳气下陷导致的脱肛、遗尿、阴挺，气血瘀滞导致的乳痈初起、瘰疬、疖肿等。此外，悬灸疗法还可用于日常预防保健和亚健康调理。

禁忌证

1. 中风闭证、阴虚阳亢、热毒炽盛、中暑高热等。
2. 咯血、呕血等出血性疾病。
3. 局部有脓肿、高度水肿、皮肤破溃或其他皮损。

用物准备

治疗车、治疗盘、艾条、95%酒精、酒精灯、持物钳、无菌棉球，有条件的可以配备烟雾净化器。

操作要点

1. 评估环境及患者情况，操作者做好手消毒。

2. 用持物钳夹住棉球，将棉球在95％酒精中浸润，用酒精灯点燃棉球，然后利用酒精棉球的火焰点燃艾条。

3. 患者舒适地摆好体位，对施灸部位消毒。常用的悬灸疗法操作有三种：

（1）温和灸：操作者右手持艾条，艾条点燃的一端对准选定的穴位或病痛部位，距离皮肤2~3厘米施灸，保持艾条的位置不变，使患者局部有温热感而无灼痛感为宜。

（2）雀啄灸：操作者右手持艾条，艾条点燃的一端与施灸部位的皮肤并不固定在一定的距离，而是像鸟雀啄食一样，一上一下地移动施灸，由上而下移动速度较慢，接近皮肤适当距离时短暂停留，在患者感觉灼痛之前迅速提起，如此反复操作。

（3）回旋灸：操作者右手持艾条，艾条点燃的一端对准选定的穴位或病痛部位，距离皮肤2~3厘米，反复旋转移动艾条，使患者局部有温热感而无灼痛为宜。

一般每个部位灸10~15分钟，使局部皮肤红晕即可。

4. 施灸时应当随时询问患者的感受，如果患者局部皮肤知觉减退，操作者可通过手指触摸患者施灸部位的皮肤来感知其受热程度，以便随时调整施灸的距离以防止烫伤。

5. 灸毕，将剩下的艾条置于水中熄灭，防止复燃。用纱布清洁局部皮肤，协助患者整理衣服，安置舒适体位，酌情开窗通风，整理床单位。

6. 整理用物，洗手。

7. 记录治疗时间、部位及患者皮肤情况，签名。

操作示范图

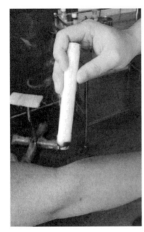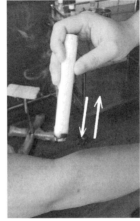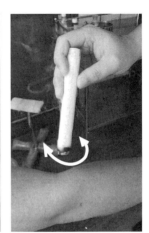

温和灸　　　　　　　　雀啄灸　　　　　　　　回旋灸

注意事项

1. 妊娠期女性的腹部和腰骶部不宜施灸；患者过于紧张、过饥、大汗或过劳时不宜施灸。

2. 施灸前，患者应摆放合适的体位，能舒适持久，且能暴露病痛部位以便施灸。

3. 施灸中注意询问患者的感受，观察其神色，防止晕灸。如患者出现头晕、面色苍白等晕灸表现，应立即停灸，让患者平卧休息，多可自行缓解。

4. 注意防止艾灰脱落而烫伤皮肤或烧坏衣物。如因施灸不慎灼伤皮肤，局部出现小水疱，可嘱患者保护好水疱，不要擦破，任其吸收。如水疱较大，可用一次性注射器抽出水疱内液体，外涂烫伤膏或万花油。

5. 施灸后，将剩下的艾条浸入水中熄灭。如有艾灰掉落床上，应清扫干净，以免复燃。

操作流程

悬灸疗法的操作流程详见下图。

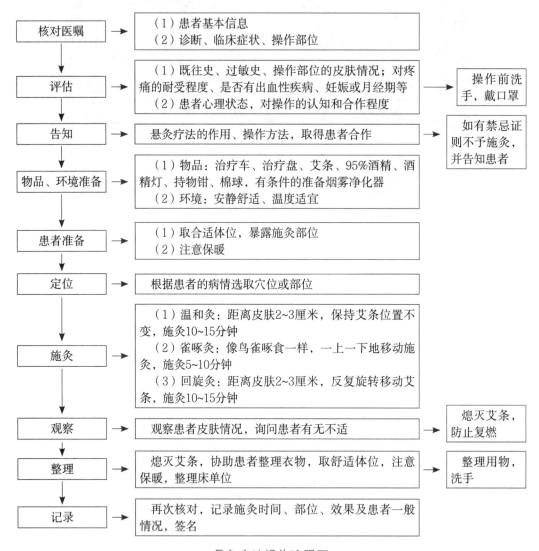

核对医嘱	→	（1）患者基本信息 （2）诊断、临床症状、操作部位
评估	→	（1）既往史、过敏史、操作部位的皮肤情况；对疼痛的耐受程度、是否有出血性疾病、妊娠或月经期等 （2）患者心理状态，对操作的认知和合作程度	→ 操作前洗手，戴口罩
告知	→	悬灸疗法的作用、操作方法，取得患者合作	→ 如有禁忌证则不予施灸，并告知患者
物品、环境准备	→	（1）物品：治疗车、治疗盘、艾条、95%酒精、酒精灯、持物钳、棉球，有条件的准备烟雾净化器 （2）环境：安静舒适、温度适宜
患者准备	→	（1）取合适体位，暴露施灸部位 （2）注意保暖
定位	→	根据患者的病情选取穴位或部位
施灸	→	（1）温和灸：距离皮肤2~3厘米，保持艾条位置不变，施灸10~15分钟 （2）雀啄灸：像鸟雀啄食一样，一上一下地移动施灸，施灸5~10分钟 （3）回旋灸：距离皮肤2~3厘米，反复旋转移动艾条，施灸10~15分钟
观察	→	观察患者皮肤情况，询问患者有无不适	→ 熄灭艾条，防止复燃
整理	→	熄灭艾条，协助患者整理衣物，取舒适体位，注意保暖，整理床单位	→ 整理用物，洗手
记录	→	再次核对，记录施灸时间、部位、效果及患者一般情况，签名

悬灸疗法操作流程图

操作评分标准

悬灸疗法操作评分标准详见下表。

悬灸疗法操作评分标准表

姓名 _____ 得分 _____ 监考人 _____ 考试日期 _____

项目		要求	评分等级				得分	备注
			A	B	C	D		
操作者要求		着装规范，举止端庄，态度和蔼	5	4	3	1		
核对医嘱		患者基本信息、诊断、临床症状、操作部位	5	4	3	1		
操作前准备	操作者	对患者评估正确、全面	5	4	3	1		
		洗手，戴口罩	2	1	0	0		
	告知	治疗目的、操作方法，取得患者理解与配合	6	5	4	2		
	物品、环境	物品齐全，环境安静舒适、温度适宜	6	5	4	2		
	患者	体位舒适合理，暴露操作部位，注意保暖	6	5	4	2		
操作过程	再次核对	患者基本信息、操作部位	6	5	3	1		
	定位	根据患者病情选取施灸穴位或病痛部位	6	5	3	1		
	施灸	（1）温和灸：距离皮肤2~3厘米，保持艾条位置不变，施灸10~15分钟。 （2）雀啄灸：像鸟雀啄食一样，一上一下地移动施灸，施灸5~10分钟。 （3）回旋灸：距离皮肤2~3厘米，反复旋转移动艾条，施灸10~15分钟	10	8	6	1		
	观察	观察患者皮肤有无红晕，询问患者有无不适	6	5	3	1		
操作后	整理	合理安排体位，整理床单位	5	4	3	1		
		整理用物，归还原处，洗手	6	5	3	1		
	记录	按要求记录及签名	6	5	3	1		
技能熟练		操作正确、熟练	10	8	6	2		
理论提问		回答全面、正确	10	8	6	2		

十二、铺棉灸疗法

简　介

铺棉灸又叫"棉花灸""薄棉灸",是利用优质脱脂棉为原料,摊开成薄如蝉翼的薄棉片,平铺患病皮肤表面,点燃薄棉片之一端,使薄棉片尽快燃尽的一种方法,属于直接灸的范畴。

适应证

主要适用于各种皮肤病,如带状疱疹及带状疱疹后遗神经痛、神经性皮炎、银屑病、湿疹、皮肤瘙痒症等,尤其对带状疱疹的治疗效果好。

禁忌证

1. 出血性疾病。
2. 肢体感觉障碍。

用物准备

优质脱脂薄棉片、酒精灯、棉签、万花油,必要时备屏风等。

操作要点

1. 核对医嘱,评估患者情况,做好解释,取得配合。备齐用物,携用物至床旁。
2. 协助患者取合理、舒适体位。
3. 遵照医嘱确定施灸部位,充分暴露施灸部位,注意保护隐私及保暖。
4. 根据病灶区的大小选择合适的薄棉片。
5. 点燃薄棉片的一端,使薄棉片一过性燃尽。
6. 灸后用棉签清理灰烬。
7. 注意观察皮肤情况或病情变化,了解患者的心理和生理感受。

8. 用纱布清洁局部皮肤，协助患者整理衣物，取舒适体位，整理床单位，酌情通风换气。

9. 整理用物，洗手。

10. 记录治疗时间，部位，患者皮肤情况，签名。

操作示范图

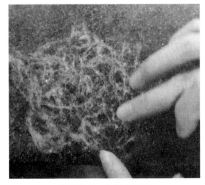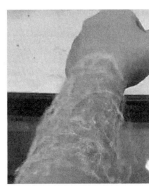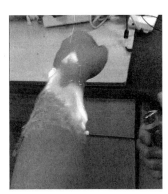

薄薄地摊开棉花　　　　将薄棉片置于施灸部位　　　　点燃棉花

注意事项

1. 施灸过程中要注意用火安全，小心操作，防止失火、烫伤。

2. 大血管处、腹部、乳头、阴部，以及妊娠期女性的腹部和腰骶部不可施治。

3. 棉片必须薄如蝉翼，不可有空洞，否则容易发生烫伤；棉片的大小与病灶相符。灸后宜喝温开水。

4. 灸后可用干棉签清理灰烬，避免用酒精消毒，注意保暖，避免受寒。

5. 患者一般灸后仅有轻微的灼热感，皮肤轻微潮红。若局部出现小水疱，无需处理，待自行吸收；水疱较大，可用一次性注射器吸出液体，用无菌纱布覆盖。

操作流程

铺棉灸疗法的操作流程详见下图。

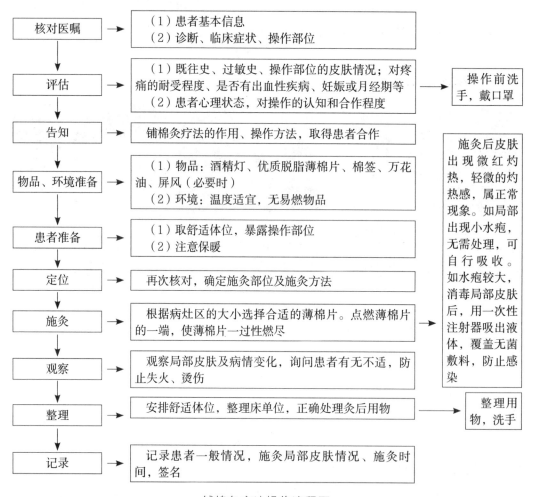

铺棉灸疗法操作流程图

操作评分标准

铺棉灸疗法操作评分标准详见下表。

铺棉灸疗法操作评分标准表

姓名 _____ 得分 _____ 监考人 _____ 考试日期 _____

项目		要求	评分等级				得分	备注
			A	B	C	D		
操作者要求		着装规范，举止端庄，态度和蔼	5	4	3	1		
核对医嘱		患者基本信息、诊断、临床症状、操作部位	5	4	3	1		
操作前准备	操作者	对患者评估正确、全面	5	4	3	1		
		洗手，戴口罩	2	1	0	0		
	告知	铺棉灸疗法的作用、操作方法，取得患者理解与合作	6	5	4	2		
	物品、环境	物品齐全，环境安静舒适、温度适宜	6	5	4	2		
	患者	体位舒适合理，暴露操作部位，注意保暖	6	5	4	2		
操作过程	定位	再次核对，明确施灸部位及方法	5	4	3	1		
	施灸	根据病灶区的大小选择合适的薄棉片	10	8	6	2		
		点火方法正确	5	4	3	1		
	观察	观察局部皮肤及病情，询问患者有无不适	10	8	5	1		
	灸毕	灸后棉片彻底熄灭，清洁局部皮肤	3	2	1	0		
操作后	整理	合理安排体位，整理床单位	3	2	1	0		
		整理用物，归还原处，洗手 用物处理符合要求	6	4	3	1		
	记录	按要求记录及签名	3	2	1	0		
技能熟练		施灸部位、方法准确，操作熟练，轻巧；运用灸法正确	10	8	6	2		
理论提问		回答全面、正确	10	8	6	2		

注：1. 摊开的薄棉片厚薄程度符合要求。
　　2. 若有火脱落烧伤皮肤，烧坏衣物均为不合格。

十三、盘龙灸疗法

简　介

盘龙灸疗法是在传统中医理论基础上，结合现代医学知识演变而来的一种在传统隔物灸的基础上，配合经络穴位按揉，使用小黄姜泥及药艾绒铺在背部及胸腹部督脉、任脉、足太阳膀胱经、足阳明胃经、足少阴肾经进行灸疗的方法。盘龙灸疗法具有调和阴阳、温经散寒、祛风除湿、固肾壮阳、健脾和胃、调畅气血的作用。

适应证

1. 用于如慢性虚寒性、风湿性、阳虚性的疾病，如慢性腹泻、慢性肠炎、类风湿性关节炎、风湿性关节炎、强直性脊柱炎、慢性支气管炎、慢性鼻炎、慢性腰肌劳损、高血压病、宫寒不孕、痛经等慢性病。

2. 亚健康人群：易感冒、易疲劳乏力、失眠、畏寒、慢性疼痛、头晕耳鸣、记忆力减退、免疫力低下等亚健康状态调理人群。

禁忌证

1. 高敏体质、高热、重症心脑血管疾病。

2. 局部皮肤有破损、有出血倾向或损伤后出血、装有心脏起搏器者禁用。

3. 抽搐、恶性肿瘤及传染病。

用物准备

治疗车、姜蓉、姜汁、艾绒、95%酒精、酒精灯、棉签、灭火筒、勺子、湿毛巾、纱布、快速手消毒液、垃圾桶，必要时备屏风。

操作要点

1. 核对医嘱，评估患者情况。根据不同病症进行辨证论治，确定施灸穴区。

2. 根据患者病症选取对应的经络穴位。督脉（14穴）：大椎、陶道、身柱、神道、灵台、至阳、筋缩、中枢、脊中、悬枢、命门、腰阳关、腰俞、长强。足太阳膀胱经（39×2穴）：双侧大杼、风门、肺俞、厥阴俞、心俞、督俞、膈俞、肝俞、胆俞、脾俞、胃俞、三焦俞、肾俞、气海俞、大肠俞、关元俞、小肠俞、膀胱俞、中膂俞、白环俞、上髎、次髎、中髎、下髎、会阳、附分、魄户、膏肓、神堂、譩譆、膈关、魂门、阳纲、意舍、胃仓、肓门、志室、胞肓、秩边。任脉（21穴）：天突、璇玑、华盖、紫宫、玉堂、膻中、中庭、鸠尾、巨阙、上脘、中脘、建里、下脘、水分、神阙、阴交、气海、石门、关元、中极、曲骨。足少阴肾经（11×2穴）：双侧幽门、腹通谷、阴都、石关、商曲、肓俞、中注、四满、气穴、大赫、横骨。足阳明胃经（12×2穴）：双侧不容、承满、梁门、关门、太乙、滑肉门、天枢、外陵、大巨、水道、归来、气冲。

3. 根据施灸的需要，依据施灸部位的大小，将适量的隔灸材料3~4千克的小黄姜捣烂如泥，将姜蓉与姜汁分离备用，同时制作适量药艾绒。

4. 备齐用物，携至床旁，做好解释。

5. 协助患者取舒适体位，充分暴露施灸部位，再次检查患者皮肤情况，注意保护隐私及保暖。

6. 先灸背部督脉和足太阳膀胱经，再灸胸腹部任脉、足阳明胃经及足少阴肾经。

7. 在施灸穴区对应经络穴位进行轻轻拍打开穴。

8. 在施灸穴区皮肤上铺以大纱布，然后用加温后的姜泥在施灸部位铺设成厚约3厘米的灸饼，其背部宽度盖过双侧膀胱经，腹部宽度盖过胃经，并适当压出凹槽，将艾绒均匀置于灸饼凹槽之上，用50毫升注射器抽取适量95%酒精淋于艾绒之上，并将艾绒点燃，让其自然烧灼。

9. 根据病情需要，决定燃艾次数，待患者有温热感时不再加热。嘱患者在艾绒燃烧过程中避免随意大幅度改变体位，以防皮肤烫伤及烧坏衣物，让艾绒自然燃烧30分钟。施灸过程中随时询问患者感觉，根据患者感觉进行灸热量调整。

10. 灸毕，去掉艾绒与灸饼，用干净纸巾擦净并按揉施灸经络穴位进行封穴。

11. 将姜汁与温开水以1：（30~50）比例兑匀，嘱患者进行双手、双足等熏洗。

12. 注意观察全身情况或病情变化，了解患者的心理和生理感受。

13. 用纱布清洁局部皮肤，协助患者整理衣物，取舒适体位，整理床单位，酌情通风换气。

14. 整理用物，洗手。

15. 记录治疗时间、部位及患者皮肤情况，签名。

操作示范图

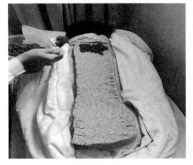 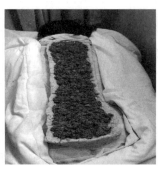 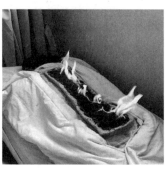

铺姜蓉　　　　　　　　　　铺艾绒　　　　　　　　　　点燃艾绒

注意事项

1. 患者过劳、过饥、过饱、大汗及醉酒、情绪不稳和女性月经期不宜施灸。

2. 心尖搏动处、大血管处、乳头处，以及妊娠期女性的腹部和腰骶部不宜施灸。

3. 患者穿宽松的衣服以便暴露艾灸的穴位，其余部位特别是颈部及关节等加盖衣被，防止患者受凉。

4. 施灸室内备有灭火器等灭火设施，操作者熟练掌握灭火设施的使用方法。

5. 咳嗽、哮喘等不能耐受烟雾者，建议戴口罩。

6. 应在施灸部位周围铺设防护物品，防止因咳嗽等因素引起腹部运动导致的落火及艾绒翻落烫伤皮肤或引发火灾。

7. 使用盛水的不锈钢罐及时收集使用过的艾绒，以利于熄灭防止发生火灾。灸疗完毕后，将艾灸彻底熄灭，以防发生火灾。

8. 注意皮肤情况，对糖尿病、肢体感觉障碍的患者，需谨慎控制施灸强度，防止烫伤。

9. 施灸部位皮肤若短期内曾贴药膏或进行其他治疗者，局部皮肤较为敏感，可耐受施灸强度较低。

10. 施灸后局部皮肤潮红，经数小时即可消失，一般无不适症状，不需做任何处理。

11. 少数患者有低热、疲倦、口干等不适症状，一般会自行消失，无需做特殊处理。

12. 施灸后，局部出现小水疱，无需处理，自行吸收。如水疱较大，嘱患者联系施灸医护人员处理：用一次性无菌注射器吸出液体，并以无菌纱布覆盖。

13. 灸后6小时可行温水浴，多饮温开水，约1 500毫升。1个月内，禁洗冷水浴，避冷风，慎起居。饮食以清淡为主，忌食生冷辛辣、肥甘厚味及鱼腥发物等。

14. 姜汁兑温水进行双手、双足等熏洗后，用温水洗净擦干足部趾缝、甲沟处姜水；若感皮肤瘙痒，温水洗净擦干。

操作流程

盘龙灸疗法的操作流程详见下图。

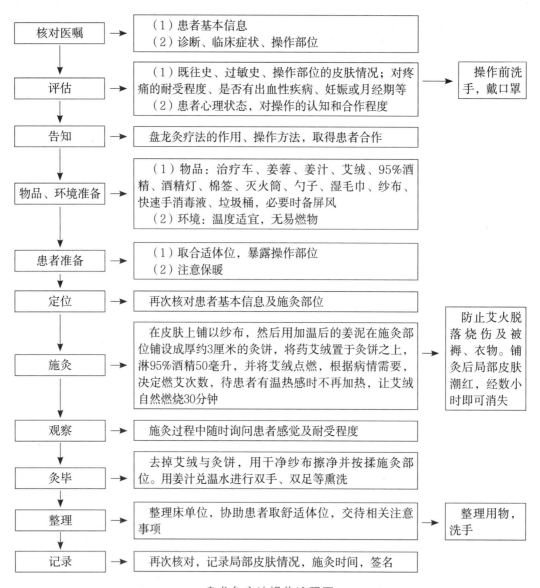

核对医嘱	→	（1）患者基本信息 （2）诊断、临床症状、操作部位		
评估	→	（1）既往史、过敏史、操作部位的皮肤情况；对疼痛的耐受程度、是否有出血性疾病、妊娠或月经期等 （2）患者心理状态，对操作的认知和合作程度	→	操作前洗手，戴口罩
告知	→	盘龙灸疗法的作用、操作方法，取得患者合作		
物品、环境准备	→	（1）物品：治疗车、姜蓉、姜汁、艾绒、95%酒精、酒精灯、棉签、灭火筒、勺子、湿毛巾、纱布、快速手消毒液、垃圾桶，必要时备屏风 （2）环境：温度适宜，无易燃物		
患者准备	→	（1）取合适体位，暴露操作部位 （2）注意保暖		
定位	→	再次核对患者基本信息及施灸部位		
施灸	→	在皮肤上铺以纱布，然后用加温后的姜泥在施灸部位铺设成厚约3厘米的灸饼，将药艾绒置于灸饼之上，淋95%酒精50毫升，并将艾绒点燃，根据病情需要，决定燃艾次数，待患者有温热感时不再加热，让艾绒自然燃烧30分钟	→	防止艾火脱落烧伤及被褥、衣物。铺灸后局部皮肤潮红，经数小时即可消失
观察	→	施灸过程中随时询问患者感觉及耐受程度		
灸毕	→	去掉艾绒与灸饼，用干净纱布擦净并按揉施灸部位。用姜汁兑温水进行双手、双足等熏洗		
整理	→	整理床单位，协助患者取舒适体位，交待相关注意事项	→	整理用物，洗手
记录	→	再次核对，记录局部皮肤情况，施灸时间，签名		

盘龙灸疗法操作流程图

操作评分标准

盘龙灸疗法操作评分标准详见下表。

盘龙灸疗法操作评分标准表

姓名 _____ 得分 _____ 监考人 _____ 考试日期 _____

项目		操作要求	评分等级				得分	备注
			A	B	C	D		
操作者要求		仪表大方，举止端庄，态度和蔼	5	4	3	1		
核对医嘱		患者基本信息、诊断、临床症状、操作部位	5	4	3	1		
操作前准备	操作者	对患者评估正确、全面	5	4	3	1		
		洗手，戴口罩	2	1	0	0		
	告知	治疗作用、操作方法，取得患者理解与配合	6	4	3	1		
	物品、环境	物品齐全，环境安静舒适、温度适宜	6	4	3	1		
	患者	体位舒适合理，暴露操作部位，注意保暖	6	4	3	1		
操作过程	定位	再次核对，确定操作部位	5	3	2	1		
	施灸	（1）在施灸的皮肤上铺以纱布，用加温后的姜泥在施灸部位铺成厚约3厘米的灸饼，将艾绒置于灸饼之上，抽取适量95%酒精淋于艾绒上，将艾绒点燃，让其自然烧灼 （2）根据病情需要，决定燃艾次数，待患者有灼热感时不再加热，嘱患者勿动，让艾绒自然燃烧30分钟。施灸中询问患者感觉	22	18	14	10		
	观察	施灸过程中随时询问患者感觉及耐受程度，防止艾火脱落烫伤皮肤或烧坏衣物	5	4	3	1		
	灸毕	去掉艾绒与灸饼，擦净并按揉施灸经络穴位。协助患者整理衣物，用姜汁兑温水进行双手、双足等躯体熏洗	3	2	1	0		
操作后	整理	合理安排体位，整理床单位	3	2	1	0		
		整理用物，归还原处，洗手	5	4	3	1		
	记录	按要求记录及签名	2	1	0	0		
技能熟练		施灸部位准确，操作正确、熟练、轻巧	10	8	6	2		
理论提问		回答全面、正确	10	8	6	2		

第二章

拔罐类

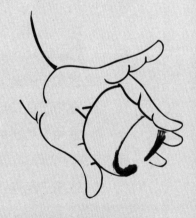

一、火罐疗法

简 介

　　火罐疗法是以罐为工具，利用燃烧、抽吸、挤压等方法排除罐内的空气，造成负压，使之吸附于施术部位，产生广泛刺激，形成局部充血现象，而达到防病治病，强壮身体目的的一种常见外治方法。火罐疗法操作简单、携带方便、器具廉价、疗效迅速、使用安全、易于掌握、治病保健范围广，便于推广应用。

适应证

　　1. 适用于感冒、支气管炎、哮喘、头痛、高血压、三叉神经痛、面神经麻痹、失眠、健忘、糖尿病、胃肠炎、腹泻、便秘、消化不良、脑血管意外、胆囊炎、肝炎等内科病症。

　　2. 适用于胃肠痉挛、腰椎间盘突出症、腰椎肥大、坐骨神经痛、肩周炎、泌尿系结石、落枕、神经损伤等外科病症。

　　3. 适用于月经不调、盆腔炎、带下病、痛经、功能性子宫出血、更年期综合征、子宫脱垂等妇科病症。

　　4. 适用于阳痿、早泄、遗精、慢性前列腺炎、慢性前列腺增生等男科病症。

　　5. 适用于百日咳、哮喘、消化不良、遗尿、疳积等儿科病症。

　　6. 适用于结膜炎、近视、红眼病、鼻炎、牙痛、咽炎、下颌关节炎、口腔溃疡、目赤肿痛等五官科病症。

　　7. 适用于痤疮、湿疹皮炎、带状疱疹、荨麻疹、皮肤瘙痒等皮肤科病症。

禁忌证

　　1. 重度心脏病、呼吸衰竭、肺结核活动期，全身高度水肿及恶性肿瘤，全身消瘦以致皮肤失去弹性的。

2. 有出血倾向的疾病。

3. 皮肤溃烂，局部有疝疾病（如脐疝、腹壁疝、腹股沟疝等）、静脉曲张、肿瘤等。

用物准备

玻璃罐、竹罐、陶罐或抽气罐，治疗盘、95%酒精、棉球、酒精棉片、酒精灯、棉签、持物钳、润滑剂等。

操作要点

1. 核对医嘱，评估环境安静、整洁，温湿度适宜。评估患者病情变化、症状、体征、精神心理状态、既往史及相关因素，告知相关事宜取得患者配合。

2. 协助患者取合理、舒适体位，暴露拔罐部位，冬季注意保暖。用快速手消毒液做好手消毒。

3. 遵医嘱，选取下列其中一种合适的拔罐方法：

（1）闪火法。以持物钳夹住95%酒精棉球，手持点火工具，一手持罐，罐口朝下，点燃后将火迅速深入罐内旋转1～2周后退出，迅速将罐扣在选定部位。

（2）投火法。用酒精棉球或纸片，点燃后投入罐内，迅速将火罐吸拔在选定部位。特别提示：因罐内有燃烧物质，火球落下易烫伤皮肤，故只适宜身体侧面横拔。

（3）贴棉法。用1～2厘米大小的酒精棉片，贴在罐内壁的中下段或罐底，点燃后，将火罐迅速吸拔在选定部位上。

4. 拔罐后将火罐吸拔留置于施术部位10～15分钟，注意观察患者神态及病情变化、观察罐有无掉落等。

5. 起罐时，一手夹持罐体，另一手拇指按压罐口皮肤，使空气进入罐内，顺势将罐取下。不可硬行上提或旋转提拔。

6. 操作完毕，协助患者整理衣物，安置舒适体位，整理床单位。整理用物，洗手。

7. 再次核对患者，记录治疗时间、部位、效果、患者一般情况及皮肤情况，签名。

操作示范图

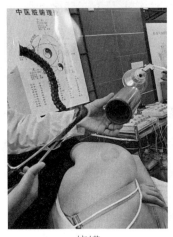 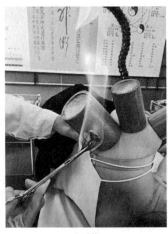 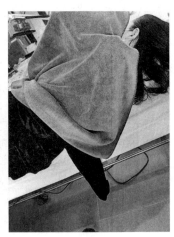

烧罐　　　　　　　　　　扣罐　　　　　　　　　　留罐

注意事项

1. 精神过于紧张、醉酒、过饥、过饱、过劳、抽搐不合作者不宜拔罐。

2. 拔罐时要选择适当体位和肌肉丰满的部位，骨骼凹凸不平及毛发较多的部位均不适宜拔罐。

3. 妊娠期女性的腹部、腰骶部，以及五官、前后二阴等不宜拔罐。

4. 面部及儿童禁用重手法。

5. 棉花浸酒精不宜过多，以免烫伤皮肤，同时应注意防火。以上三种方法以闪火法最为安全常用。

6. 拔罐时要根据不同部位选择大小适宜的罐，拔罐的吸附力度应视病情而定，身体强壮者力量可稍大，年老体弱及儿童力量应小，时间不宜过长，在肌肉薄弱处拔罐或吸拔力较强时则留罐时间不宜过长。

7. 拔罐和留罐中要注意观察患者的反应，患者如有不适感应立即起罐；严重反应者可让其平卧保暖并饮热水或糖水，还可揉内关、合谷、太阳、足三里等穴。

8. 起罐后注意观察施术部位有无水疱、红肿等。注意勿灼伤或烫伤皮肤，若烫伤或留罐时间太长而皮肤起水疱时，水疱无需处理，仅以消毒纱布外敷，防止擦破即可。水疱较大时用一次性无菌注射器将水放出，涂龙胆紫药水，用消毒纱布包敷，以防感染。

操作流程

拔火罐疗法的操作流程详见下图。

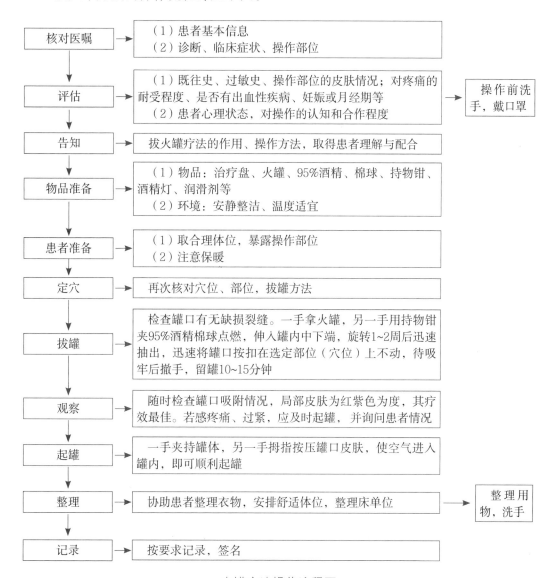

核对医嘱	→	（1）患者基本信息 （2）诊断、临床症状、操作部位		
评估	→	（1）既往史、过敏史、操作部位的皮肤情况；对疼痛的耐受程度、是否有出血性疾病、妊娠或月经期等 （2）患者心理状态，对操作的认知和合作程度	→	操作前洗手，戴口罩
告知	→	拔火罐疗法的作用、操作方法，取得患者理解与配合		
物品准备	→	（1）物品：治疗盘、火罐、95%酒精、棉球、持物钳、酒精灯、润滑剂等 （2）环境：安静整洁、温度适宜		
患者准备	→	（1）取合理体位，暴露操作部位 （2）注意保暖		
定穴	→	再次核对穴位、部位，拔罐方法		
拔罐	→	检查罐口有无缺损裂缝。一手拿火罐，另一手用持物钳夹95%酒精棉球点燃，伸入罐内中下端，旋转1~2周后迅速抽出，迅速将罐口按扣在选定部位（穴位）上不动，待吸牢后撒手，留罐10~15分钟		
观察	→	随时检查罐口吸附情况，局部皮肤为红紫色为度，其疗效最佳。若感疼痛、过紧，应及时起罐，并询问患者情况		
起罐	→	一手夹持罐体，另一手拇指按压罐口皮肤，使空气进入罐内，即可顺利起罐		
整理	→	协助患者整理衣物，安排舒适体位，整理床单位	→	整理用物，洗手
记录	→	按要求记录，签名		

火罐疗法操作流程图

操作评分标准

火罐疗法操作评分标准详见下表。

火罐疗法操作评分标准表

姓名 ＿＿＿＿＿ 得分 ＿＿＿＿＿ 监考人 ＿＿＿＿＿ 考试日期 ＿＿＿＿＿

项目		要求	评分等级				得分	说明
			A	B	C	D		
操作者要求		着装规范，举止端庄，态度和蔼	5	4	3	1		
核对医嘱		患者基本信息、诊断、临床症状、操作部位	5	4	3	1		
操作前准备	操作者	对患者评估正确、全面	5	4	3	1		
		洗手，戴口罩	2	1	0	0		
	告知	治疗目的、操作方法，取得患者理解与配合	6	5	4	2		
	物品、环境	物品齐全，环境安静舒适、温度适宜	6	5	4	2		
	患者	体位舒适合理，暴露操作部位，注意保暖	6	5	4	2		
操作过程	定位	再次核对；检查罐口有无损坏	5	4	3	1		
	拔罐	酒精棉球干湿适当	5	4	3	1		
		点燃明火后在罐内中下段环绕，未烧罐口	5	4	3	1		
		准确扣在已经选定的部位，罐内形成负压，吸附力强，安全熄火，点燃的明火稳妥、迅速地投入小口瓶	10	8	6	2		
	观察	随时检查火罐吸附情况，局部皮肤红紫的程度，皮肤有无烫伤或小水疱；留罐时间10~15分钟，询问患者的感觉	5	4	3	1		
	起罐	起罐方法正确	5	4	3	1		
操作后	整理	合理安排体位，整理床单位	3	2	1	0		
		整理用物，归还原处，洗手。火罐处理符合要求	5	4	3	1		
	记录	按要求记录及签名	2	1	0	0		
技能熟练		操作熟练，拔罐部位、方法正确，手法稳、准、快	10	8	6	2		
理论提问		回答全面、正确	10	8	6	2		

注：若有皮肤烫伤或衣物等被烧坏均为不合格。

二、刺络拔罐疗法

简 介

刺络拔罐疗法是将放血与拔罐相结合来治疗疾病的一种方法。

适应证

感冒、发热、乳腺炎、急性腰扭伤、带状疱疹、周围性面神经炎、踝关节扭伤、软组织扭伤、急性中毒、流行性感冒、腱鞘囊肿等。

禁忌证

1. 重度心脏病、呼吸衰竭、肺结核活动期，全身高度水肿及恶性肿瘤，全身消瘦以致皮肤失去弹性的。

2. 有出血倾向的疾病。

3. 皮肤溃烂，局部有疝疾病（如脐疝、腹壁疝、腹股沟疝等）、静脉曲张、肿瘤等。

用物准备

治疗盘、玻璃罐、95%酒精、棉球、持物钳、酒精灯、小口瓶、梅花针/三棱针、无菌纱布、碘伏棉球。

操作要点

1. 核对医嘱，评估环境安静、整洁，温湿度适宜，评估患者病情变化、症状、体征、精神心理状态、既往史及相关因素，告知相关事宜取得患者配合。

2. 协助患者取合理、舒适体位，暴露操作部位，铺上治疗巾，用快速手消毒液做好手消毒。

3. 消毒皮肤后，用三棱针点刺或用梅花针快速叩刺施术部位皮肤出血。选取大小合适的罐，以持物钳夹住95％酒精棉球，手持点火工具，一手持罐，罐口朝下，点燃后将火迅速深入罐内旋转1~2周后退出，然后将罐吸拔于点刺的部位。

4. 起罐时，一手夹持罐体，另一手拇指按压罐口皮肤，使空气进入罐内，顺势将罐取下。不可硬行上提或旋转提拔。同时消毒清洁施术部位，以防感染。

5. 操作完毕，协助患者整理衣物，安置舒适体位，整理床单位。整理用物，洗手。

6. 再次核对患者，记录治疗时间、部位、效果、患者一般情况及皮肤情况，签名。

操作示范图

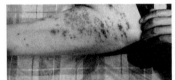 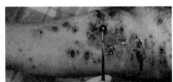 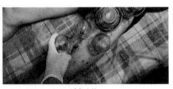

消毒皮肤　　　　　　　梅花针叩刺　　　　　　　拔罐

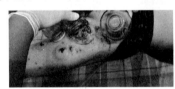 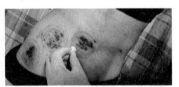

起罐　　　　　　　　消毒清污

注意事项

1. 精神过于紧张、醉酒、过饥、过饱、过劳及抽搐不合作者不宜拔罐。

2. 拔罐时要选择适当体位和肌肉丰满的部位，骨骼凹凸不平及毛发较多的部位均不适宜拔罐。

3. 妊娠期女性的腹部、腰骶部，以及五官、前后二阴等不宜拔罐。

4. 检查针具，排除针尖有破损，针锋参差不齐，针具及针刺皮肤严格消毒；重刺后，局部皮肤须用酒精棉球消毒，并应注意保持针刺局部清洁，以防感染。

5. 拔罐和留罐中要注意观察患者的反应，患者如有不适感应立即起罐；严重反应者可让其平卧保暖并饮热水或糖水，还可揉内关、合谷、太阳、足三里等穴。

6. 注意勿灼伤或烫伤皮肤，若烫伤或留罐时间太长而皮肤起水疱时，水疱无需处理，仅以消毒纱布外敷，防止擦破即可。水疱较大时，使用一次性无菌注射器抽出疱内液体，涂龙胆紫药水，用消毒纱布包敷，以防感染。

7. 操作完毕后，嘱患者避免摩擦患处，勿洗浴。

操作流程

刺络拔罐疗法的操作流程详见下图。

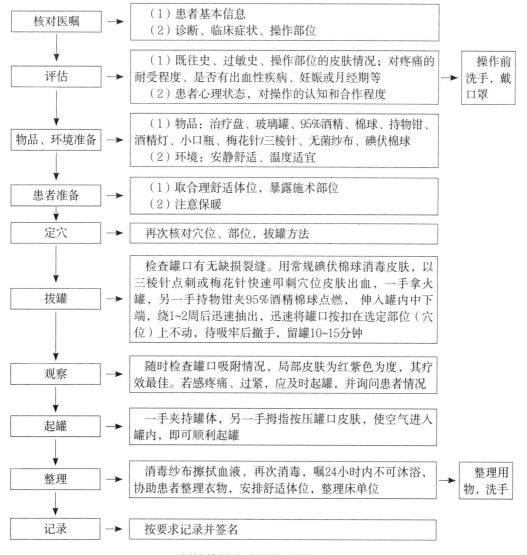

核对医嘱 →	（1）患者基本信息 （2）诊断、临床症状、操作部位
评估 →	（1）既往史、过敏史、操作部位的皮肤情况；对疼痛的耐受程度、是否有出血性疾病、妊娠或月经期等 （2）患者心理状态，对操作的认知和合作程度	→ 操作前洗手，戴口罩
物品、环境准备 →	（1）物品：治疗盘、玻璃罐、95%酒精、棉球、持物钳、酒精灯、小口瓶、梅花针/三棱针、无菌纱布、碘伏棉球 （2）环境：安静舒适、温度适宜
患者准备 →	（1）取合理舒适体位，暴露施术部位 （2）注意保暖
定穴 →	再次核对穴位、部位，拔罐方法
拔罐 →	检查罐口有无缺损裂缝。用常规碘伏棉球消毒皮肤，以三棱针点刺或梅花针快速叩刺穴位皮肤出血，一手拿火罐，另一手持物钳夹95%酒精棉球点燃，伸入罐内中下端，绕1~2周后迅速抽出，迅速将罐口按扣在选定部位（穴位）上不动，待吸牢后撤手，留罐10~15分钟
观察 →	随时检查罐口吸附情况，局部皮肤为红紫色为度，其疗效最佳。若感疼痛、过紧，应及时起罐，并询问患者情况
起罐 →	一手夹持罐体，另一手拇指按压罐口皮肤，使空气进入罐内，即可顺利起罐
整理 →	消毒纱布擦拭血液，再次消毒，嘱24小时内不可沐浴，协助患者整理衣物，安排舒适体位，整理床单位	→ 整理用物，洗手
记录 →	按要求记录并签名

刺络拔罐疗法操作流程图

操作评分标准

刺络拔罐疗法操作评分标准详见下表。

刺络拔罐疗法操作评分标准表

姓名 _____ 得分 _____ 监考人 _____ 考试日期 _____

项目		要求	评分等级				得分	说明
			A	B	C	D		
操作者要求		着装规范，举止端庄，态度和蔼	5	4	3	1		
核对医嘱		患者基本信息、诊断、临床症状、操作部位	5	4	3	1		
操作前准备	操作者	对患者评估正确、全面	5	4	3	1		
		洗手，戴手套，戴口罩	2	1	0	0		
	告知	治疗目的、操作方法，取得患者理解与配合	6	5	4	2		
	物品、环境	物品齐全，环境安静舒适、温度适宜	6	5	4	2		
	患者	体位舒适合理，暴露操作部位，注意保暖	6	5	4	2		
操作流程	定位	再次核对；检查罐口有无损坏	5	4	3	1		
	刺络拔罐	酒精棉球干湿适当	5	4	3	1		
		常规碘伏棉球消毒皮肤，以三棱针点刺或梅花针快速叩刺穴位皮肤出血，点燃明火后在罐内中下段环绕，未烧罐口	5	4	3	1		
		准确扣在已经选定的部位，罐内形成负压，吸附力强，安全熄火，点燃的明火稳妥、迅速地投入小口瓶	10	8	6	2		
	观察	随时检查火罐吸附情况，局部皮肤渗血的程度，皮肤有无烫伤或小水疱；留罐时间10~15分钟，询问患者的感觉	5	4	3	1		
	起罐	起罐方法正确。嘱24小时内不可沐浴，防止皮肤感染	5	4	3	1		
操作后	整理	合理安排体位，整理床单位	3	2	1	0		
		整理用物，归还原处，脱手套，洗手。火罐处理符合要求	5	4	3	1		
	记录	按要求记录及签名	2	1	0	0		
技能熟练		操作熟练，拔罐部位、方法正确，手法稳、准、快	10	8	6	2		
理论提问		回答全面、正确	10	8	6	2		

注：若有皮肤烫伤或衣物等被烧坏均为不合格。

三、留针拔罐疗法

简 介

留针拔罐疗法是将针刺和拔罐相结合来治疗疾病的一种方法。

适应证

常用于风湿痹痛、急性腰扭伤、肩周炎等疾病。

禁忌证

1. 重度心脏病、呼吸衰竭、肺结核活动期，全身高度水肿及恶性肿瘤，全身消瘦以致皮肤失去弹性。

2. 有出血倾向的疾病。

3. 皮肤溃烂，局部有疝疾病（如脐疝、腹壁疝、腹股沟疝等）、静脉曲张、肿瘤等。

用物准备

治疗盘、玻璃罐、95%酒精、棉球、持物钳、酒精灯、小口瓶、毫针、无菌纱布、碘伏棉球。

操作要点

1. 核对医嘱，评估环境安静、整洁，温湿度适宜。评估患者病情变化、症状、体征、精神心理状态、既往史及相关因素。告知相关事宜取得患者配合。

2. 协助患者取合理、舒适体位，暴露拔罐部位。冬季应注意保暖，用快速手消毒液做好手消毒。

3. 消毒皮肤后，先针刺留针，或出针后，再在针刺部位进行拔罐。选取大小合适的罐，以持物钳夹住95%的酒精棉球，手持点火工具，一手持罐，罐口朝下，点燃后将火迅速深入罐内旋转1~2周后退出，然后将罐吸拔于施针的部位。观察施针部位和患者病情变化。

4. 起罐时，一手夹持罐体，另一手拇指按压罐口皮肤，使空气进入罐内，顺势将罐取下。不可硬行上提或旋转提拔。按一般拔针方法将针取出，出针后用无菌棉签按压针口，防止出血。

5. 操作完毕，协助患者整理衣物，安置舒适体位，整理床单位。整理用物，洗手。

6. 再次核对患者，记录治疗时间、部位、效果、患者一般情况及皮肤情况，签名。

操作示范图

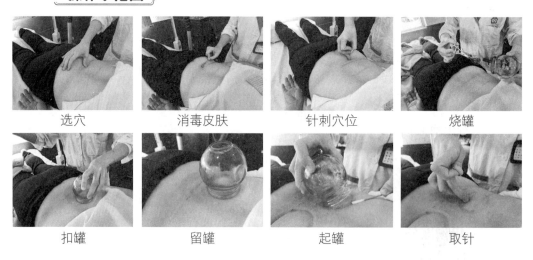

选穴　　　　　消毒皮肤　　　　　针刺穴位　　　　　烧罐

扣罐　　　　　留罐　　　　　起罐　　　　　取针

注意事项

1. 精神过于紧张、醉酒、过饥、过饱、过劳、抽搐不合作者不宜拔罐。

2. 拔罐时要选择适当体位和肌肉丰满的部位，骨骼凹凸不平及毛发较多的部位不适宜拔罐。

3. 妊娠期女性的腹部、腰骶部，以及五官、前后二阴、胸背部等不宜使用此法。

4. 检查针具，排除针尖有破损，针锋参差不齐，针具及针刺皮肤严格消毒；重刺后，局部皮肤须用酒精棉球消毒，并应注意保持针刺局部清洁，以防感染。

5. 治疗后4小时内不要沐浴。

6. 应用此法时要保持体位固定，以防止肌肉收缩发生弯针，并避免将针撞压至深处，造成损伤；操作时针柄不宜过长。

操作流程

留针拔罐疗法的操作流程详见下图。

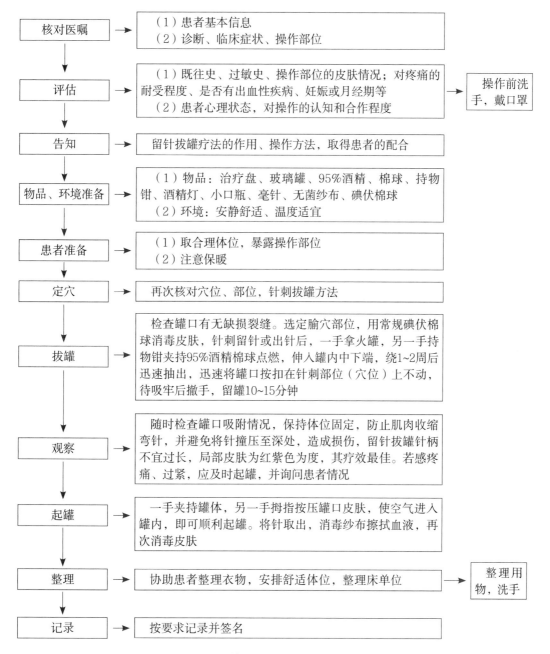

留针拔罐疗法操作流程图

操作评分标准

留针拔罐疗法操作评分标准详见下表。

留针拔罐疗法操作评分标准表

姓名 ＿＿＿＿＿＿　得分 ＿＿＿＿＿＿　监考人 ＿＿＿＿＿＿　考试日期 ＿＿＿＿＿＿

项目		要求	评分等级				得分	说明
			A	B	C	D		
操作者要求		着装规范，举止端庄，态度和蔼	5	4	3	1		
核对医嘱		患者基本信息、诊断、临床症状、操作部位	5	4	3	1		
操作前准备	操作者	对患者评估正确、全面	5	4	3	1		
		洗手，戴口罩	2	1	0	0		
	告知	留针拔罐疗法的作用、操作方法，取得患者理解与配合	6	5	4	2		
	物品、环境	物品齐全，环境安静舒适、温度适宜	6	5	4	2		
	患者	体位舒适合理，暴露操作部位，注意保暖	6	5	4	2		
操作过程	定位	再次核对；检查罐口有无损坏，毫针有无损坏，包装有无破损	5	4	3	1		
	拔罐	酒精棉球干湿适当	5	4	3	1		
		选定腧穴，常规碘伏棉球消毒皮肤，以毫针刺入或刺入得气后起针，点燃明火后在罐内中下段环绕，未烧罐口	5	4	3	1		
		准确扣在已经选定的部位，罐内形成负压，吸附力强，安全熄火，点燃的明火稳妥、迅速地投入小口瓶	10	8	6	2		
	观察	随时检查火罐吸附情况及毫针位置，有无偏斜或撞压，局部皮肤红紫的程度，皮肤有无烫伤或小水疱；留罐时间10~15分钟，询问患者的感觉	5	4	3	1		
	起罐	起罐、起针方法正确。碘伏棉球擦拭消毒针刺穴位皮肤	5	4	3	1		
操作后	整理	合理安排体位，整理床单位	3	2	1	0		
		整理用物，归还原处，洗手。火罐处理符合要求	5	4	3	1		
	记录	按要求记录及签名	2	1	0	0		
技能熟练		操作熟练，拔罐部位、方法正确，手法稳、准、快	10	8	6	2		
理论提问		回答全面、正确	10	8	6	2		
注：若有皮肤烫伤或衣物等被烧坏均为不合格。								

四、药罐疗法

简 介

药罐疗法是在用中药煮的竹罐或玻璃罐内放入一定量的药液吸拔于相应的部位上，或者用棉签蘸取药液（活络油），将药液涂抹在选取的穴位或部位上，以达到治疗疾病的一种方法。临床常见药物水煮罐疗法及抹药罐疗法两种。

适应证

因药物不同，主治疾病不同，适用于寒证、痛症、慢性虚性疾病等。

（1）寒证，如慢性支气管炎、咳嗽、哮喘、风湿性关节炎、类风湿性关节炎、贫血、痛经、更年期综合征等。

（2）痛症，如胃痛、腹痛、胁痛、神经痛等内科疾病，风湿多肌痛、纤维肌痛综合征等风湿性疾病，带状疱疹后遗神经痛等皮肤科疾病，骨性关节炎、急性腰扭伤、腰椎间盘突出症、腰肌劳损、膝关节炎、肩周炎、颈椎间盘突出症、落枕等骨科痛症；癌性疼痛等。

（3）慢性虚性疾病，如慢性支气管炎、哮喘、慢性胃炎、直肠脱垂、失眠、慢性疲劳综合征等。

禁忌证

1. 重度心脏病、呼吸衰竭、肺结核活动期，全身高度水肿及恶性肿瘤，全身消瘦以致皮肤失去弹性。

2. 有出血倾向的疾病。

3. 皮肤溃烂，局部有疝疾病（如脐疝、腹壁疝、腹股沟疝等）、静脉曲张、肿瘤等。

用物准备

治疗车、治疗盘、火罐（玻璃罐、竹罐、陶罐）、持物钳、95%酒精、棉球、酒精灯、棉签、药液（活络油），必要时备毛毯、屏风、垫枕等。

操作要点

（一）药物水煮罐疗法

1. 将按患者病情辨证好的成方置于纱布袋中，放入锅内浸泡30分钟，煎煮1小时左右，然后再把所需大小的竹罐投入药汁内同煮20分钟，即可使用。用完的竹罐消毒后再次放入锅内继续煮沸使用。

2. 核对医嘱，评估环境及患者，做好解释，告知相关事宜，取得患者配合。备齐用物，携至床旁。协助患者取舒适体位，暴露施术部位皮肤，通常选取俯卧位或正坐位。用快速手消毒液做好手消毒，用干净的纸巾擦拭施术部位的汗液。

3. 用长镊子将竹罐夹出，快速将水甩净，罐口向下放到毛巾上，捂住罐口，待温度适宜后迅速按在相应施术部位上，利用热力吸附在患者治疗处。

4. 手持罐体，将罐口紧贴患者皮肤，在需要的部位，往返推动至所拔部位的皮肤红润、充血（必要时使用润滑剂）。

5. 在罐上覆盖毛巾被，留置5~10分钟。

6. 一手夹持罐体，另一手拇指按压罐边皮肤，使气漏入，竹罐即能脱下。

7. 操作完毕，清洁局部皮肤，协助患者整理衣物，安置舒适体位，注意保暖。整理床单位，整理用物，洗手。

8. 再次核对患者，记录治疗时间、部位、效果及患者一般情况，签名。

（二）抹药罐疗法

1. 核对医嘱，评估环境及患者，做好解释，告知相关事宜取得患者配合。备齐用物，携至床旁。

2. 协助患者取舒适体位，暴露施术部位，注意保暖。用快速手消毒液做好手消毒。

3. 根据部位不同，选用合适火罐，并检查罐口边缘是否光滑。

4. 用棉签蘸取药液（活络油），将药液涂抹在选取的穴位或部位上，涂抹面积略小于火罐口的大小。

5. 用持物钳夹住棉球，将棉球在95%酒精中浸润，用酒精灯点燃棉球，将点燃的棉球伸入火罐内中段绕1～2周（切勿将罐口烧热，以免烫伤皮肤），迅速将火退出，立即将火罐按扣在所选部位或穴位上。火罐一般留置5~10分钟。

6. 拔罐过程中要随时观察火罐吸附情况和皮肤颜色，询问患者感觉。

7. 留置5~10分钟后起罐，一手扶住罐体，另一手以拇指或示指按压罐口皮肤，待空气进入罐内即可起去，切忌暴力起罐。

8. 操作完毕，清洁局部皮肤，协助患者整理衣物，安置舒适体位，注意保暖，整理床单位。整理用物，洗手。

9. 再次核对患者，记录治疗时间、部位、效果及患者一般情况，签名。

操作示范图

（一）药物水煮罐疗法

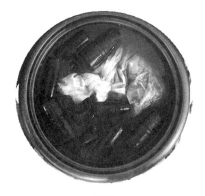

煮罐

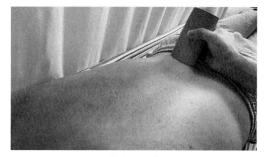

往返走罐

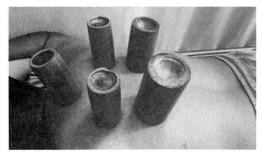

留罐（5~10分钟）

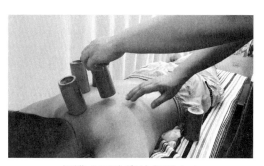

起罐（压边缘使气漏入）

（二）抹药罐疗法

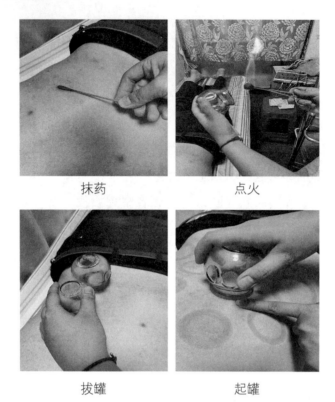

抹药	点火
拔罐	起罐

❧ 注意事项 ❧

1. 精神过于紧张者，昏迷危重、高热抽搐者，醉酒、过饥、过饱、过劳、抽搐不合作者不宜拔罐。

2. 妊娠期女性的腹部、腰骶部等不宜使用此法。

3. 拔罐时要选择适当体位和肌肉丰满的部位，骨骼凹凸不平及毛发较多的部位不适宜拔罐。

4. 拔罐时要根据不同部位选择大小适宜的罐，操作时必须迅速，才能使罐拔紧，吸附有力。

5. 拔罐和留罐中要注意观察患者的反应，患者如有不适感应立即起罐；严重反应者可让其平卧保暖并饮热水或糖水，还可揉内关、合谷、太阳、足三里等穴。

6. 注意勿灼伤或烫伤皮肤，若烫伤或留罐时间太长而皮肤起水疱时，水疱无需处理，仅以消毒纱布外敷，防止擦破即可。水疱较大时用一次性无菌注射器将疱内液体抽出，涂龙胆紫药水，用消毒纱布包敷，以防感染。

操作流程

（一）药物水煮罐疗法

药物水煮罐疗法的操作流程详见下图。

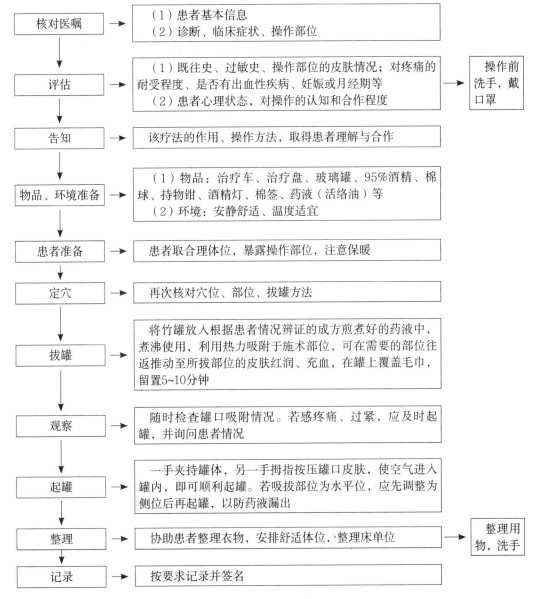

核对医嘱	→	（1）患者基本信息 （2）诊断、临床症状、操作部位		
评估	→	（1）既往史、过敏史、操作部位的皮肤情况；对疼痛的耐受程度、是否有出血性疾病、妊娠或月经期等 （2）患者心理状态，对操作的认知和合作程度	→	操作前洗手，戴口罩
告知	→	该疗法的作用、操作方法，取得患者理解与合作		
物品、环境准备	→	（1）物品：治疗车、治疗盘、玻璃罐、95%酒精、棉球、持物钳、酒精灯、棉签、药液（活络油）等 （2）环境：安静舒适、温度适宜		
患者准备	→	患者取合理体位，暴露操作部位，注意保暖		
定穴	→	再次核对穴位、部位、拔罐方法		
拔罐	→	将竹罐放入根据患者情况辨证的成方煎煮好的药液中，煮沸使用，利用热力吸附于施术部位，可在需要的部位往返推动至所拔部位的皮肤红润、充血，在罐上覆盖毛巾，留置5~10分钟		
观察	→	随时检查罐口吸附情况。若感疼痛、过紧，应及时起罐，并询问患者情况		
起罐	→	一手夹持罐体，另一手拇指按压罐口皮肤，使空气进入罐内，即可顺利起罐。若吸拔部位为水平位，应先调整为侧位后再起罐，以防药液漏出		
整理	→	协助患者整理衣物，安排舒适体位，整理床单位	→	整理用物，洗手
记录	→	按要求记录并签名		

药物水煮罐疗法操作流程图

（二）抹药罐疗法

抹药罐疗法的操作流程详见下图。

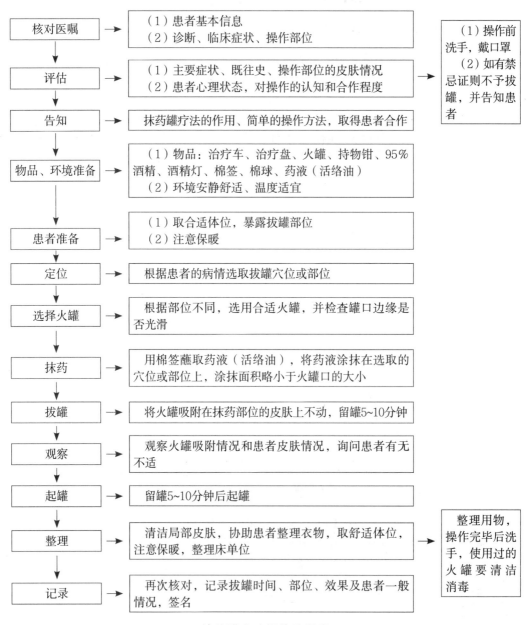

抹药罐疗法操作流程图

操作评分标准

（一）药物水煮罐疗法

药物水煮罐疗法操作评分标准详见下表。

药物水煮罐疗法操作评分标准表

姓名 _____ 得分 _____ 监考人 _____ 考试日期 _____

项目		要求	评分等级				得分	说明
			A	B	C	D		
操作者要求		着装规范，举止端庄，态度和蔼	5	4	3	1		
核对医嘱		患者基本信息、诊断、临床症状、操作部位	5	4	3	1		
操作前准备	操作者	遵照医嘱要求，对患者评估正确、全面	5	4	3	1		
		洗手，戴口罩	2	1	0	0		
	告知	该疗法的作用、操作方法，取得患者理解与配合	6	5	4	2		
	物品、环境	物品齐全，环境安静舒适、温度适宜	6	5	4	2		
	患者	体位舒适合理，暴露施术部位，注意保暖	6	5	4	2		
操作过程	定位	再次核对，检查罐口有无损坏	5	4	3	1		
	拔罐	酒精棉球干湿适当	5	4	3	1		
		药液装罐量适当（1/3-2/3），点燃明火后在罐内中段环绕，未烧罐口	5	4	3	1		
		准确扣在已经选定的部位，罐内形成负压，吸附力强。无药液漏出	10	8	6	2		
	观察	随时检查竹罐吸附情况，局部皮肤红紫的程度，皮肤有无烫伤或小水疱；留罐时间5~10分钟，询问患者的感觉	5	4	3	1		
	起罐	起罐方法正确，无药液漏出	5	4	3	1		
操作后	整理	合理安排体位，整理床单位	3	2	1	0		
		整理用物，归还原处，洗手。竹罐处理符合要求	5	4	3	1		
	记录	按要求记录及签名	2	1	0	0		
技能熟练		操作熟练，拔罐部位、方法正确，手法稳、准、快	10	8	6	2		
理论提问		回答全面、正确	10	8	6	2		
注：若有皮肤烫伤为不合格。								

（二）抹药罐疗法

抹药罐疗法操作评分标准详见下表。

抹药罐疗法操作评分标准表

姓名 _____　得分 _____　监考人 _____　考试日期 _____

项目		要求	评分等级				得分	备注
			A	B	C	D		
操作者要求		着装规范，举止端庄，态度和蔼	5	4	3	1		
核对医嘱		患者基本信息、诊断、操作部位	5	4	3	1		
操作前准备	操作者	对患者评估正确、全面	5	4	3	1		
		洗手，戴口罩	2	1	0	0		
	告知	治疗目的、操作方法，取得患者理解与配合	5	4	3	1		
	物品、环境	物品齐全，环境安静舒适、温度适宜	5	4	3	1		
	患者	体位舒适合理，暴露操作部位，注意保暖	5	4	3	1		
操作过程	再次核对	患者基本信息，操作部位	5	4	3	1		
	定位	根据患者病情选取拔罐穴位或病痛部位	5	4	3	1		
	选择火罐	根据部位不同，选用合适火罐，并检查罐口边缘是否光滑	5	4	3	1		
	抹药	用棉签蘸取药液，将药液涂抹在选取的穴位或部位上，涂抹面积略小于火罐口的大小	5	4	3	1		
	拔罐	将火罐吸附在抹药部位的皮肤上不动，留罐5~10分钟	5	4	3	1		
	观察	观察患者皮肤有无红晕，询问患者有无不适	5	5	3	1		
	起罐	留罐5~10分钟后起罐	5	4	3	1		
操作后	整理	合理安排体位，整理床单位	5	4	3	1		
		整理用物，归还原处，洗手	5	4	3	1		
	评价	定位准确，操作熟练，患者感受，目标达到的程度	5	4	3	1		
	记录	按要求记录及签名	5	4	3	1		
技能熟练		操作正确、熟练	5	4	3	1		
理论提问		回答全面、正确	8	6	4	2		

注：若有皮肤烫伤或衣物等被烧坏均为不合格。

五、游走罐疗法

简　介

游走罐疗法又称为推罐，是以杯罐作工具，在杯罐口及病变部位涂以适量润滑剂，借热力排去其中空气，产生负压，使之吸着于皮肤，然后，用手推动杯罐在病变部位来回滑动，从而使皮肤产生潮红或瘀血现象，以达到防治疾病功效的一种方法。本疗法由古代拔罐疗法发展而来，为拔罐疗法中的一种，现代应用较为广泛。

适应证

一般用于患病部位面积较大的病症。如脊背及腰部的风湿痛急性发作、臀上皮神经炎、股外侧皮神经炎等。

禁忌证

1. 高热，抽搐，痉挛。

2. 有出血倾向的疾病，如糖尿病晚期、严重贫血、白血病、再生障碍性贫血和血小板减少。

用物准备

治疗车、治疗盘、火罐、润滑油、95%酒精、棉球、持物钳、酒精灯、毛巾、弯盘、灭灰缸、快速手消毒液等。

操作要点

1. 核对医嘱，评估环境及患者，做好解释，告知相关事宜取得患者配合。备齐用物，携至床旁。

2. 协助患者取舒适体位，充分暴露施术部位，注意保暖。用快速手消毒液做好手消毒。

3. 确定游走罐部位，用毛巾遮挡游走罐部周围的皮肤，将润滑油均匀地涂抹在游走罐部位。

4. 涂抹润滑油，一手持火罐，另一手用持物钳夹住点燃的95%酒精棉球在火罐中下段环绕转动1~2周后迅速抽出，未烧罐口，使罐内形成负压后迅速将罐口吸附在拔罐部位的皮肤，确定火罐吸牢后，将点燃的棉球放在灭灰缸中安全熄灭。

5. 右手握住罐底，稍倾斜，在罐口后半边着力，前半边略提起，循着上下左右方向推移，或以顺、逆时针走向推动，至游走罐部位的皮肤红润、充血或瘀血。走罐时注意观察患者面部表情并询问患者感受，走罐时间一般15~20分钟。

6. 一手夹持罐体，另一手拇指按压罐口皮肤处，使空气进入罐内，即可顺利起罐。按摩安抚治疗后的皮肤，用干毛巾清洁治疗部位。

7. 操作完毕，询问患者有无不适感，清洁局部皮肤，协助患者整理衣物，安置舒适体位，整理床单位。整理用物，洗手。

8. 再次核对患者，记录治疗时间、部位、效果及患者一般情况，签名。

操作示范图

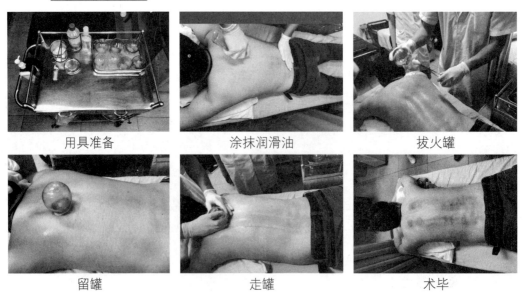

用具准备	涂抹润滑油	拔火罐
留罐	走罐	术毕

注意事项

1. 治疗部位皮肤有过敏、水肿、溃疡及大血管分布部位，不宜使用本法。

2. 过度疲劳、饥饿、大渴及醉酒的患者不宜立即施术，应充分休息恢复后再进行。

3. 妊娠期女性的腰骶部及腹部均须慎用。

4. 走罐使汗孔汗泄，邪气外排，会消耗部分体内的津液，走罐后饮温热水或红糖水一杯，不但可以补充消耗部分，还能促进新陈代谢，加速代谢产物的排出。

5. 为避免风寒之邪侵袭，治疗后3小时内不可洗浴，须待皮肤毛孔闭合恢复原状后，方可洗浴。

6. 走罐后1~2天内，如走罐部位出现疼痛、痒、虫行感、冒冷、热气或皮肤表面出现风疹样变化等现象，均为正常。

操作流程

游走罐疗法的操作流程详见下图。

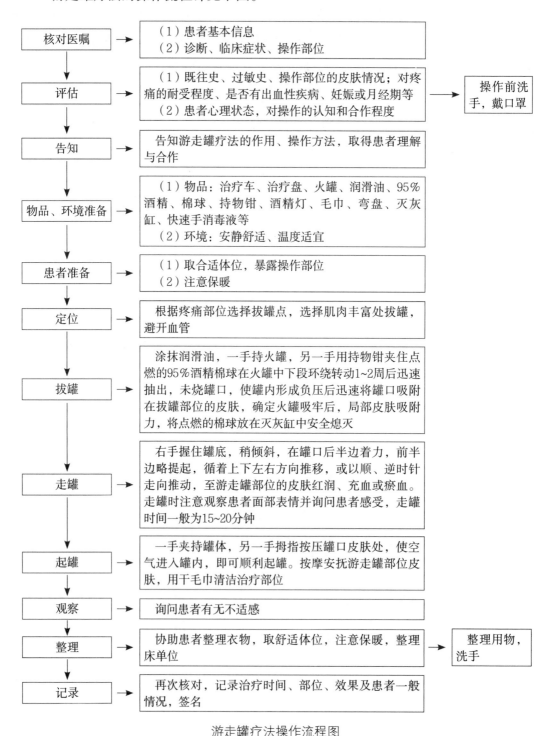

核对医嘱	→	（1）患者基本信息 （2）诊断、临床症状、操作部位
评估	→	（1）既往史、过敏史、操作部位的皮肤情况；对疼痛的耐受程度、是否有出血性疾病、妊娠或月经期等 （2）患者心理状态，对操作的认知和合作程度	→	操作前洗手，戴口罩
告知	→	告知游走罐疗法的作用、操作方法，取得患者理解与合作
物品、环境准备	→	（1）物品：治疗车、治疗盘、火罐、润滑油、95％酒精、棉球、持物钳、酒精灯、毛巾、弯盘、灭灰缸、快速手消毒液等 （2）环境：安静舒适、温度适宜
患者准备	→	（1）取合适体位，暴露操作部位 （2）注意保暖
定位	→	根据疼痛部位选择拔罐点，选择肌肉丰富处拔罐，避开血管
拔罐	→	涂抹润滑油，一手持火罐，另一手用持物钳夹住点燃的95％酒精棉球在火罐中下段环绕转动1~2周后迅速抽出，未烧罐口，使罐内形成负压后迅速将罐口吸附在拔罐部位的皮肤，确定火罐吸牢后，局部皮肤吸附力，将点燃的棉球放在灭灰缸中安全熄灭
走罐	→	右手握住罐底，稍倾斜，在罐口后半边着力，前半边略提起，循着上下左右方向推移，或以顺、逆时针走向推动，至游走罐部位的皮肤红润、充血或瘀血。走罐时注意观察患者面部表情并询问患者感受，走罐时间一般为15~20分钟
起罐	→	一手夹持罐体，另一手拇指按压罐口皮肤处，使空气进入罐内，即可顺利起罐。按摩安抚游走罐部位皮肤，用干毛巾清洁治疗部位
观察	→	询问患者有无不适感
整理	→	协助患者整理衣物，取舒适体位，注意保暖，整理床单位	→	整理用物，洗手
记录	→	再次核对，记录治疗时间、部位、效果及患者一般情况，签名

游走罐疗法操作流程图

操作评分标准

游走罐疗法操作评分标准详见下表。

游走罐疗法操作评分标准表

姓名 _____ 得分 _____ 监考人 _____ 考试日期 _____

项目		要求	评分等级				得分	备注
			A	B	C	D		
操作者要求		着装规范，举止端庄，态度和蔼	5	4	3	1		
核对医嘱		患者基本信息、诊断、临床症状、操作部位	5	4	3	1		
操作前准备	操作者	对患者评估正确、全面	5	4	3	1		
		洗手，戴口罩	2	1	0	0		
	告知	治疗目的、简单的操作方法，取得患者理解与配合	5	4	3	1		
	物品、环境	物品齐全，环境安静舒适、温度适宜	5	4	3	1		
	患者	体位舒适合理，暴露操作部位，注意保暖	5	4	3	1		
操作过程	再次核对	核对患者信息。检查火罐罐口及罐身有无破损、裂痕	5	4	3	1		
	体位	协助患者取舒适体位，暴露施术部位，保暖	3	2	1	0		
	定位	确定游走罐部位，用毛巾遮挡游走罐部位周围的皮肤，将润滑油均匀地涂抹在游走罐部位	5	4	3	1		
	拔罐	一手持火罐，另一手用持物钳夹住点燃的95%酒精棉球在火罐中下段环绕转动1~2周后迅速抽出，未烧罐口，使罐内形成负压后迅速将罐口吸附在拔罐部位的皮肤，确定火罐吸牢后，将点燃的棉球放在灭灰缸中安全熄灭	8	6	4	3		
	走罐	右手握住罐底，稍倾斜，在罐口后半边着力，前半边略提起，循着上下左右方向推移，或以顺、逆时针走向推动，至游走罐部位的皮肤红润、充血或瘀血。走罐时间一般为15~20分钟	8	6	4	3		

（续表）

项目		要求	评分等级				得分	备注
			A	B	C	D		
操作过程	起罐	一手夹持罐体，另一手拇指按压罐口皮肤处，使空气进入罐内，即可顺利起罐，起罐方法正确	3	2	1	0		
	皮肤护理	按摩安抚游走罐部位皮肤，用干毛巾清洁并评估局部皮肤	3	2	1	0		
	观察	随时询问对手法的反应，及时调整或停止操作。走罐时注意观察患者面部表情并询问患者感受	8	6	4	2		
操作后	整理	协助患者整理衣物，取舒适体位，整理床单位，分类清理用物	3	2	1	0		
		整理用物，归还原处，洗手	3	2	1	0		
	记录	按要求记录及签名	3	2	1	0		
技能熟练		操作正确、熟练，运用手法正确，用力均匀	8	6	4	2		
理论提问		回答全面、正确	8	6	4	2		

注：若有皮肤烫伤或衣物等被烧坏均为不合格。

六、平衡火罐疗法

简　介

平衡火罐疗法主要运用闪罐、揉罐、抖罐、走罐、留罐等手法，选择与病症相对应的且能达到修复病灶、起平衡作用的特定部位，实施熨揉、牵拉、挤压、弹拨等良性刺激，利用火罐的温热效应，连续不间断地向大脑中枢神经系统反馈信息，使机体修复到相应的平衡状态，从而达到疏通经络、调理全身脏腑、平衡阴阳等治疗慢性疾病的疗效。

适应证

脓疱、感冒、失眠、肥胖症、肩周炎、腰背酸痛、慢性疲劳综合征及急性胃肠炎等疾病。

禁忌证

1. 中度及以上的心脏病。
2. 有出血倾向的疾病。
3. 极度消瘦状态。
4. 精神疾病。

用物准备

火罐若干个（检查火罐有无缺损、罐口是否光滑）、95%酒精、棉球、灭火广口瓶（内盛少量清水）、酒精灯、持物钳、介质油、快速手消毒液、纸巾或纱布，备大毛巾2条，必要时备屏风。

操作要点

1. 核对医嘱，评估环境及患者。做好解释，告知相关事宜取得患者配合。根据病症选择操作部位和罐的大小及数量。

2. 嘱患者排空二便。

3. 备齐用物，携至床旁，用快速手消毒液做好手消毒。协助患者取舒适体位，暴露施术部位，清洁皮肤，注意保护隐私。

4. 实施操作。①闪罐：在背部两侧膀胱经分别闪罐3个来回，一个罐从上而下，另一个罐从下而上。②揉罐：沿督脉、膀胱经走向揉背部3次。③抖罐：沿两侧膀胱经分别抖罐3个来回。④走罐：涂少量介质油于背部，沿督脉及膀胱经走向推罐3个来回，推罐吸力适中，顺序：先中间、后两边，以皮肤起红晕为度。⑤留罐：抹净背部，将火罐留于膀胱经俞穴上，并保持一定间距，留罐5~10分钟。⑥起罐：一手持罐体，另一手拇指按压罐口皮肤，让空气进入罐内后即可取下罐，切勿硬拽罐以免引起患者疼痛或损伤皮肤。

5. 及时观察患者是否出现头晕、发热等不适症状及局部皮肤情况，询问患者有无不适感。

6. 操作完毕，协助患者整理衣物，安置舒适体位，整理床单位。整理用物，洗手。

7. 再次核对患者，记录治疗时间、部位、效果及患者一般情况，签名。

操作示范图

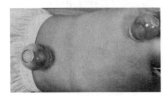
闪罐

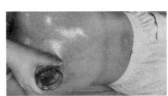
揉罐

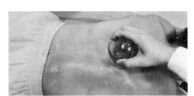
抖罐

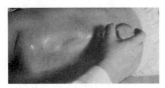
走罐

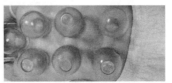
留罐

注意事项

1. 施罐处皮肤溃烂、心前区及浅表动脉分布处不宜使用此法。大血管分布丰富的部位如颈部、胸锁乳突肌、颈静脉窦、腹股沟等不能拔罐。

2. 过度疲劳、过饥、过饱、过渴及醉酒状态不宜使用此法。

3. 操作处皮肤需光洁平整无破损、红肿、硬结等。

4. 酒精棉球充分拧干，勿在患者身体上方点火，火把远离酒精瓶上方，火把轻触火罐顶部，勿一罐长时间使用，严防烫伤。

5. 拔罐时动作轻柔，勿摩擦，强拉。

操作流程

平衡火罐疗法的操作流程详见下图。

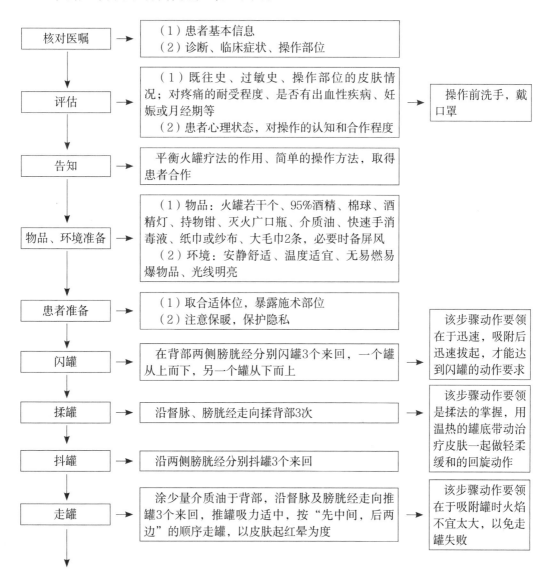

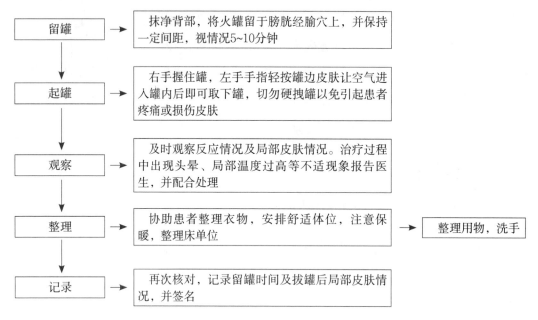

留罐	→	抹净背部，将火罐留于膀胱经腧穴上，并保持一定间距，视情况5~10分钟
起罐	→	右手握住罐，左手手指轻按罐边皮肤让空气进入罐内后即可取下罐，切勿硬拽罐以免引起患者疼痛或损伤皮肤
观察	→	及时观察反应情况及局部皮肤情况。治疗过程中出现头晕、局部温度过高等不适现象报告医生，并配合处理
整理	→	协助患者整理衣物，安排舒适体位，注意保暖，整理床单位	→	整理用物，洗手
记录	→	再次核对，记录留罐时间及拔罐后局部皮肤情况，并签名

平衡火罐疗法操作流程图

操作评分标准

平衡火罐疗法操作评分标准详见下表。

平衡火罐疗法操作评分标准表

姓名 ＿＿＿＿＿＿＿　得分 ＿＿＿＿＿＿＿　监考人 ＿＿＿＿＿＿＿　考试日期 ＿＿＿＿＿＿＿

项目		操作要求	评分等级				得分	备注
			A	B	C	D		
操作者要求		着装规范，举止端庄，态度和蔼	4	3	2	1		
核对医嘱		患者基本信息、诊断、临床症状、操作部位	4	3	2	1		
操作前准备	操作者	遵医嘱要求，对患者评估正确、全面	4	3	2	0		
		洗手，戴口罩	4	3	2	0		
	告知	该疗法的治疗作用、操作方法，取得患者理解与配合	5	4	3	1		
	物品、环境	物品齐全，环境安静舒适、温度适宜	5	4	3	1		
	患者	体位舒适合理，暴露施术部位，注意保暖	4	3	2	1		

（续表）

项目		操作要求	评分等级				得分	备注
			A	B	C	D		
操作过程	定位	再次核对；确定操作部位	4	3	2	0		
	实施	（1）体位：取合理的体位，暴露拔罐部位，清洁皮肤，注意保暖，保护隐私。 （2）闪罐：在背部两侧膀胱经分别闪罐3个来回，一个罐从上而下，另一个罐从下而上 （3）揉罐：沿督脉、膀胱经走向揉背部3次 （4）抖罐：沿两侧膀胱经分别抖罐3个来回 （5）走罐：涂少量介质油于背部，沿督脉及膀胱经走向推罐3个来回，推罐吸力适中，顺序：先中间、后两边，以皮肤起红晕为度 （6）留罐：抹净背部，将火罐留于膀胱经腧穴上，并保持一定间距，视患者情况5~10分钟	26	20	14	8		
	观察	观察火罐吸附情况，局部皮肤红紫程度，有无烫伤或水疱，询问患者的感觉。如果感觉过紧过痛，随时起罐	5	4	3	0		
	起罐	一手持罐体，另一手拇指按压罐口皮肤，待空气进入即可起罐。清洁皮肤，协助患者取舒适体位，注意保暖	5	4	3	1		
操作后	整理	安排舒适体位，整理床单位	4	3	2	0		
		整理用物，按要求清洁、浸泡火罐（口述），洗手	4	3	2	0		
	记录	按要求记录及签名	2	1	0	0		
技能熟练		操作部位准确，操作正确、熟练、轻巧	10	8	6	2		
理论提问		回答全面、正确（如背部经络腧穴的作用）	10	8	6	2		

注：1. 若有皮肤烫伤或衣物等烧坏均为不合格。
　　2. 操作时间不超过20分钟。

第四章

刮痧、推拿类

一、刮痧疗法

简　介

刮痧疗法是用特制的刮痧器具、刮痧介质，依据中医经络腧穴理论，在体表进行相应的手法刮拭防治疾病的方法。刮痧疗法是起源于旧石器时代的一种自然疗法，具有益气扶正、解表祛邪、开窍醒脑、祛湿化浊、活血化瘀、祛邪排毒、理筋通络、调整阴阳平衡的作用。

适应证

可用于治疗外感性疾病、胃肠疾病，以及肌肉、骨关节疾病和神经、肌肉等疾病。还可用于日常养生保健。

禁忌证

1. 严重心脑血管疾病、肝肾功能不全及全身水肿、极度虚弱或消瘦者。

2. 有出血倾向的疾病，如严重贫血、血小板减少症、白血病、再生障碍性贫血、过敏性紫癜症等。

3. 精神疾病、抽搐等。

4. 局部皮肤有病变或有接触性皮肤传染病。

5. 急性扭伤、创伤的疼痛部位或骨折部位、手术瘢痕处、原因不明的肿块及恶性肿瘤部位。

用物准备

治疗盘、刮痧板、刮痧油或刮痧乳、治疗碗、弯盘、75%酒精、持物钳、消毒棉签、无菌纱布，必要时备浴巾、屏风等。

操作要点

1. 核对医嘱，评估环境及患者，调节室温，保护患者隐私安全。做好解释，告知相关事宜取得患者配合。明确诊断、确定治则。通过详细询问病情，明确临床诊断，以确定是否属于刮痧适应证。同时根据患者病情，确定待刮拭的部位与腧穴。在临床上还应根据患者的性别、年龄的长幼、形体的胖瘦、体质的强弱，病情的虚实、病变部位的表里深浅和所取经络腧穴所在的具体部位，选用补刮、泻刮或平补平泻手法。备齐用物，携至床旁。用快速手消毒液做好手消毒。

2. 刮痧板以天然的水牛角为佳，具有一定硬度、弹性和韧性，对人体表皮无毒性刺激。刮痧前应检查刮痧板是否已清洁消毒，边缘是否光滑，刮痧介质是否备好。

3. 刮痧治疗一般采用的体位有以下几种：

（1）俯卧位：适用于刮拭身体后部的经络、腧穴或部位。俯卧位舒适自然，全身放松，为刮痧疗法最佳体位，也是最常使用的体位。对初次刮痧，精神紧张，体虚病重者尤为适宜。

（2）平卧位：适用于刮拭身体前部的经络、腧穴等部位。

（3）侧卧位：适用于刮拭身体侧部的经络、腧穴等部位。

（4）仰靠坐位：适用于刮拭前头部、颜面、颈前、上胸部及肩部与上、下肢前面、侧面的经络、腧穴等部位。

（5）俯伏坐位：适用于刮拭头顶、后头部、项背、肩部的经络、腧穴等部位。

（6）侧伏坐位：适用于刮拭侧头部、面颊、颈侧、耳部的经络、腧穴等部位。

（7）站立位：适用于刮拭背部、腰部、下肢后侧部的经络、腧穴等部位。

4. 清洁消毒，涂抹刮痧介质。

5. 刮痧操作过程中，应积极与患者沟通，不断询问患者的感受，如是否能承受刮痧力度或刮拭部位是否疼痛等。并及时根据患者诉说，调整手法轻重或进行一定的解释，寻求患者的积极配合，以真正达到疏通经络、行气止痛的目的。

6. 刮痧施术后一般用干净手纸或毛巾将刮拭部位所使用的刮痧介质擦拭干净即可，不需进行特殊处理。亦可用手掌在刮拭部位进行按摩，使刮痧介质被皮肤充分吸收，以增加疗效。注意观察患者刮痧后反应，嘱患者注意避风，勿复感风寒。禁食生冷、油腻、刺激之品，以免影响脾胃运行。让被刮拭者饮一杯温开水或淡盐水或淡糖水，休息15~20分钟。

7. 协助患者整理衣物，安置舒适体位，整理床单位。整理用物，洗手。

8. 再次核对患者，记录刮痧时间、部位、效果及患者一般情况，签名。

操作示范图

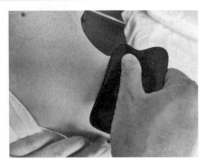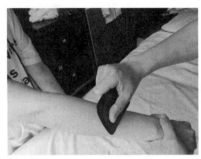

刮拭肩部　　　　　　　　　　　　　刮拭前臂

注意事项

1. 过度疲劳、过饥、过饱、过渴及醉酒状态不宜使用此法。

2. 妊娠期女性的腹部、腰骶部和三阴交、合谷等穴，以及乳头禁止刮痧治疗。

3. 眼睛、口唇、舌体、耳孔、鼻孔、肚脐、前后二阴等部位禁止刮痧。

4. 小儿囟门未闭合时头部禁止刮痧。

5. 刮痧过程中和刮痧结束后，应注意避风和保暖。

6. 每次治疗时间不可过长，治疗结束后注意休息15~20分钟。

7. 治疗结束后嘱患者适当饮温开水或淡盐水或淡糖水以补充气阴。治疗后30分钟内忌洗凉水澡。嘱患者保持情绪稳定，饮食宜清淡，忌食生冷油腻之品。

8. 刮痧部位的痧斑未退之前，不宜在原处进行再次刮拭出痧，两次刮痧需间隔7~10天，一般以痧退为标准。

9. 使用过的刮具，应清洁消毒后备用。

常用刮痧方法

1. 持板手法：根据所选刮痧板的形状和大小，使用便于操作的握板方法。一般为单手握板，将刮痧板放置掌心，一侧由拇指固定，另一侧由示指和中指固定，或由拇指以外的其余四指呈弯曲状，分别放在刮板两侧固定。刮痧时利用指力和腕力，刮痧板与皮肤之间夹角约45°为宜。操作者手法要做到持久、有力、均匀、柔和，以便能将刮拭力量传递渗透，有效地刺激刮拭部位的经络和腧穴。

2. 刮痧的次序：总原则为先头面后手足，先胸腹后背腰，先上肢后下肢，逐步按顺序刮痧。全身刮痧者，顺序为头、颈、肩、上肢、胸腹、背腰及下肢。局部刮痧者，如颈部刮痧顺序为头、颈、肩、上肢，肩部刮痧顺序为头、颈、肩上、肩前、肩后、上肢，背腰部刮痧顺序为背腰部正中、脊柱两侧、双下肢。一个部位刮拭完毕后再刮另一个部位。

3. 刮痧的方向：总原则为由上向下，由内向外，单方向刮拭，尽可能拉长距离。头部一般采用梳头法，由前向后，面部一般由正中向两侧、下颌向外向上刮拭，胸部正中应由上向下，肋间则应由内向外，背部、腰部、腹部则应由上向下，逐步由内向外扩展，四肢宜向末梢方向刮拭。

4. 刮痧的补泻方法：刮痧的补泻方法为临床常用的综合手法，可分为以下3种。

（1）补法：操作时，刮痧板按压的力度小，刮拭速度慢，刮拭时间相对较长。此法宜用于体弱多病、久病虚弱的虚证患者，或对疼痛敏感者等。

（2）泻法：操作时，刮痧板按压的力度大，刮拭速度快，刮拭时间相对较短。此法宜用于身体强壮、疾病初期的实证患者及骨关节疼痛患者。

（3）平补平泻法：介于刮痧补法和刮痧泻法之间的手法，操作时，刮痧板按压的力度和速度适中，时间因人而异。此法宜用于虚实夹杂体质的患者，尤其适宜于亚健康人群或慢性病患者的康复刮痧。

5. 刮痧的时间：刮痧的时间包括每次治疗时间、刮痧间隔和疗程。

（1）每个部位一般刮拭20~30次，通常一个患者选3~5个部位。局部刮痧一般10~20分钟，全身刮痧宜20~30分钟，要根据患者的年龄、体质、病情、病程，以及刮拭的部位及出痧情况，灵活掌握刮拭时间。

（2）两次刮痧之间宜间隔3~6天，或以皮肤上痧退、手压皮肤无痛感为宜。若病情需要，或者刮痧部位的痧斑未退，不宜在原部位进行刮拭，可另选其他相关部位进行刮痧。

（3）急性病疗程以痊愈为止，慢性病一般以3~5次为1个疗程。

（4）刮痧的程度包括刮拭的力量强度和出痧程度。刮痧时用力要均匀，由轻到重，以能够承受为度，一般刮至皮肤出现潮红、紫红色等颜色变化，或出现粟粒状、丘疹样斑点，或片状、条索状斑块等形态变化，并伴有局部热感或轻微疼痛即可，对一些不易出痧或出痧较少的患者，不可强求出痧。

6. 刮痧的部位选择。

（1）循经刮痧：按照经络的走行进行刮拭。此法既可作为常规或保健刮拭，也可在中医辨证的基础上选择病变经脉刮拭，以达防治疾病的目的。常见的循经刮痧如下。

头部：中线的督脉，两侧的足太阳膀胱经、足少阳胆经。

颈前部：自上而下，由中间向两边。刮中间的任脉，两旁的胃经，手阳明大肠经、手少阳三焦经、胆经。

颈后部：自上而下，由中间向两边。刮中间的督脉，两旁的足太阳膀胱经、手太阳小肠经。

肩部：肩部颈侧至肩胛，循手少阳三焦经、手太阳小肠经在左右肩部各刮拭两道。

背腰部：沿脊柱，循督脉刮拭。在督脉两旁，循足太阳膀胱经各刮拭两道，循背部骨间刮拭。

胸腹部：自胸骨上端至少腹，循任脉刮拭。在任脉两旁，循足阳明胃经刮拭，胸部循足少阴肾经刮拭，循胸部肋骨间刮拭。

上肢：内侧循手三阴经刮拭，背侧循手少阳三焦经、手太阳小肠经刮拭，桡侧面循手阳明经刮拭。

下肢：前侧循足阳明经刮拭，背侧循足太阳膀胱经刮拭，内侧循足少阴肾经、足太阴脾经、足厥阴肝经刮拭，外侧循足少阳胆经刮拭。

（2）选穴刮痧：选穴刮痧是根据中医基础理论，在辨证论治原则指导下，结合腧穴的功能特性和刮痧的特点，从全身的经穴中选出针对病症有效的经穴，组成配方作为刮拭的部位。

1）局部取穴：根据腧穴具有治疗其所在部位和邻近部位病症的原理，在刮痧时可在病变的部位及邻近部位选取腧穴进行刮拭，起到行气止痛、活血化瘀的作用。如鼻病取鼻部大肠经的迎香，胃痛取上腹部任脉中脘、足阳明胃经梁门等。

2）背部取穴：即取脊背部督脉和足太阳膀胱经腧穴。因督脉总督一身的阳经，对调节全身的气机至关重要，尤其常取五脏六腑的背俞穴，达到调整脏腑功能、平衡机体的目的。如心脏病变，取足太阳膀胱经上的心俞及与之平行的督脉部位等，以此类推。

3）远端取穴根据中医上病下取，下病上取，"经脉所过，主治所及"的原则，可以选取距离病变处较远的部位经穴进行刮拭。如脱肛取头顶部督脉的百会，颈项痛取手太阳小肠经手部的后溪等。

4）随证取穴：对证取经穴，这种取穴方法不以病变部位的远近为依据，而是根据中医理论结合腧穴的功能主治，针对全身性的某些疾病或证候取穴的一种方法。如外感发热取督脉的大椎、大肠经的合谷、曲池穴以清热解表；身体虚损取任脉的关元、气海，胃经的足三里，脾经的三阴交以补益虚损等。

（3）发病局部刮痧：发病局部刮痧根据中医"不通则痛""通则不痛"的原则，当疾病发生时，常在病症所在部位出现相应的阳性反应征象，如疼痛、肿胀、肌肉僵硬等等，此时可直接选取发病局部进行刮痧，可以达到迅速通畅局部气血、排泄病理产物、疏理气机、缓解疼痛、改善症状的目的。

（4）全息穴区刮痧：根据生物全息理论，刮拭某些与疾病相关的区域或部位，可以疏通经络，调整脏腑的阴阳气血，起到治疗和保健作用。如胃病患者可以刮拭上腹部、小臂中部的大肠经皮部、小腿中部的胃经皮部和脾经皮部，还可以刮拭背腰部、手、足、耳部胃的全息六区。根据部位对应式的原理，四肢和五官的病变，治疗健侧对应部位同样有疗效。

操作流程

刮痧疗法的操作流程详见下图。

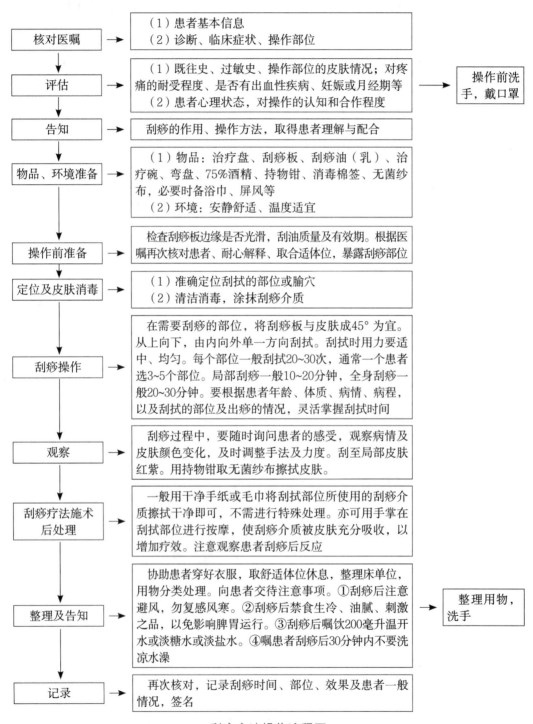

核对医嘱	→	（1）患者基本信息 （2）诊断、临床症状、操作部位		
评估	→	（1）既往史、过敏史、操作部位的皮肤情况；对疼痛的耐受程度、是否有出血性疾病、妊娠或月经期等 （2）患者心理状态，对操作的认知和合作程度	→	操作前洗手，戴口罩
告知	→	刮痧的作用、操作方法，取得患者理解与配合		
物品、环境准备	→	（1）物品：治疗盘、刮痧板、刮痧油（乳）、治疗碗、弯盘、75%酒精、持物钳、消毒棉签、无菌纱布，必要时备浴巾、屏风等 （2）环境：安静舒适、温度适宜		
操作前准备	→	检查刮痧板边缘是否光滑，刮油质量及有效期。根据医嘱再次核对患者、耐心解释、取合适体位，暴露刮痧部位		
定位及皮肤消毒	→	（1）准确定位刮拭的部位或腧穴 （2）清洁消毒，涂抹刮痧介质		
刮痧操作	→	在需要刮痧的部位，将刮痧板与皮肤成45°为宜。从上向下，由内向外单一方向刮拭。刮拭时用力要适中、均匀。每个部位一般刮拭20~30次，通常一个患者选3~5个部位。局部刮痧一般10~20分钟，全身刮痧一般20~30分钟。要根据患者年龄、体质、病情、病程，以及刮拭的部位及出痧的情况，灵活掌握刮拭时间		
观察	→	刮痧过程中，要随时询问患者的感受，观察病情及皮肤颜色变化，及时调整手法及力度。刮至局部皮肤红紫。用持物钳取无菌纱布擦拭皮肤。		
刮痧疗法施术后处理	→	一般用干净手纸或毛巾将刮拭部位所使用的刮痧介质擦拭干净即可，不需进行特殊处理。亦可用手掌在刮拭部位进行按摩，使刮痧介质被皮肤充分吸收，以增加疗效。注意观察患者刮痧后反应		
整理及告知	→	协助患者穿好衣服，取舒适体位休息，整理床单位，用物分类处理。向患者交待注意事项。①刮痧后注意避风，勿复感风寒。②刮痧后禁食生冷、油腻、刺激之品，以免影响脾胃运行。③刮痧后嘱饮200毫升温开水或淡糖水或淡盐水。④嘱患者刮痧后30分钟内不要洗凉水澡	→	整理用物，洗手
记录	→	再次核对，记录刮痧时间、部位、效果及患者一般情况，签名		

刮痧疗法操作流程图

操作评分标准

刮痧疗法操作评分标准详见下表。

刮痧疗法操作评分标准表

姓名 _____ 得分 _____ 监考人 _____ 考试日期 _____

项目		要求	评分等级				得分	备注
			A	B	C	D		
操作者要求		着装规范，举止端庄，态度和蔼	5	4	3	1		
核对医嘱		患者基本信息、诊断、临床症状、操作部位	5	4	3	1		
操作前准备	操作者	对患者评估正确、全面	5	4	3	1		
		洗手，戴口罩	2	1	0	0		
	告知	治疗作用、操作方法，取得患者理解与配合	5	4	3	1		
	物品、环境	物品齐全，环境安静舒适、温度适宜	5	4	3	1		
	患者	体位舒适合理，暴露操作部位，注意保暖	5	4	3	1		
操作过程	刮痧	再次核对医嘱	4	3	2	1		
		在治疗碗内倒少量刮痧油，取刮痧板蘸少许刮痧油润滑刮痧板	3	2	1	0		
		在需要刮痧的部位，将刮痧板与皮肤成45°为宜，从上向下，由内向外单一方向刮拭。刮拭时用力要适中、均匀。背部刮痧时刮拭每条长6~15厘米	8	6	4	3		
		刮痧过程中，要随时询问患者的感受，观察病情及皮肤颜色变化，及时调整手法及力度。刮至局部皮肤红紫	8	6	4	3		
		用持物钳夹取无菌纱布，擦拭皮肤	3	2	1	0		
		协助患者穿好衣服，取舒适体位休息	4	3	2	1		
		告知患者刮痧后相关注意事项	4	3	2	1		
		整理床单位	4	3	2	1		
		洗手，再次核对	4	3	2	1		
		注意观察患者刮痧后反应	4	3	2	1		
操作后	整理	整理用物，分类处理	4	3	2	1		
	洗手	按规范洗手	4	3	2	1		
	记录	按要求记录及签名	4	3	2	1		
技能熟练		操作正确，流程合理，技术熟练	5	4	3	1		
理论提问		回答全面、正确	5	4	3	1		

二、经穴推拿疗法

简　介

经穴推拿疗法是我国传统医学中古老而独特的防治疾病的方法之一，以中医的气血、经络和脏腑学说为理论基础，运用手法直接作用于人体经络穴位上，以达到调节人体生理功能、畅通气血、消除疲劳、防治伤病的目的，这种主要在经络、穴位上进行的推拿称为经穴推拿疗法。

适应证

适用于各种急、慢性疾病所致的痛症，如头痛、肩颈痛、腰腿痛、痛经及失眠、便秘等症。

禁忌证

1. 肿瘤或脊柱及骨关节结核等感染。
2. 有出血倾向的疾病。
3. 严重心血管疾病。

用物准备

治疗巾、快速手消毒液、介质，必要时备纱布、屏风。

操作要点

1. 核对医嘱，评估环境及患者情况，调节室温，保护患者隐私安全。做好解释，告知相关事宜取得患者配合。明确诊断、确定治则。通过详细询问病情，明确临床诊断，以确定是否属于经穴推拿适应证。在临床上应根据患者的性别、年龄、形体的胖瘦、体质的强弱、病情的虚实、病变部位的表里深浅及所取经络腧穴所在的具体部位，选用合适的推拿手法。常用的推拿手法有点法、揉法、滚法、分压法、拍法及肘压法等。

2. 备齐用物，携至床旁。用快速手消毒液做好手消毒。

3. 协助患者取合理、舒适体位。

4. 遵医嘱确定腧穴部位、选用适宜的推拿手法及强度。

5. 推拿时间一般宜在饭后1~2小时进行。每个穴位施术1~2分钟，以局部穴位透热为度。

6. 操作过程中询问患者的感受。若有不适，应及时调整手法或停止操作，以防发生意外。

7. 操作完毕，注意观察患者反应，协助患者整理衣物，安置舒适体位，整理床单位。整理用物，洗手。

8. 再次核对患者，记录治疗时间、部位、效果及患者一般情况，签名。

操作示范图

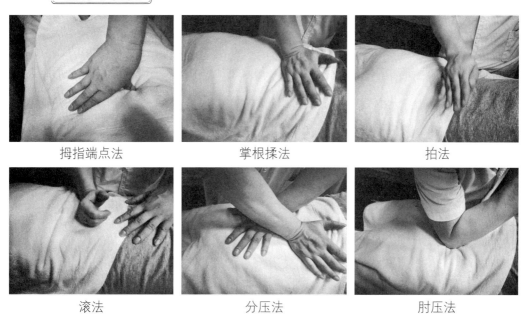

拇指端点法　　　　　　掌根揉法　　　　　　拍法

滚法　　　　　　分压法　　　　　　肘压法

注意事项

1. 严重的肝病、过度疲劳者等慎用本法。

2. 女性经期和妊娠期腰腹部禁用。进行过心脏搭桥术患者慎用。

3. 施术前操作者应修剪指甲，以防损伤患者皮肤。操作时要精力集中，认真严肃，做到力到意到。

4. 操作者点穴时要发力在腿、用力在腰、促动肩臂、力贯指端；用适度的力量按穴位，使其有酸、麻、胀等得气感。指压时，用力应先轻后重，逐渐加强，切忌用力太猛，以免因刺激过重使患者难以忍受而影响治疗。

5. 指压的时间越长，疗效越持久。一般每次指压7~15分钟。急性病每天2~3次，必要时可连续治疗2~3日，慢性病每天1~2次，7日为一个疗程，休息2~3天后，再进行第二个疗程。

6. 指压胸穴，偶尔有少数患者会发生眩晕、恶心、心悸、出冷汗等现象，严重者可出现面色白、四肢厥冷、脉搏细弱。停止指压，让患者平卧（头部稍低）片刻即可恢复。如经采取上述措施仍不能恢复，可指压水沟、合谷、足三里等穴。

7. 操作过程中，注意保暖，保护患者隐私。

常见疾病推拿部位和穴位

头面部取上印堂、太阳、头维、攒竹、上睛明、鱼腰、丝竹空、四白等穴；颈项部取风池、风府、肩井、天柱、大椎等穴；胸腹部取天突、膻中、中脘、下脘、气海、关元、天枢等穴；腰背部取肺俞、肾俞、心俞、膈俞、华佗夹脊穴、大肠俞、命门、腰阳关等穴；肩部及上肢部取肩髃、肩贞、手三里、天宗、曲池、极泉、小海、内关、合谷等穴；臀及下肢部取穴环跳、居髎、风市、委中、昆仑、足三里、阳陵泉、梁丘、血海、膝眼等穴。

常用的推拿手法

1. 点法。用指端或屈曲的指间关节部着力于施术部位，持续地进行点压，称为点法。此法包括拇指端点法、屈拇指点法和屈示指点法等，临床以拇指端点法最为常用。

（1）拇指端点法：手握空拳，拇指伸直并紧靠于示指中节，以拇指端着力于施术部位或穴位上。前臂与拇指主动发力、进行持续点压。亦可采用拇指按法的手法形态用拇指端进行持续点压。

（2）屈拇指点法：屈拇指，以拇指指间关节桡侧着力于施术部位或穴位，拇指端抵于示指中节桡侧缘以助力。前臂与拇指主动施力，进行持续点压。

（3）屈示指点法：屈示指，其他手指相握，以示指第一指间关节突起部着力于施术部位或穴位上，拇指末节尺侧缘紧压示指指甲部以助力。前臂与示指主动施力，进行持续点压。

2. 揉法。以一定力度按压在施术部位，带动皮下组织做环形运动的手法。

（1）拇指揉法：以拇指罗纹面着力按压在施术部位，带动皮下组织做环形运动的手法。以拇指罗纹面置于施术部位上，余四指置于其相对或合适的位置以助力，腕关节微屈或伸直，拇指主动做环形运动，带动皮肤和皮下组织，每分钟操作120~160次。

（2）中指揉法：以中指罗纹面着力按压在施术部位，带动皮下组织做环形运动的手法。中指指间关节伸直，掌指关节微屈，以中指罗纹面着力于施术部位上，前臂做主动运动，通过腕关节使中指罗纹面在施术部位上做轻柔灵活的小幅度的环形运动，带动皮肤和皮下组织，每分钟操作120~160次。为加强揉动的力量，可以示指罗纹面搭于中指远侧指间关节背侧进行操作，也可用无名指罗纹面搭于中指远侧指尖关节背侧进行操作。

（3）掌根揉法：以手掌掌面掌根部位着力按压在施术部位，带动皮下组织做环形运动的手法。肘关节微屈，腕关节放松并略背伸，手指自然弯曲，以掌根部附着于施术部位上，前臂做主动运动，带动腕掌做小幅度的环形运动，使掌根部在施术部位上环形运动，带动皮肤和皮下组织，每分钟操作120~160次。

在临床治疗的实际运用中，上述这些基本操作方法可以单独或复合运用，也可以选用属于经穴推拿疗法的其他手法，比如按法、弹拨法、叩击法、拿法、掐法等，视具体情况而定。

3. 叩击法。用手特定部位，或用特制的器械，在治疗部位反复拍打叩击的一类手法，称为叩击类手法。各种叩击法操作时，用力应果断、快速，击打后将术手立即抬起，叩击的时间要短暂。击打时，手腕既要保持一定的姿势，又要放松，以一种有控制的弹性力进行叩击，使手法既有一定的力度，又感觉缓和舒适，切忌用暴力打击。

操作流程

经穴推拿疗法的操作流程详见下图。

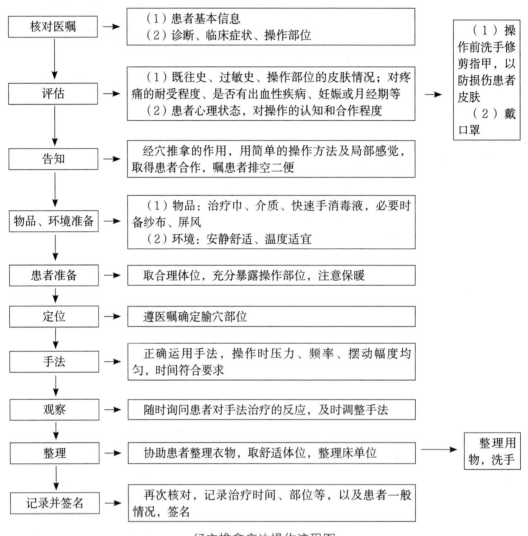

经穴推拿疗法操作流程图

操作评分标准

经穴推拿疗法操作评分标准详见下表。

经穴推拿疗法操作评分标准表

姓名 _____ 得分 _____ 监考人 _____ 考试日期 _____

项目		要求	评分等级				得分	备注
			A	B	C	D		
操作者要求		着装规范，举止端庄，态度和蔼	5	4	3	1		
核对医嘱		患者基本信息、诊断，临床症状、操作部位	5	4	3	1		
操作前准备	操作者	对患者评估正确、全面	5	4	3	1		
		洗手，戴口罩，修剪指甲	2	1	0	0		
	告知	治疗目的、操作方法，取得患者理解与配合	6	5	4	2		
	物品、环境	物品齐全，环境安静舒适、温度适宜	6	5	4	2		
	患者	体位舒适合理，充分暴露操作部位，注意保暖	6	5	4	2		
操作过程	再次核对	核对患者信息；做好解释，取得配合；推拿部位皮肤良好；腰腹部推拿时嘱患者排空小便	6	5	4	2		
	定穴	准确选择腧穴部位及推拿手法 根据手法要求和腧穴部位的不同，正确运用	10	8	6	3		
	手法运用	根据手法，操作时压力、频率、摆动幅度和腧穴部位的不同，正确运用。用力均匀，禁用暴力，推拿时间合理	10	8	6	3		
	观察	随时询问对手法的反应，及时调整或停止操作。进行适当健康教育	6	5	4	2		
操作后	整理	安排舒适体位，整理床单位	3	2	1	0		
		整理用物，归还原处，洗手	5	4	3	1		
	记录	按要求记录及签名	5	4	3	1		
技能熟练		定位准确，操作正确、熟练，运用手法正确，用力均匀	10	8	6	2		
理论提问		回答全面、正确	10	8	6	2		

三、小儿捏脊疗法

简　介

　　小儿捏脊疗法，又称"捏积疗法"，属于小儿推拿术的一种特殊方法，是以中医的阴阳、气血、经络等理论为指导，通过推拿、提捏等手法直接对小儿脊背部的肌肉、经络进行刺激而达到调理阴阳、疏通经络、培本固元的作用。该疗法疗效确切，安全性好，常用于小儿保健及治疗小儿疳积类病症。

适应证

　　临床上常用于治疗小儿疳积、消化不良、厌食、腹泻、呕吐、便秘、咳喘、夜啼等病症，除此之外，还广泛用于小儿保健。

禁忌证

1. 高热惊厥。
2. 急腹症需手术。
3. 严重心脏病、肾病。
4. 出血性疾病。
5. 背部有皮肤破损、水肿、红肿、炎症感染、开放性创伤。
6. 椎体肿瘤、结核、骨折、严重的骨质疏松症。

用物准备

　　快速手消毒液、75%酒精、若干消毒棉球、适量橄榄油或爽身粉等润滑剂。

操作要点

1. 核对患儿信息，评估环境及患儿情况，并对家属做好告知解释工作，取得配合。

2. 备齐用物，携至床旁。用快速手消毒液做好手消毒，协助患儿取俯卧位，充分暴露背部。

3. 检查患儿身上有无皮肤破损之处，在操作部位外抹润滑剂。

4. 操作者站立于患儿左侧，双手拇指抵住腰骶部长强穴附近脊柱两侧皮肤，示、中二指指腹与拇指相对合力将皮肤捏起，做翻转和捻捏递送动作，同时双手不断向头侧方向缓缓移动，自下而上提捏皮肤至大椎穴。

5. 其中第3遍或第5遍起，每向前移动3次，双手在水平方向呈90°用力将皮肤向上抻拉抖动一下，以皮下椎节有响声为度，即"三捏一提法"，行5~10遍。然后用双手拇指指腹按于脊柱两旁的膀胱经各腧穴自上而下按揉3遍。最后沿脊柱上下轻轻行擦法10~15次。注意观察患儿反应。

6. 捏脊完毕，协助患儿整理衣物，安置舒适体位，整理床单位。整理用物，洗手。

7. 再次核对患儿信息，记录治疗时间、部位、效果及患儿一般情况，签名。

操作示范图

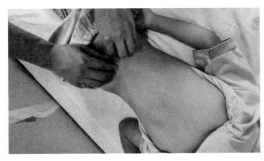 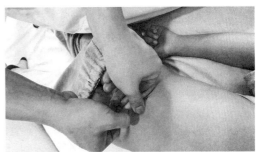

充分暴露背部　　　　　　　　　　　　捏提脊柱两侧皮肤

注意事项

1. 不能配合治疗者不宜施术。

2. 3个月以下的婴儿或精神高度紧张者等不宜施术。

3. 饭后不宜立即捏拿，需休息2小时后方可进行捏脊治疗。

4. 操作者治疗前要注意自身卫生，洗手并修剪指甲，以免擦伤患者皮肤，尤其是患儿皮肤娇嫩，更易受伤。

5. 操作时，操作者拇指和示指、中指对捏皮下组织，尽量向上提拉皮肤。根据年龄和患者的反应情况，尽量采用最佳的刺激强度。

6. 捏脊时要用指面着力，不能以指端着力挤捏，更不能将皮肤拧转，或用指甲掐压肌肤，否则容易产生疼痛。

7. 操作者肘肩关节要放松，腕指关节的活动要灵活、协调，捏脊手法要轻灵柔巧，切忌沉滞僵硬。

8. 操作时既要有节律性，又要有连贯性；操作时间的长短和手法强度的轻重及挤捏面积的大小要适中，用力要均匀；捏脊时皮肤厚薄松紧要适中，捏的皮肤太厚过紧，患儿感到疼痛而且不易向前推进，捏的皮肤太薄太松，皮肤易从手中滑脱，捏不起来，容易影响疗效。

9. 捏脊手法的补泻是通过所捏皮肤的厚薄，指力的轻重及捏脊速度的快慢来体现，捏的皮肤薄，指力轻，捏脊速度慢，捏的次数少，遍数又少，是为补，反之则为泻。向前推进时需做直线运动，不得弯曲。

10. 施术时应当注意观察患儿全身情况，若见患儿出现恶心呕吐、面色苍白，甚则大汗淋漓时，应该立即停止操作，平卧位休息，给予患儿温开水饮用。

11. 体质较差的患儿每天操作次数不宜过多，每次时间也不宜太长。

操作流程

小儿捏脊疗法的操作流程详见下图。

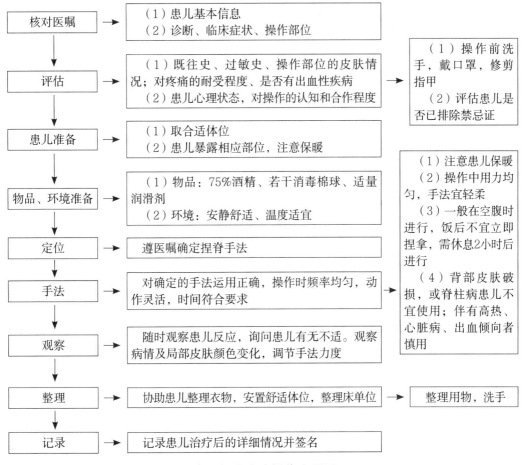

小儿捏脊疗法操作流程图

操作评分标准

小儿捏脊疗法操作评分标准详见下表。

小儿捏脊疗法操作评分标准表

姓名 ＿＿＿＿＿＿＿ 得分 ＿＿＿＿＿＿＿ 监考人 ＿＿＿＿＿＿＿ 考试日期 ＿＿＿＿＿＿＿

项目		要求	评分等级				得分	备注
			A	B	C	D		
操作者要求		着装规范，举止端庄，态度和蔼	5	4	3	1		
核对医嘱		患儿基本信息、诊断、临床症状、操作部位	5	4	3	1		
操作前准备	操作者	对患儿评估正确、全面	5	4	3	1		
		洗手，戴口罩，指甲符合要求	6	5	4	2		
	告知	作用、操作方法，取得患儿理解与配合	6	5	4	2		
	物品、环境	物品齐全，环境温度适宜	5	4	3	1		
	患儿	体位舒适合理，暴露操作部位，注意保暖	6	5	4	2		
操作过程	定位	再次核对；准确选择腧穴部位及推拿手法	5	4	3	1		
	手法	正确运用，不同手法要求及腧穴部位	10	8	6	2		
		用力均匀，禁用暴力，推拿时间合理	10	8	6	2		
	观察	随时询问对手法的反应，及时调整或停止操作	5	4	3	1		
操作后	整理	合理安排体位，整理床单位	5	4	3	1		
		整理用物，归还原处，洗手	5	4	3	1		
	记录	按要求记录及签名	2	1	0	0		
技能熟练		取穴准确，操作正确、熟练，运用手法正确，用力均匀	10	8	6	2		
理论提问		回答全面、正确	10	8	6	2		

四、温通刮痧疗法

简 介

温通刮痧疗法是以艾灸杯为工具，将艾灸、刮痧、推拿有机地结合在一起，达到温通经络、扶正祛邪等目的的一种外治法。

适应证

1. 脾胃虚寒性腹痛、气滞型功能性消化不良、胃脘痛、便秘、食欲不振、胃肠炎等脾胃系统疾病。

2. 肩周炎、颈椎病、急慢性腰扭伤、腰背肌劳损及风湿性关节炎等各种湿证、寒证型痛症。

3. 感冒、失眠、头痛、小儿咳嗽、小儿腹泻及帕金森病、中风后遗症等疾病。

禁忌证

1. 体型过于消瘦。

2. 局部皮肤有病变，接触性皮肤传染病。

3. 严重的心脑血管疾病、肝肾功能不全、全身浮肿。

4. 出血倾向性疾病（如糖尿病晚期、严重贫血、白血病、再生障碍性贫血和血小板减少）。

5. 急性扭伤、创伤的疼痛部位和骨折部位。

用物准备

治疗盘、温通刮痧杯、艾灸炷、酒精灯、刮痧介质、卷纸、快速手消毒液、垃圾桶，必要时备浴巾、屏风。

操作要点

1. 核对医嘱，评估环境及患者情况，根据不同病症进行辨证，确立治法，确定刮痧部位。做好解释，告知相关事宜，取得患者配合。

2. 检查艾灸杯边缘有无缺损，备齐用物，携至床旁。用快速手消毒液做好手消毒。

3. 协助患者取舒适体位，充分暴露刮痧部位，再次检查患者皮肤情况，注意保护隐私及保暖。

4. 点燃艾灸杯内艾灸炷，取适量介质（刮痧油等）涂抹于温通刮痧部位。

5. 按温通刮痧疗法操作手法、顺序、力度及出痧要求进行操作。

6. 观察病情及局部皮肤颜色变化，询问患者有无不适，调节手法力度。

7. 治疗时间以20分钟为宜；刮痧后局部皮肤出现微红灼热，属正常现象。如出现小水疱，无需处理；如水疱较大，可用注射器抽取水疱内液体，覆盖无菌纱布。

8. 温通刮痧完毕，清洁局部皮肤，协助患者整理衣物，安置舒适体位，整理床单位。整理用物，洗手。

9. 再次核对患者，记录治疗时间、部位、效果及患者一般情况，签名。

操作示范图

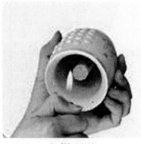
点燃艾炷

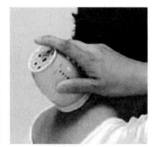
艾灸打开毛孔

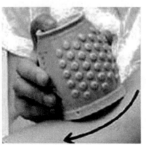
杯口刮痧

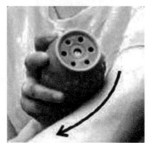
杯身按摩

注意事项

1. 眼睛、口唇、舌体、耳孔、鼻孔、乳头、肚脐、前后二阴等部位禁止刮痧。

2. 过度饥饱、过度疲劳、醉酒者，不可用力大面积刮痧。

3. 妊娠期女性的腹部、腰骶部，以及小儿囟门未闭合时头顶部穴位禁止刮痧。

4. 对疼痛敏感、无法耐受刮痧者禁止刮痧。

5. 采用小艾炷，避免艾灰脱落烫伤皮肤。

6. 拿艾灸杯时沉肩坠肘，腕部自然放松，拇指与示指夹住杯口，中指与无名指紧贴杯身，尾指微翘，引邪外出。

7. 治疗后4小时内忌洗冷水浴，多喝温水或淡盐水，注意保暖，治疗部位避免风直吹。

8. 两次治疗间隔时间以退痧为准。

9. 刮痧后杯子待冷却后用清水冲洗干净，用含氯消毒剂浸泡30分钟后冲洗晾干使用。

操作流程

温通刮痧疗法的操作流程详见下图。

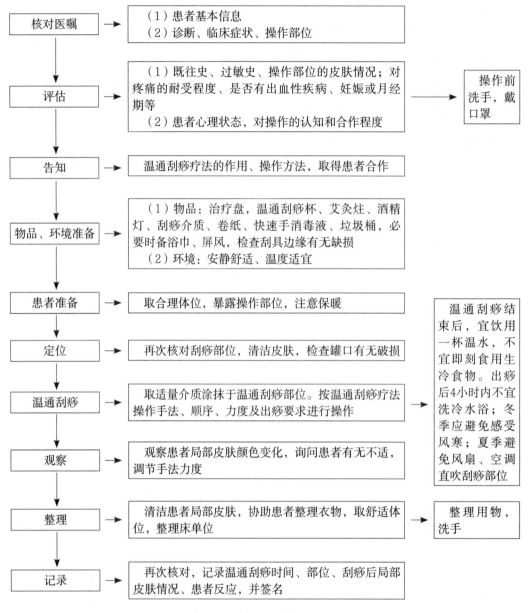

温通刮痧疗法操作流程图

操作评分标准

温通刮痧疗法操作评分标准详见下表。

温通刮痧疗法操作评分标准表

姓名 _____ 得分 _____ 监考人 _____ 考试日期 _____

项目		操作要求	评分等级				得分	备注
			A	B	C	D		
操作者要求		着装规范，举止端庄，态度和蔼	5	4	3	1		
核对医嘱		患者基本信息、诊断、临床症状、操作部位	5	4	3	1		
操作前准备	操作者	按医嘱要求，对患者评估正确、全面	5	4	3	1		
		洗手，戴口罩	2	1	0	0		
	告知	温通刮痧疗法的治疗作用、操作方法，取得患者理解与配合	6	4	3	1		
	物品、环境	物品齐全，环境安静舒适、温度适宜	6	4	3	1		
	患者	体位舒适合理，暴露操作部位，注意保暖	6	4	3	1		
操作过程	定位	再次核对，明确刮治部位	5	4	3	1		
	手法	刮治手法，运用正确	5	4	3	1		
		刮治方向符合要求	5	4	3	1		
		经络走向或刮治局部皮肤出现发红或红紫色痧点，刮治时间合理（一般20分钟）	5	4	3	1		
	观察	观察局部皮肤及病情变化，询问患者有无不适	5	4	3	1		
	刮毕	清洁局部皮肤，保暖	5	4	3	1		
操作后	整理	合理安排体位，整理床单位	5	4	3	1		
		整理用物，归还原处，洗手；用物处理符合要求	5	4	3	1		
	记录	记录患者皮肤情况、感受等并签名	5	4	3	1		
技能熟练		刮治部位准确，操作正确、熟练，运用刮法正确，用力均匀	10	8	6	2		
理论提问		回答全面、正确	10	8	6	2		

注：若有皮肤烫伤或衣物等被烧坏均为不合格。

五、乳腺按摩疗法

简　介

乳腺按摩疗法是在人体乳房表面取定穴位，用循压法、平揉法、压放法等对乳腺进行刺激，疏通气血经络，调经止痛，从而达到消肿散结止痛之效。

适应证

乳腺按摩疗法适用于乳腺良性增生性疾病。

禁忌证

1. 对介质油过敏。
2. 乳腺皮肤有破损。

用物准备

按摩油、快速手消毒液、屏风。

操作要点

1. 核对医嘱，评估环境及患者情况，做好解释，告知相关事宜取得患者配合。

2. 嘱患者排空二便。

3. 备齐用物，携至床旁，用快速手消毒液做好手消毒。协助患者取舒适体位，暴露操作部位，注意保护隐私。

4. 乳腺按摩手法。

（1）内推乳房：以大拇指为一边，另外四指合拢为一边，虎口张开，从两边胸部的外侧往中央推，以防胸部外扩，每边30次。

（2）两手交错推乳：手保持同样的形状，从左胸开始。左手从外侧将左乳向中央推，推到中央后同时用右手从左乳下方将左乳往上推，要一直推到锁骨处。

即两手交错推左乳，重复30次后换右乳。

（3）抓拿乳房：手做成罩子状，五指稍分开，能罩住乳房。稍稍弯腰，双手罩住乳房后从底部（不是下部）往乳头方向做提拉动作，重复20次。

（4）环推乳房：双手绕着乳房做圆周形按摩，按摩到胸部上剩下的所有的按摩油都吸收完为止。

（5）穴位按摩：按摩乳根穴、膻中穴、乳腺穴，顺时针逆时针各10次，时间为2分钟。

（6）梳理肝经：两手放于胁肋处，以上下方向摩擦胁肋处至患者感觉微微发热即可。

5. 操作完毕，协助患者整理衣物，安置舒适体位，整理床单位。整理用物，洗手。

6. 再次核对患者，记录治疗时间、部位、效果及患者一般情况，签名。

操作示范图

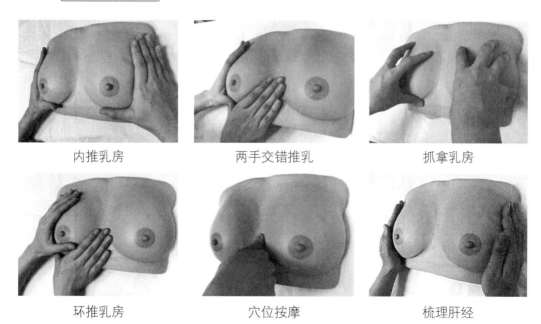

内推乳房　　　　　　　两手交错推乳　　　　　　抓拿乳房

环推乳房　　　　　　　穴位按摩　　　　　　　　梳理肝经

注意事项

操作者务必修剪指甲，以免抓伤患者皮肤，力度应适中，忌使用蛮力。

操作流程

乳腺按摩疗法的操作流程详见下图。

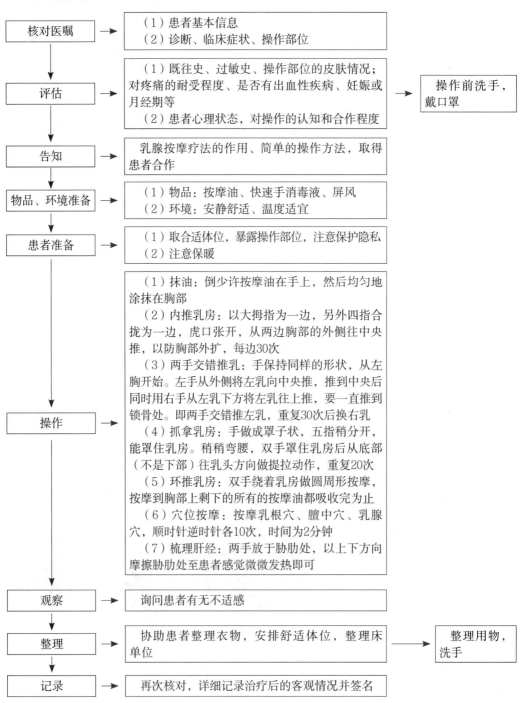

核对医嘱	→	（1）患者基本信息 （2）诊断、临床症状、操作部位
评估	→	（1）既往史、过敏史、操作部位的皮肤情况；对疼痛的耐受程度、是否有出血性疾病、妊娠或月经期等 （2）患者心理状态，对操作的认知和合作程度
告知	→	乳腺按摩疗法的作用、简单的操作方法，取得患者合作
物品、环境准备	→	（1）物品：按摩油、快速手消毒液、屏风 （2）环境：安静舒适、温度适宜
患者准备	→	（1）取合适体位，暴露操作部位，注意保护隐私 （2）注意保暖
操作	→	（1）抹油：倒少许按摩油在手上，然后均匀地涂抹在胸部 （2）内推乳房：以大拇指为一边，另外四指合拢为一边，虎口张开，从两边胸部的外侧往中央推，以防胸部外扩，每边30次 （3）两手交错推乳：手保持同样的形状，从左胸开始。左手从外侧将左乳向中央推，推到中央后同时用右手从左乳下方将左乳往上推，要一直推到锁骨处。即两手交错推左乳，重复30次后换右乳 （4）抓拿乳房：手做成罩子状，五指稍分开，能罩住乳房。稍稍弯腰，双手罩住乳房后从底部（不是下部）往乳头方向做提拉动作，重复20次 （5）环推乳房：双手绕着乳房做圆周形按摩，按摩到胸部上剩下的所有的按摩油都吸收完为止 （6）穴位按摩：按摩乳根穴、膻中穴、乳腺穴，顺时针逆时针各10次，时间为2分钟 （7）梳理肝经：两手放于胁肋处，以上下方向摩擦胁肋处至患者感觉微微发热即可
观察	→	询问患者有无不适感
整理	→	协助患者整理衣物，安排舒适体位，整理床单位
记录	→	再次核对，详细记录治疗后的客观情况并签名

右侧分支：
- 评估 → 操作前洗手，戴口罩
- 整理 → 整理用物，洗手

乳腺按摩疗法操作流程图

操作评分标准

乳腺按摩疗法操作评分标准详见下表。

乳腺按摩疗法操作评分标准表

姓名 _____ 得分 _____ 监考人 _____ 考试日期 _____

项目		操作要求	评分等级				得分	备注
			A	B	C	D		
操作者要求		着装规范，举止端庄，态度和蔼	4	3	2	1		
核对医嘱		患者基本信息、诊断、临床症状、操作部位	4	3	2	1		
操作前准备	操作者	遵医嘱要求，对患者评估正确、全面	4	3	2	0		
		洗手，戴口罩	4	3	2	0		
	告知	该疗法的作用、操作方法，取得患者理解与配合	5	4	3	1		
	物品、环境	物品齐全，环境安静舒适、温度适宜	5	4	3	1		
	患者	体位舒适合理，暴露操作部位，注意保暖	4	3	2	1		
操作过程	定位	再次核对，确定操作部位	4	3	2	0		
	实施	（1）抹油：倒少量调好的按摩油在手上，然后均匀地涂抹在胸部 （2）内推乳房：以大拇指为一边，另外四指合拢为一边，虎口张开，从两边胸部的外侧往中央推，以防胸部外扩，每边30次 （3）两手交错推乳：手保持同样的形状，从左胸开始。左手从外侧将左乳向中央推，推到中央后同时用右手从左乳下方将左乳往上推，要一直推到锁骨处。即两手交错推左乳，重复30次以后换右乳 （4）抓拿乳房：手做成罩子状，五指稍分开，能罩住乳房。稍稍弯腰，双手罩住乳房后从底部（不是下部）往乳头方向做提拉动作，重复20次 （5）环推乳房：双手绕着乳房做圆周形按摩，按摩到胸部上剩下的所有的按摩油都吸收完为止 （6）穴位按摩：按摩乳根穴、膻中穴、乳腺穴，顺时针逆时针各10次，时间为2分钟 （7）梳理肝经：两手放于胁肋处，以上下方向摩擦胁肋处至患者感觉微微发热即可	26	20	14	8		
	询问	操作过程中随时询问患者感受	5	4	3	0		
	观察	观察局部皮肤情况	5	4	3	1		

（续表）

项目		操作要求	评分等级				得分	备注
			A	B	C	D		
操作后	整理	合理安排体位，整理床单位	5	4	3	1		
		整理用物，归还原处，洗手	5	4	3	1		
	记录	按要求记录并签名	5	4	3	1		
技能熟练		操作部位准确，操作正确、熟练、轻巧	5	4	3	1		
理论提问		回答全面、正确（如点按穴位的位置）	10	8	6	0		

第五章

穴位治疗类

一、耳穴贴压疗法

简　介

耳穴贴压疗法是用王不留行籽、莱菔子等丸状物贴压及刺激耳郭上的穴位或反应点，通过其疏通经络、调节脏腑气血的功能，促进机体的阴阳平衡，以达到防治疾病的一种操作方法，属于耳针疗法范畴。

适应证

1. 各种疼痛性疾病，如头痛、偏头痛、三叉神经痛、肋间神经痛、带状疱疹、坐骨神经痛等神经性疼痛；扭伤、挫伤、落枕等外伤性疼痛；五官、颅脑、胸腹、四肢等部位在各种外科手术后所产生的伤口痛；麻醉后的头痛、腰痛等手术后遗痛。

2. 各种炎症性病症，如急性结膜炎、中耳炎、牙周炎、咽喉炎、扁桃体炎、腮腺炎、气管炎、肠炎、盆腔炎、风湿性关节炎、面神经炎、末梢神经炎等。

3. 功能紊乱性病症，如眩晕症、心律不齐、高血压病、多汗症、胃肠功能紊乱、月经不调、遗尿、神经衰弱等。

4. 变态反应性病症，如变应性鼻炎、哮喘、过敏性结肠炎、荨麻疹等，具有消炎、脱敏、改善免疫的功能。

5. 内分泌代谢性病症，如对单纯性甲状腺肿、甲状腺功能亢进症、绝经期综合征等，有改善症状、减少药量等辅助治疗作用。

6. 其他，如催乳、催产、保健、美容、戒烟、戒酒等。

禁忌证

耳部存在炎症、冻伤或表面皮肤有破损。

用物准备

治疗盘、弯盘、手消毒液、75%酒精、消毒棉签、镊子、耳穴探针、王不留行籽或莱菔子、胶布，必要时备耳穴图。

操作要点

1. 核对医嘱，评估患者情况。备齐物品，操作者做好手消毒。

2. 对耳郭进行消毒，用耳穴探针进行穴位探查，根据医嘱选取穴位后贴耳豆（王不留行籽/莱菔子），并嘱患者按压方法。

3. 常用的按压方法有3种。①对压法：用示指和拇指的指腹置于患者耳郭的正面和背面，相对按压，直至出现热、麻、胀、痛等感觉，示指和拇指可边压边左右移动，或做圆形移动，一旦找到敏感点，则持续对压20~30秒。对内脏痉挛性疼痛、躯体疼痛有较好的镇痛作用。②直压法：用指尖垂直按压耳穴，至患者产生胀痛感，持续按压20~30秒，间隔少许，重复按压，每次按压3~5分钟。③点压法：用指尖一压一松地按压耳穴，每次间隔0.5秒。本法以患者感到胀而略沉重刺痛为宜，用力不宜过重。一般每次每穴可按压27下，具体可视病情而定。

操作示范图

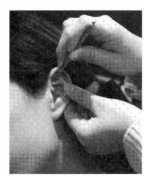
探查耳穴

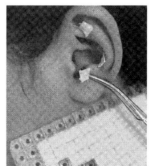
耳穴贴压操作

注意事项

1. 妊娠期女性慎用，尤其不宜用子宫、卵巢、内分泌、肾等穴；有习惯性流产的妊娠期女性禁用。

2. 严格消毒，防止感染。耳郭暴露在外，结构特殊，血液循环较差，容易感染，且感染后易波及软骨可致软骨坏死、萎缩而导致耳郭畸变，故应重视预防。一旦感染，应立即采取相应措施。如局部红肿疼痛较轻，可涂2.5%碘酒，每天2~3次；重者局部涂擦消炎抗菌类的软膏，并口服抗生素。如局部化脓，发生软骨膜炎，当选用相应的抗菌药物治疗，并用0.1%~0.2%的庆大霉素冲洗患处。

3. 患者在过于饥饿、疲劳、精神紧张状态下，不宜立即进行操作，应适当休息后再进行。对身体虚弱、气虚血亏的患者，刺激手法不宜过强，并应尽量选用卧位，对初次接受耳穴压豆或精神紧张者做好解释。

4. 耳穴压豆法的材料应选用光滑质硬的种子，如王不留行，不宜选用有尖角或不光滑的种子，以免按压时损伤皮肤；应选用硬的种子，如选用质软的种子，则按压作用不大。

5. 防止胶布潮湿或污染，按压时，切勿揉搓，以免搓破皮肤，造成感染。耳郭冻伤或者有炎症者应禁止压豆，以免炎症扩散。

6. 选用磁珠贴耳时，采用磁体不宜过大过小，磁场强度不宜过强，有5%~10%的患者在行磁疗时出现头晕、恶心、乏力、局部灼热或刺痒等不良反应。如持续数分钟不缓解，则将磁珠取下，不良反应即可消失。

7. 对年老体弱者、有严重器质性疾病者，治疗时手法要轻柔，刺激量不宜过大，以防意外。

操作流程

耳穴贴压疗法的操作流程详见下图。

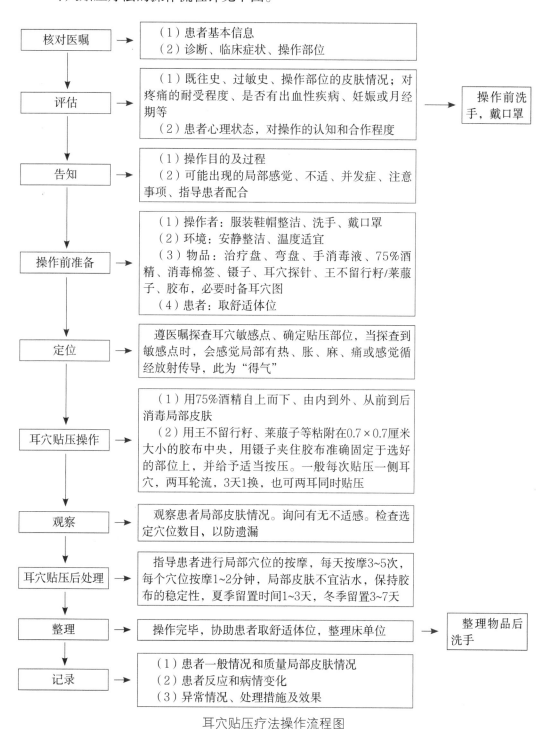

耳穴贴压疗法操作流程图

操作评分标准

耳穴贴压疗法操作评分标准详见下表。

耳穴贴压疗法操作评分标准表

姓名 _____ 得分 _____ 监考人 _____ 考试日期 _____

项目		要求	评分等级				得分	备注
			A	B	C	D		
操作者要求		着装规范，举止端庄，态度和蔼	5	4	3	1		
核对医嘱		患者基本信息、诊断、临床症状、操作部位	5	4	3	1		
操作前准备	操作者	对患者评估正确、全面	5	4	3	1		
		洗手，戴口罩	2	1	0	0		
	告知	治疗作用、操作方法，取得患者理解与配合	5	4	3	1		
	物品、环境	物品齐全，环境安静舒适、光线明亮	5	4	3	1		
	患者	体位舒适合理，暴露耳部皮肤	5	4	3	1		
操作过程	贴豆	再次核对医嘱	2	1.5	1	0.5		
		持耳穴探针由上而下寻找敏感点	6	5	4	2		
		消毒方法：使用75%酒精自上而下、由内到外、从前到后消毒皮肤，待干	6	5	4	2		
		用镊子夹住药贴，贴敷于选好的穴位上	10	8	6	2		
		按压力度适宜，询问患者感受	6	5	4	2		
		观察局部皮肤有无红肿、过敏或贴敷不牢固	6	5	4	2		
		告知相关注意事项、按压方法、疼痛难忍或药贴脱落及时通知护士	4	3	2	1		
		协助患者取舒适体位，整理床单位	4	3	2	1		
		洗手，再次核对	2	1.5	1	0.5		
	取豆	用镊子夹住胶布一角取下	2	1.5	1	0.5		
		观察、清洁皮肤	2	1.5	1	0.5		
		洗手，再次核对	2	1.5	1	0.5		
操作后	整理	整理用物（探针、镊子用75%酒精擦拭），洗手	4	3	2	1		
	记录	按要求记录及签名	2	1.5	1	0.5		
技能熟练		操作正确、流程合理、技法熟练	5	4	3	1		
理论提问		回答全面、正确	5	4	3	1		

二、穴位贴敷疗法

简　介

穴位贴敷疗法，是以中医经络学说为理论依据，把药物研成细末，用水、醋、酒、蛋清、蜂蜜、植物油、清凉油、药液调成糊状，或用呈凝固状的油脂（如凡士林等）、黄醋、米饭、枣泥制成软膏、丸剂或饼剂，或将中药汤剂熬成膏，或将药末散于膏药上，再直接贴敷穴位、患处（阿是穴），用来治疗疾病的一种无创穴位疗法。

适应证

目前用得比较多的主要是慢性阻塞性肺疾病、支气管哮喘、咳嗽变异性哮喘、变应性鼻炎等呼吸系统疾病，风湿性关节炎、强直性脊柱炎、系统性红斑狼疮、原发性干燥综合征、骨关节炎、痛风等风湿免疫系统类疾病，亦可用于治疗失眠、眩晕、高血压、冠心病、尿潴留等疾病。

禁忌证

1. 严重皮肤病，如皮肤长疱、疖；皮肤有破损或皮疹，严重的荨麻疹。

2. 急性咽喉炎、发热、黄疸、咯血，糖尿病血糖控制不佳，慢性咳喘病的急性发作期等。

3. 热性疾病、阴虚火旺证。

4. 严重心肺功能疾病。

用物准备

治疗车、治疗盘、治疗卡、穴位敷贴、治疗碗里盛配置好的药物、油膏刀、棉签、75%酒精、弯盘、治疗巾，必要时准备屏风、毛巾。

操作要点

1. 核对医嘱，评估环境及患者。关闭门窗，调节室温，保护患者隐私安全。做好解释，告知相关事宜取得患者配合。备齐用物，携至床旁。

2. 选好穴位，根据所选穴位，为患者取适当的体位，充分暴露贴敷部位，注意保暖。

3. 再次核对，明确贴敷穴位。

4. 用快速手消毒液做好手消毒，消毒皮肤待干。用油膏刀将药物均匀地摊在穴位敷贴中间，薄厚适中，贴于穴位上。

5. 贴敷过程中观察有无渗漏、滑脱、局部皮肤皮疹等现象。检查选定穴位数目，以防遗漏，并询问有无不适，交代注意事项。

6. 操作完毕，协助患者整理衣物，安置舒适体位，整理床单位。整理用物，洗手。

7. 再次核对患者，记录贴敷时间、部位及患者一般情况、局部皮肤情况、患者反应和病情变化、处理措施及效果，签名。

操作示范图

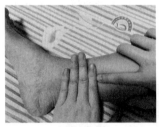

穴位定位

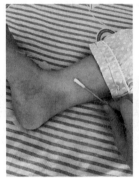

消毒

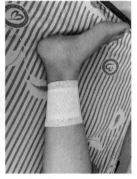

穴位贴敷

注意事项

1. 妊娠期女性和药物过敏者不宜使用本法。

2. 患者敷药前应洗澡，穿着衣物宜凉爽，避免过多出汗。

3. 治疗期间嘱患者如有不适需及时告知医生，外敷时感到局部焦灼痛痒难忍，可以随时揭去药膏，如出现痒、热、微痛等感觉或皮肤有色素沉着，此为正常反应，不需过多担心。

4. 贴敷期间，饮食要清淡，避免烟酒，少食海味、辛辣刺激食品、豆类及豆制品、黏滞性食物及温热易发食物（如羊肉、鸡肉、鱼、黄鳝、螃蟹、虾等）。

5. 贴敷当天避免贪凉，更要避免冷风直接吹到贴敷部位。

6. 注意室内通风，注意防暑。适当活动，但不要做剧烈运动。

操作流程

穴位贴敷疗法的操作流程详见下图。

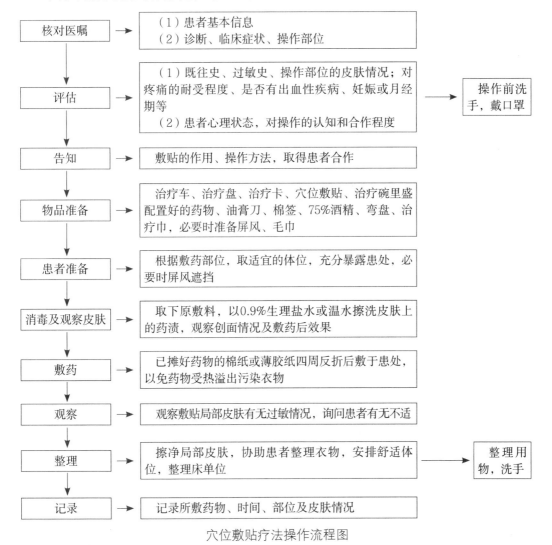

穴位敷贴疗法操作流程图

操作评分标准

穴位贴敷疗法操作评分标准详见下表。

穴位贴敷疗法操作评分标准表

姓名 _____ 得分 _____ 监考人 _____ 考试日期 _____

项目		要求	评分等级				得分	备注
			A	B	C	D		
操作者要求		着装规范，举止端庄，态度和蔼	5	4	3	1		
核对医嘱		患者基本信息、诊断、临床症状、操作部位	5	4	3	1		
操作前准备	操作者	对患者评估正确、全面	5	4	3	1		
		洗手，戴口罩	2	1	0	0		
	告知	治疗作用、操作方法，取得患者理解与配合	5	4	3	1		
	物品、环境	物品齐全，环境安静舒适、温度适宜	5	4	3	1		
	患者	体位舒适合理，暴露操作部位，注意保暖	5	4	3	1		
操作过程		根据医嘱选择穴位，手法正确	5	4	3	1		
		定位准确，询问患者有无酸、麻、胀、重感觉	5	4	3	1		
		纱块清洁局部皮肤	5	4	3	1		
		用棉签取出药膏，放置在穴位敷贴中心，药膏厚薄适中，大小合理	8	6	4	1		
		准确贴敷在穴位处	5	4	3	1		
		询问患者感觉，嘱其保持局部皮肤清洁、干燥	5	4	3	1		
		贴敷时间约2小时	4	3	2	1		
		贴敷完毕，协助患者整理衣物，取舒适体位	5	4	3	1		
		洗手，再次核对	4	3	2	1		
操作后	观察	注意观察患者贴敷后反应	4	3	2	1		
	整理	整理用物分类处理，洗手	4	3	2	1		
	记录	按要求记录并签名	4	3	2	1		
技能熟练		操作正确，流程合理，技法熟练	5	4	3	1		
理论提问		回答全面、正确	5	4	3	1		

三、足底反射疗法

简 介

足底反射疗法是按摩疗法中一个重要的分支，主要作用于双足和小腿的反射区，有明显的保健、治疗功效，已被越来越多的人接受和采用。足底反射疗法可以疏经活血、行气逐瘀、调节生理机制和改善全身的代谢。

适应证

目前运用较多的是缓解疲劳，调理亚健康状态，另外对头晕、失眠、耳鸣、神经性头痛、腰背部疼痛、肌肉和韧带拉伤等病症也有较好的治疗效果。

禁忌证

1. 诊断尚不明确的急性脊柱损伤，尤其伴有脊髓损害。
2. 急性软组织损伤且严重局部肿胀。
3. 可疑或已明确诊断有骨关节或软组织肿瘤。
4. 骨关节结核、骨髓炎、老年性骨质疏松症。
5. 严重心、脑、肺病，尤其是重度高血压病。
6. 有出血倾向的血液病患者，特别是血小板减少。
7. 局部有皮肤破损或其他皮肤病。
8. 骨折，包括开放性骨折和闭合性骨折。
9. 精神疾病。

用物准备

治疗车、治疗盘、治疗巾、0.1%碘伏、棉签、按摩锤或按摩板、润滑油，必要时备屏风。

操作要点

1. 核对医嘱，评估环境及患者。做好解释，告知相关事宜取得患者配合。备齐用物，携至床旁。

2. 按摩前先蒸烫脚或泡洗脚20分钟左右，让脚部毛孔张开，用热治疗巾擦洗包裹。

3. 协助患者取舒适体位，采取仰卧位或坐位，双腿自然伸直，肌肉放松。

4. 用快速手消毒液做好手消毒，消毒脚底按摩区域，消毒区域应超过操作点15厘米为宜，然后均匀涂抹润滑油。

5. 握拳固定，凸凹示指，示指第二关节弯曲成指颗状，以手腕作为施压轴，带动关节面左右滑动，在脚底反射区做同方向滑动的施压操作。为避免伤害手指，关节一定要好好弯曲，使用关节的顶点部位施力，或以辅助棒代替，可省力，且有效达到深入效果。适用于整个脚底的反射区，或是加强刺激按摩，此为按的手法。同时应避免拇指指颗操作，因为容易受伤而影响手指功能。

6. 操作完毕，清洁皮肤，并嘱咐患者休息10~20分钟。协助患者整理衣物，安置舒适体位，整理床单位。整理用物，洗手。

7. 再次核对患者，记录治疗时间、部位、效果及患者一般情况，签名。

操作示范图

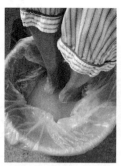 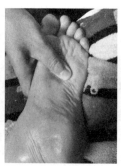 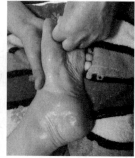

泡脚　　　　　　　　润滑　　　　　　　　按摩

注意事项

1. 按摩时双腿不可抬太高，否则影响坐骨神经及压迫血管影响血液的回流。

2. 操作者指甲不可太长，以免刮伤患者。如果脚底皮肤角质化或硬肉按摩效果不理想，可先去除角质和硬肉。

3. 按摩脚底要涂润滑油，避免皮肤擦破，按摩结束及时清洗。

4. 月经期和妊娠期女性的腰骶部和下腹部不可按摩。

操作流程

足底反射疗法的操作流程详见下图。

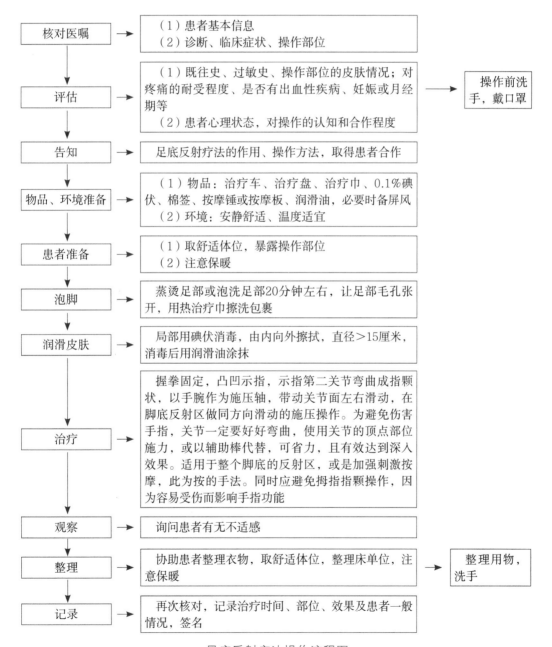

足底反射疗法操作流程图

操作评分标准

足底反射疗法操作评分标准详见下表。

足底反射疗法操作评分标准表

姓名 ＿＿＿＿＿＿　　得分 ＿＿＿＿＿＿　　监考人 ＿＿＿＿＿＿　　考试日期 ＿＿＿＿＿＿

项目		要求	评分等级				得分	备注
			A	B	C	D		
操作者要求		着装规范，举止端庄，态度和蔼	5	4	3	1		
核对医嘱		患者基本信息、诊断、操作部位	5	4	3	1		
操作前准备	操作者	对患者评估正确、全面	5	4	3	1		
		洗手，戴口罩	5	4	3	1		
	告知	治疗作用、操作方法，取得患者理解与配合	5	4	3	1		
	物品、环境	物品齐全，环境温度适宜	5	4	3	1		
	患者	体位舒适合理，暴露操作部位，注意保暖	5	4	3	1		
操作过程	再次核对	患者基本信息，操作部位	5	4	3	1		
	定位	根据患者症状，选择合适的脚底按摩区，避开血管、瘢痕、硬结等	5	4	3	1		
	消毒	皮肤消毒剂沿按摩部位由内向外消毒，直径>15厘米	5	4	3	1		
	按摩	握拳固定，凸凹示指，示指第二关节弯曲成指颗状，以手腕作为施压轴，带动关节面左右滑动，在脚底反射区做同方向滑动的施压操作。为避免伤害手指，关节一定要好好弯曲，使用关节的顶点部位施力，或以辅助棒代替，可省力，且有效达到深入效果。适用于整个脚底的反射区，或是加强刺激按摩，此为按的手法。同时应避免拇指指颗操作，因为容易受伤而影响手指功能	15	10	8	4		
操作后	整理	安排舒适体位，整理床单位	5	4	3	1		
		整理用物，归还原处，洗手	5	4	3	1		
	记录	按要求记录及签名	5	4	3	1		
技能熟练		操作正确、熟练，严格执行无菌操作原则	10	8	6	2		
理论提问		回答全面、正确	10	8	6	2		

四、穴位注射疗法

简 介

穴位注射疗法又称水针，是将小剂量药物注入腧穴内，通过药物和穴位的双重作用，达到治疗疾病的一种操作方法。穴位注射疗法是把针刺及药物对穴位的渗透刺激作用和药理作用结合在一起，发挥综合效能，以达到针刺及营养神经穴位的目的。

适应证

穴位注射疗法适用于多种慢性疾病引起的如眩晕、呃逆、腹胀、尿潴留、疼痛等症状；糖尿病神经病变的各种证型；各种筋骨损伤的慢性炎症；神经损伤恢复期的肢体痹痛。

禁忌证

1. 皮肤有感染或者溃疡、瘢痕或有肿瘤的部位。
2. 出血倾向性疾病、高度水肿。

用物准备

治疗盘、药物、一次性注射器、无菌棉签、快速手消毒液、皮肤消毒剂、治疗碗、弯盘、锐器盒。

操作要点

1. 核对医嘱，评估环境及患者情况，做好解释，告知相关事宜取得患者配合。嘱患者排空二便。备齐用物，携至床旁。
2. 用快速手消毒液做好手消毒，配制药液。
3. 协助患者取舒适体位，暴露局部皮肤，注意保暖。

4. 遵医嘱取穴，通过询问患者感受确定穴位的准确位置。

5. 常规消毒皮肤。

6. 再次核对医嘱，注射器排气。

7. 一手绷紧皮肤，另一手持注射器，对准穴位快速刺入皮下，然后用针刺手法将针身推至一定深度，上下提插至患者有酸胀等"得气"感应后，回抽无回血，即可将药物缓慢推入。

8. 注射完毕迅速拔针，用无菌棉签按压注射部位片刻。

9. 询问患者有无不适感，观察患者用药后症状改善情况，协助患者整理衣物，安置舒适体位，整理床单位。整理用物，洗手。

10. 再次核对患者，记录注射时间、部位、效果及患者一般情况，签名。

操作示范图

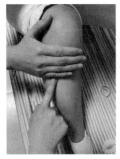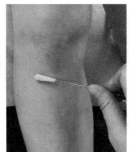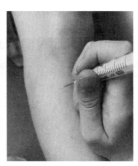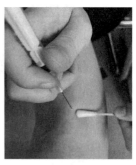

| 定位 | 消毒 | 注射 | 注射完毕拔针 |

注意事项

1. 疲乏、饥饿或精神高度紧张者，以及妊娠期女性的下腹部、腰骶部等不可施行穴位注射疗法。

2. 严格执行无菌操作，注意药物配伍禁忌或刺激性强的药物不宜采用。

3. 操作者需熟练掌握待注射穴位的部位，注入的深度，每穴注射的药量，一般为1~2毫升。

4. 药物不可注入血管内，注射时如回抽有血，必须避开血管后再注射。患者有触电感时针体往外退出少许后再进行注射。

5. 操作前应检查各无菌物品有无过期，注射器包装有无漏气等情况，用后物品处理符合消毒规范。

操作流程

穴位注射疗法的操作流程详见下图。

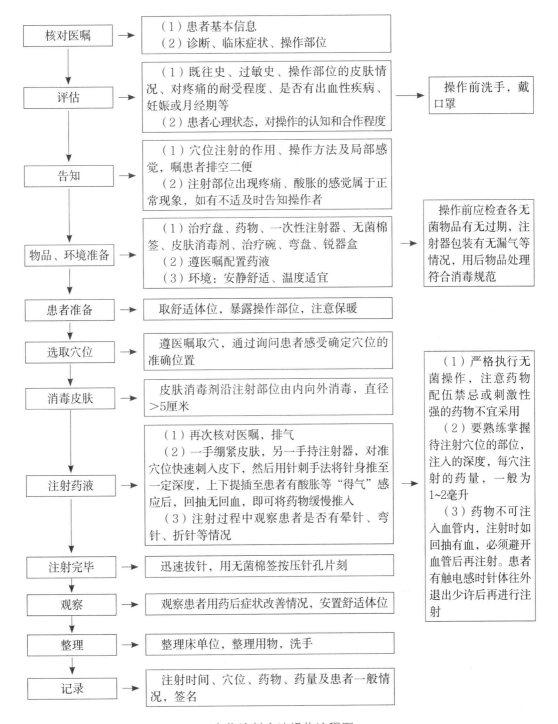

穴位注射疗法操作流程图

操作评分标准

穴位注射疗法操作评分标准详见下表。

穴位注射疗法操作评分标准表

姓名 _____ 得分 _____ 监考人 _____ 考试日期 _____

项目		要求	评分等级				得分	备注
			A	B	C	D		
操作者要求		着装规范，举止端庄，态度和蔼	5	4	3	1		
核对医嘱		患者基本信息、诊断、临床症状、操作部位	5	4	3	1		
操作前准备	操作者	对患者评估正确、全面	5	4	3	1		
		洗手，戴口罩	2	1	1	0		
	告知	治疗作用、操作方法，取得患者理解与配合	5	4	3	1		
	物品、环境	物品齐全，环境安静舒适、温度适宜	5	4	3	1		
	患者	体位舒适合理，暴露操作部位，注意保暖	5	4	3	1		
操作过程	定穴	定穴准确	8	6	4	1		
	抽吸	一次完成	3	2	1	0		
	药液	抽吸药液方法正确，不遗漏、不污染	5	4	3	1		
	消毒	消毒皮肤方法、范围正确	5	4	3	1		
	排气	排气方法正确，不浪费药液	5	4	3	1		
	进针	再次核对，一手持注射器，另一手拇指、示（中）指绷紧局部皮肤，进针角度、深度适宜	5	4	3	1		
	注射	得气后，回抽无回血，注射速度适宜	8	6	4	1		
	观察	患者有否晕、弯、折针或药物过敏反应	5	4	3	1		
	拔针	迅速拔针，用无菌棉签按压针孔片刻。核对床号、姓名	5	4	3	1		
操作后	整理	安置患者取舒适体位，整理床单位	5	4	3	1		
		整理用物，洗手	2	1	1	0		
	记录	按要求记录及签名	2	1	1	0		
技能熟练		无菌观念强，动作轻巧、准确稳重。注射手法正确	5	4	3	1		
理论提问		回答全面、正确	5	4	3	1		

五、手指点穴疗法

简 介

点穴疗法是操作者用手指在患者体表穴位和特定的刺激线上，运用点、按、拍、掐、叩等不同手法，促使机体功能恢复，从而防治疾病的一种方法。该疗法具有舒筋通络、活血散瘀、消肿止痛、松解粘连的作用。

适应证

本疗法适用范围广泛，对脊髓灰质炎、脑炎后遗症、脑性瘫痪有较好疗效，尤对急性腰扭伤、小关节紊乱效果显著。

禁忌证

1. 骨折、外伤。
2. 局部皮肤有破损、肿瘤、溃疡。
3. 凝血功能障碍。

用物准备

快速手消毒液、推拿床，必要时准备屏风及推拿巾。

操作要点

1. 核对医嘱，评估环境及患者，做好解释，告知相关事宜，取得患者配合。协助患者取舒适体位，操作者用快速手消毒液做好手消毒，以手指、掌指关节等作为施力工具，于选定的肤面经络腧穴处做手法治疗。

2. 常用的手指点穴方法有以下6种：

（1）点法：掌指关节微屈，示指按于中指背侧，拇指抵于中指末节，小指、无名指握紧。操作时，操作者以中指端快速点于选定的经络和穴位上，利用手腕和前臂的弹力迅速抬起，如此反复叩点。一般每秒2~3次。叩点时可采取"一虚二实"节律。即在每一节律中，虚点时力轻，速度快；实点时力重，速度慢。施用点法时，要求操作者既要有灵活的弹力，又要有坚实的指力和强劲的臂力。只有弹力而无指力，其力不能深透；只有指力而无弹力，易致局部损伤。因此，须指力与弹力结合，方能刚柔并济，恰到好处。点法有轻、中、重之分。轻叩只运用腕部的弹力，属弱刺激，作用偏于补，多用于儿童、女性及年老体弱患者。中叩需运用肘部的弹力，属中刺激，平补平泻；重叩要运用肩部的弹力，强刺激，作用偏于泻，主要用于青壮年、体质强壮及临床表现为"实证"的患者。点法适用于全身各部位。运用点法时，应掌握频率的快慢，保持位置始终如一，不然会影响治疗效果。

（2）按法：将拇指伸直，其余四指伸张或扶持于所按部位的旁侧。操作时，拇指端在穴位上，用力向下按压，指端不要在按的穴位上滑动或移位，否则易擦伤皮肤。属强刺激手法。

（3）拍法：示指、无名指、小指并拢微屈，拇指与示指第二关节靠拢，虚掌拍打，以指腹、大小鱼际触及被拍打部位的皮肤。操作时，以肘关节为中心，腕关节固定或微动，肩关节配合，手掌上下起落拍打。切忌腕关节活动范围过大，以免手掌接触时用力不均。

（4）掐法：以拇指或示指的指甲，在穴位上进行爪切，只适用于手指、足趾甲根和指、趾关节部。操作时，一手握紧患者应掐部位的腕、踝关节，以防止肢体移动，另一手捏起肢端，对准穴位进行爪切。掐法的轻重、频率应视患者的病情而定。爪切时力量不宜过重，避免掐伤皮肤。

（5）叩法：五指微屈并齐，指尖靠拢。操作时以手腕带动肩、肘部，叩击选定的经络、穴位。此法与点法一样，要求指力与弹力相结合，达到既不损伤组织，又有满意效果的目的，可用于全身各部位。叩法分指尖叩法和指腹叩法两种：指尖叩法与穴位接触面是指尖，多为重手法；指腹叩法与穴位接触面是指腹，多为轻手法。

（6）捶法：五指微握拳，将拇指端置于示指内下方，以小鱼际外侧面接触穴位。操作时应沉肩、垂肘、悬腕，以腕关节为活动中心，根据轻重刺激的不同要求进行捶打，使患者既感到一定的力度，又柔和轻快。

3. 每穴治疗3~5分钟，局部治疗15分钟左右，大部位或多个局部的治疗则需

20~30分钟。

4. 操作完毕，协助患者整理衣物，安置舒适体位，整理床单位。整理用物，洗手。

5. 再次核对患者，记录治疗时间、部位、效果及患者一般情况，签名。

操作示范图

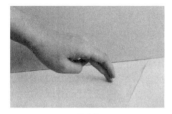
点法

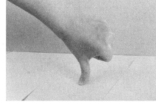
按法

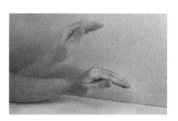
拍法

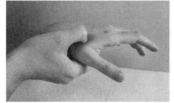

在合谷穴的掐法

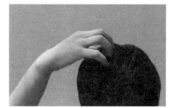
叩法

注意事项

1. 患者在精神紧张、大汗后、劳累后或饥饿时禁用手指点穴。

2. 妊娠期女性腹部和腰骶部禁用手指点穴。

3. 操作者治疗前应首先修剪好自己的指甲，以免对患者的皮肤造成不必要的损伤。

4. 若患者经点穴治疗后症状暂时加重，一般3~4天后即可消失，病情随之好转，应告知患者，让其不必焦虑。

5. 操作者在运用手法时，应按照轻→重→轻的原则，手法不宜过重，以防造成骨折。

6. 取穴一定要准确，点穴力度的大小与效果的快慢有一定关系，开始时要轻，逐渐加大力度，直至患者接受为度，切忌用力过猛。

7. 手指点穴治疗颈、肩、腰、膝、踝等关节部位疾病时，在点穴1分钟后，让患者活动疼痛部位，缓解后，再继续压穴3~5分钟，以巩固疗效。

8. 点穴治疗时，操作者所点到的穴位应该让患者有酸胀且稍痛的感觉，如果患者出现单一的疼痛感，说明穴位定位不准确，需重新寻找穴位。治疗后以患者微微出汗为佳。

操作流程

手指点穴疗法的操作流程详见下图。

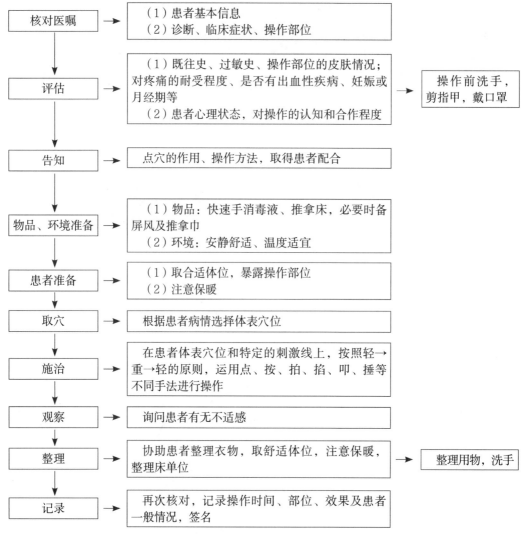

手指点穴疗法操作流程图

操作评分标准

手指点穴疗法操作评分标准详见下表。

手指点穴疗法操作评分标准表

姓名 _____ 得分 _____ 监考人 _____ 考试日期 _____

项目		要求	评分等级				得分	备注
			A	B	C	D		
操作者要求		着装规范，举止端庄，态度和蔼	5	4	3	1		
核对医嘱		患者基本信息、诊断、临床症状、操作部位	5	4	3	1		
操作前准备	操作者	对患者评估正确、全面	5	4	3	1		
		洗手，戴口罩，修剪指甲	2	1	0	0		
	告知	治疗目的、操作方法，取得患者理解与配合	6	5	4	2		
	物品、环境	物品齐全，环境安静舒适、温度适宜	6	5	4	2		
	患者	体位舒适合理，暴露操作部位，注意保暖	6	5	4	2		
操作过程	再次核对	患者身份，操作部位	5	4	3	1		
	定位	根据患者病情选择体表穴位，避开局部皮肤破损、肿瘤、溃疡等部位	5	4	3	1		
	体位	依据患者病情及选穴，嘱患者摆好舒适的体位	2	1	0	0		
	点穴手法	根据病情，灵活掌握和运用点、按、拍、掐、叩、捶等手法，手法准确，各操作法之间连接自然，动作协调、娴熟、流畅	5	4	3	1		
	点穴方向	点穴方向应以顺逆经络气血运行的方向为依据。即顺方向为补，逆方向为泻。或依据向心点为补，离心点为泻。补虚泻实，以平为期	5	4	3	1		
	点穴速度	根据取穴部位，点穴速度宜均匀缓和，频率得当，切忌迅速	5	4	3	1		
	点穴力度	以指力渗透力强，患者有轻微的酸胀痛感为宜，力度要由轻到重，逐渐增加，不宜用力过重，以免损伤骨膜	5	4	3	1		

（续表）

项目		要求	评分等级				得分	备注
			A	B	C	D		
操作后	观察	询问患者有无不适	3	2	1	0		
	整理	合理安排体位，整理床单位	3	2	1	0		
		整理用物，归还原处，洗手	5	4	3	1		
	记录	按要求记录并签名	2	1	0	0		
技能熟练		操作正确、熟练，对待患者有爱伤意识	10	8	6	2		
理论提问		回答全面、正确	10	8	6	2		

六、砭石疗法

简 介

砭石疗法是中国古代的一种非药物疗法，是"以石代针"的方法，以脏腑经络学说为中心的完整理论，采用无创性的温和刺激，结合砭术的刮、擦、点、按、拍等操作手法，作用于人体的经络穴位处，起到调和阴阳、扶正祛邪、逐寒祛湿、消痹止痛、调动气血及调节脏腑功能的作用，促进血液微循环，使失衡的内部稳定，最终实现治病与保健的目的。

适应证

1. 软组织损伤类疾病，如急慢性腰扭伤、肌肉拉伤等。

2. 骨伤类疾病，如颈椎病、腰椎间盘突出或腰椎管狭窄引起的坐骨神经痛、退行性骨关节炎、网球肘等。

3. 风湿类疾病，如风湿及类风湿性关节炎、肩周炎等。

4. 周围神经病，如周围性面瘫、面肌痉挛、末梢神经炎、慢性神经性疾病导致的肌肉萎缩等。

5. 心血管疾病，如心肌缺血、心律失常等。

6. 妇科疾病，如月经失调、痛经等。

7. 各种功能性失调，如慢性疲劳、失眠、神经衰弱等。

禁忌证

化脓性疾病未成脓。

用物准备

砭石、润滑剂、纱布、75%酒精、温水、快速手消毒液、毛巾，必要时备屏风。

操作要点

1. 核对医嘱，评估环境安静、整洁、温湿度适宜，评估患者皮肤完整无破损、当前主要症状、临床表现，患者体质，既往史，心理状况，对疼痛的耐受程度，有无感觉迟钝、障碍。告知相关事项取得患者配合。

2. 根据病情结合不同手法取合理体位，使患者感到舒适，有利于肌肉放松，可以持久配合，暴露实施砭石疗法部位，冬季注意保暖。

3. 操作者用快速手消毒液做好手消毒，消毒治疗部位。

4. 根据病情选择合适的操作：

（1）在患部的操作：在患部体表处施以相应的手法，如腰肌劳损引起的疼痛，可在腰部痛处施以刮、擦、滚、刺等手法，治疗时间为30分钟。

（2）远处穴位的操作：除在患处操作外，还选择病灶所在经脉通达的远端穴位进行操作，如腰痛可选委中和交信。

（3）寻经操作：沿病灶所在经脉上下大范围施以手法，可起到疏通经络的作用，如膝关节炎可在大腿根部至踝关节进行刮、擦等手法。

5. 对侧操作：除在患部的操作外，还应在患部对侧部位施以手法，可起到沟通气血、整体调节的作用。如三叉神经痛、面神经麻痹或痉挛，先在患侧局部及风池、翳风等穴施以刮、擦、划、刺等手法，后在健侧面部相应部位及穴位施以相同的手法，可加快疾病痊愈。应针对不同疾病，不同病位灵活选用不同治疗方法，以对症治疗、手法适宜为要。一般来说，砭石治疗的时间应在30分钟以内，手法用力适度，由轻渐重。

6. 使用砭石疗法时，应掌握不同的手法：

（1）感法：将较小尺寸的佩戴类砭具放置或佩戴于人体体表的不同部位，利用人体自身的热量加热砭石，使砭石发出一定的远红外能量，并进一步使体表感应增温，起到活跃人体气血的作用。

（2）压法：将砭具与人体接触后，再加以一定的压力，使砭具压迫人体，以达到更强的效果。实施压法，可以使泗滨砭石的场能和砭术师的作用力更好地作用于经络，在砭石治疗过程中都必须用压法。

（3）滚法：用砭棒行病变部位的滚法，做往返滚动。此法操作温和，使患者全身放松，进入安静平和的状态，多用于肩背腰臀及四肢各部肌肉丰厚的部位，具有舒筋活血、滑利关节、缓解肌肉韧带痉挛等作用。

（4）抹法：用板形砭具的凹边，以小于90°的角度，在体表做单向或往返轻柔、缓慢的抹擦。此法常用于头面、颈部桥弓、手足心、皮肤较薄距骨头较近的腕踝关节等部位，以皮肤微微发红为度。可开窍醒神、降压明目、疏导气机、滑利关节。

（5）擦法：使用板形砭具的侧面接触皮肤，平行于皮肤，做快速的直线往复移动，此法多用于肢体、躯干等身体的平直部位，可祛瘀散结，促进代谢。

（6）刺法：使用砭板的尾部，根据病变的部位，辨证取穴，进行穴位刺激。

（7）划法：使用板形砭具或锥形砭具沿经脉或肌肉的缝隙方向缓慢地划动，对某些粘连的间隙，可进行反复划动。该法常用于四肢和躯干部的经脉线上，可扩大经脉的组织间隙，达到化结通脉的作用。

（8）叩法：根据病情需要选择经络对经行叩法，叩的力量要适度，以患者感觉"有一定力度，但不痛"为原则，叩的频率力求与患者的脉搏相适应，使全身气血运行通畅。

（9）刮法：使用板形砭具的凸边或凹边，竖立并沿垂直砭板的方向移动，对体表进行由上向下、由内向外单方向刮拭或往返双方向刮拭，一般以循经纵向为主，特殊情况下也可横向刮拭。在不要求出痧时，以皮肤表面微微发红为度。此法可活跃体表微循环，疏通经络，促进气血的运行。用砭板刮病变相关部位，由于砭石为微晶结构，质地光滑细腻，受术者不感到疼痛，而感到局部温热，非常舒服，施术后皮肤上也不会出现大量血痕。

（10）拍法：拍法是指砭术师手持砭尺拍击人体体表经络穴位的一种调理方法。拍法使用的工具是砭尺，作用力比较集中，针刺感更明显，渗透层次更深，能更有效地疏通经络、促进气血循环。广泛用于疏通四肢各大经络，拔毒祛瘀、软坚散结，调理各种顽固性疾病。

（11）揉法：指在一定压力下使用砭具在体表肌肉层上进行揉擦的一种方法；应区别于擦法。揉法使用一定的压力，作用于肌肉层，比擦法层次更深，作用强度更大，渗透层次更深，能更有效地疏通经络、促进气血循环、放松肌肉，有利于实施进一步的调理。使用揉法时要用一定压力，达到所需层次，在同一层次上逆时针方向均匀、柔和、渗透地实施揉法，由点到面、由轻到重，持续地作用于机体上。

（12）振法：用砭具按压体表的同时，通过操作者力量的调节，使砭具产生一定频率的振动，作用于组织。此法可调和气血、祛瘀消积、愉悦精神。

（13）拨法：用板形砭具较薄的凸边或锥形砭具在肌腱或结节处沿垂直于肌肉的方向进行往返拨动，多应用于肌肉筋腱或结节性病变（经筋病），是针对较浅层组织的一种解结法。

（14）温法：将砭具加热以后置于人体体表部位，用温热调理疾病的方法称温法。温法最常使用的砭具是砭砧，有时也可用砭板。使用砭具做温法时，可以在热水中加热，或晴天在阳光照射下加热，再把它置于施治部位。温法在调理中是最重要的砭石疗法之一，将加热的砭具置于人体上，患者可以明显感觉热气在往身上走，并渗透到脏腑深处，有补气活血、疏通经络、扶正祛邪、温阳祛寒的作用。

（15）凉法：凉法的做法与温法相反。将砭具放在冷水中浸泡良久，然后取出擦干，再把它置于人体患部，这种做法称作凉法。凉法的作用在于消减人体内的热毒。应用凉法要注意掌握分寸，不能过度，过度则会使患者受寒，特别是对年老体弱者。近年来，有人将小型砭具，如砭板、砭佩和砭棒放在冷水中浸凉，应用凉法做美容砭术，有助于消除面部皱纹及皮下多余脂肪。

（16）闻法：闻是听的意思。闻法就是听磬，听浮磬声有益于人的健康。

（17）挝法：挝法即自己亲自击磬的砭术方法，并列于砭术的十六法中泗滨浮磬，其乐音（包括超声波）有极强的穿透性，能穿透人体。所以无论是闻磬还是亲手击磬都有益于人的健康。

7. 操作完毕，协助患者整理衣物，安置舒适体位，整理床单位。整理用物，洗手。

8. 再次核对患者，记录治疗时间、部位、效果及患者一般情况，签名。

操作示范图

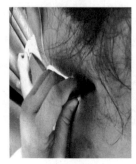

砭石刮痧

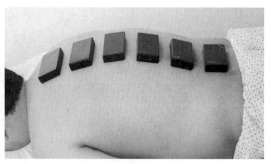

砭石热熨

注意事项

1. 女性月经期不可做砭石疗法。

2. 头部不使用砭石疗法的叩法；心脏附近不使用砭石疗法的叩法和振法。

3. 妊娠期女性的腹部不能做砭石疗法，老弱者慎用凉法。

4. 治疗时，操作者的手法要持久、有力、和缓、均匀，以求达到"力至病所"的渗透力；用力当轻而不浮、重而不滞，由轻到重，轻重相间，切忌粗暴野蛮。

5. 因砭石石质较硬，故操作者在操作过程中，对老弱者和皮肉较薄、骨骼显现等人体脆弱部位要慎重掌握施术力度，以免造成皮肉损伤。

操作流程

砭石疗法的操作流程详见下图。

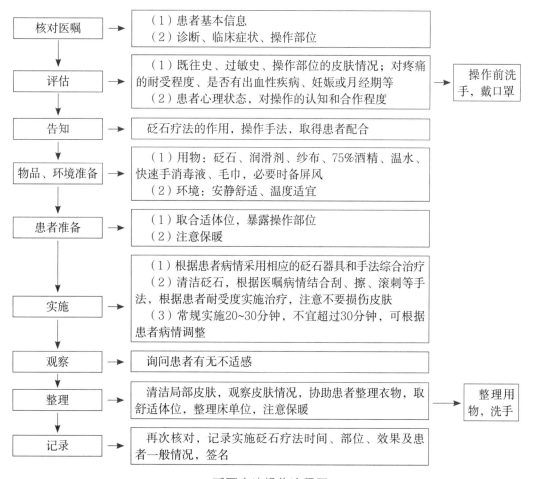

砭石疗法操作流程图

操作评分标准

砭石疗法操作评分标准详见下表。

砭石疗法操作评分标准表

姓名 ＿＿＿＿＿＿　得分 ＿＿＿＿＿＿　监考人 ＿＿＿＿＿＿　考试日期 ＿＿＿＿＿＿

项目		要求	评分等级				得分	备注
			A	B	C	D		
操作者要求		着装规范，举止端庄，态度和蔼	5	4	3	1		
核对医嘱		患者基本信息、诊断、临床症状、操作部位	5	4	3	1		
操作前准备	操作者	对患者评估正确、全面	5	4	3	1		
		洗手，戴口罩	2	1	1	0		
	告知	砭石疗法的作用、操作方法，取得患者理解与配合	5	4	3	1		
	物品、环境	物品齐全，环境安静舒适、温度适宜	5	4	3	1		
	患者	体位舒适合理，暴露操作部位，注意保暖	5	4	3	1		
操作过程	核对	再次核对患者信息	3	2	1	0		
	定位	根据医嘱病症选择操作部位	5	4	3	1		
	实施	根据患者病情采用相应的砭石器具，清洁砭石，根据医嘱、病情结合刮、擦、滚刺等手法进行治疗，根据患者耐受度，注意不要损伤皮肤	15	12	8	4		
		一般治疗20~30分钟，不宜超过30分钟，根据患者实际情况进行调整	5	4	3	1		
	观察	局部皮肤情况及病情变化，随时询问患者有无不适	5	4	3	1		
操作后	整理	清洁局部皮肤，消毒砭石	5	4	3	1		
		安置患者，协助整理衣物，安置舒适体位，整理床单位	5	4	3	1		
		进行健康教育	5	4	3	1		
		整理用物，洗手	5	4	3	1		
	记录	按要求记录及签名	5	4	3	1		
技能熟练		无菌观念强，动作轻巧、准确稳重	5	4	3	1		
理论提问		回答全面、正确	5	4	3	1		
注：患者有不适或皮肤破损均为不合格。								

七、穴位埋线疗法

꒰ 简 介 ꒱

穴位埋线疗法是针灸的一种延伸和发展，是用特制的一次性医疗器具将人体可吸收的载体羊肠线（15天左右可自行吸收）植入相应的穴位，长久刺激穴位，起到健脾益气、疏通经络、调和阴阳气血的作用，从而调整患者的植物神经和内分泌功能，达到祛病强身、保健美容目的的一种治疗方法。

꒰ 适应证 ꒱

穴位埋线疗法可以治疗200多种疾病，埋线对一些疑难病、慢性病、疼痛病效果显著，如三叉神经痛、痛风病、股骨头坏死、哮喘、肩周炎、颈椎病、腰腿痛、胆绞痛、肾绞痛、痛经、胃痉挛、头晕、血管性头痛等。

꒰ 禁忌证 ꒱

1. 瘢痕体质，皮肤局部有感染或有溃疡。
2. 肺结核活动期、骨结核、严重心脏病及有出血倾向性疾病。

꒰ 用物准备 ꒱

治疗车、治疗盘、7号或8号注射针头、毫针、00号羊肠线1~1.5厘米若干段、止血钳或镊子、0.1%安尔碘皮肤消毒液、棉签、锐器盒、无菌敷贴，必要时备屏风。

꒰ 操作要点 ꒱

1. 核对医嘱，评估环境及患者。告知相关事宜取得患者配合。
2. 一般穴位埋线疗法有切开埋线法、三角针线法、切开结扎埋线法和注射针头埋线法四种。注射针头埋线法，选用7号或8号注射器针头为埋线工具，直径0.4毫米、长50毫米的毫针作为针芯，由于针体小，操作简便，不用局部麻醉，患者易于接受，目前已大量应用于临床。

3. 用快速手消毒液做好手消毒，协助患者取舒适体位，根据取穴不同，背部穴位取俯卧位，其他穴位取仰卧位。做好进针点的标记，常规消毒皮肤。

4. 将针芯退出少许，用持止血钳或者镊子将剪好的羊肠线放入注射器针头中。

5. 左手两指绷紧或捏起进针部位的皮肤，右手持穿好线的埋线针（注射针头）快速刺入皮肤。

6. 将针头刺入所需的深度，稍做提插，出现针感后（酸麻胀），推动针芯将羊肠线留于皮下穴位内，再将注射针头连同针芯一起拔出，用棉签按压针口，必要时贴上创可贴。

7. 操作完毕，协助患者整理衣物，安置舒适体位，整理床单位。整理用物，洗手。

8. 再次核对患者信息，记录治疗时间、部位、效果及患者一般情况，签名。

操作示范图

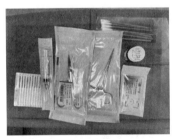

物品准备

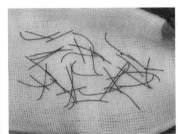

剪好羊肠线

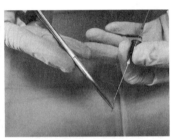

将羊肠线放入针头中

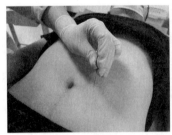

消毒皮肤，针头刺入

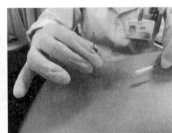

将羊肠线埋入穴位中

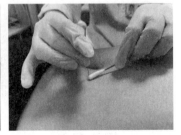

埋线成功，拔出针头并用棉签按压止血

注意事项

1. 女性在月经期、妊娠期等特殊时期尽量不埋线，对于月经量少或处于月经后期患者可由医生视情况辨证埋线。

2. 埋线疗法所采用的针具及线体均为一次性的医疗产品，保证一人一针，用后按规定销毁，避免医源性交叉感染，保证安全卫生。

3. 埋线后局部出现酸、麻、胀、痛的感觉是正常的，是刺激穴位后针感得气的反应。体质较柔弱或局部经脉不通者更明显，一般持续时间为2～7天。局部出现微肿、胀痛或青紫现象是个体差异的正常反应，是由于局部血液循环较慢，对线体的吸收过程相对延长，一般7~10天即能缓解，不影响任何疗效。如果埋线后局部出现红肿热痛者，请与医生联系，以便做相应抗感染处理。

4. 埋线后6～8小时内局部禁沾水，不影响正常的活动。

5. 体形偏瘦者或局部脂肪较薄的部位，因其穴位浅，埋线后可能出现小硬结，不影响疗效，但吸收较慢，一般1~3个月可吸收完全。

6. 埋线期间主要忌食油、糖。羊肉、猪肉、糖类、面食、核桃、瓜子、花生、咸菜、泡菜、动物内脏、咸蛋、松花蛋等禁食。

7. 埋线后宜避风寒、调情志，以清淡饮食为主，忌烟酒、海鲜及辛辣刺激性食物。

操作流程

穴位埋线疗法的操作流程详见下图。

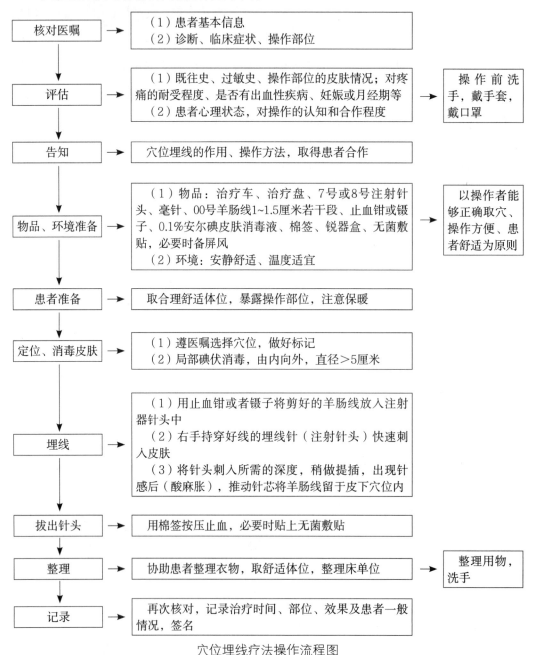

核对医嘱	→（1）患者基本信息 （2）诊断、临床症状、操作部位	
评估	→（1）既往史、过敏史、操作部位的皮肤情况；对疼痛的耐受程度、是否有出血性疾病、妊娠或月经期等 （2）患者心理状态，对操作的认知和合作程度	→ 操作前洗手，戴手套，戴口罩
告知	→ 穴位埋线的作用、操作方法，取得患者合作	
物品、环境准备	→（1）物品：治疗车、治疗盘、7号或8号注射针头、毫针、00号羊肠线1~1.5厘米若干段、止血钳或镊子、0.1%安尔碘皮肤消毒液、棉签、锐器盒、无菌敷贴，必要时备屏风 （2）环境：安静舒适、温度适宜	→ 以操作者能够正确取穴、操作方便、患者舒适为原则
患者准备	→ 取合理舒适体位，暴露操作部位，注意保暖	
定位、消毒皮肤	→（1）遵医嘱选择穴位，做好标记 （2）局部碘伏消毒，由内向外，直径>5厘米	
埋线	→（1）用止血钳或者镊子将剪好的羊肠线放入注射器针头中 （2）右手持穿好线的埋线针（注射针头）快速刺入皮肤 （3）将针头刺入所需的深度，稍做提插，出现针感后（酸麻胀），推动针芯将羊肠线留于皮下穴位内	
拔出针头	→ 用棉签按压止血，必要时贴上无菌敷贴	
整理	→ 协助患者整理衣物，取舒适体位，整理床单位	→ 整理用物，洗手
记录	→ 再次核对，记录治疗时间、部位、效果及患者一般情况，签名	

穴位埋线疗法操作流程图

操作评分标准

穴位埋线疗法操作评分标准详见下表。

穴位埋线疗法操作评分标准表

姓名 _____ 得分 _____ 监考人 _____ 考试日期 _____

项目		要求	评分等级				得分	备注
			A	B	C	D		
操作者要求		着装规范，举止端庄，态度和蔼	5	4	3	1		
核对医嘱		患者基本信息、诊断、临床症状、操作部位	5	4	3	1		
操作前准备	操作者	对患者评估正确、全面	5	4	3	1		
		洗手，戴口罩，戴手套	2	1	0	0		
	告知	埋线的作用、操作方法，取得患者理解与配合	6	5	4	2		
	物品、环境	物品齐全，环境安静舒适，温度适宜	6	5	4	2		
	患者	体位舒适合理，暴露操作部位，注意保暖	6	5	4	2		
操作过程	检查	检查针柄是否松动，针尖、针身是否弯曲带钩	5	4	3	1		
	定位	再次核对，遵医嘱选择腧穴，用拇指按压穴位，询问患者感觉，确定埋线腧穴	5	4	3	1		
	方法	戴无菌手套，消毒局部腧穴，松动针栓，用止血钳或镊子夹取羊肠线，轻轻送入埋线针套管内，根据进针部位，选择相应的进针方法，正确进针，当刺入一定深度时，患者局部产生酸、麻、胀等感觉或向远处传导，即为得气，得气后推动针栓，使线体完全埋入后将针退出，用棉签压迫针孔片刻	15	12	9	6		
	观察	观察局部皮肤情况，根据患者的反应及时调整针感	5	4	3	1		
	结束	清洁局部皮肤	5	4	3	1		
操作后	整理	合理安排体位，整理床单位	5	4	3	1		
		整理用物，归还原处，洗手	5	4	3	1		
	记录	按要求记录并签名	5	4	3	1		
技能熟练		操作正确、熟练，合理	5	4	3	1		
理论提问		回答全面、正确	10	8	6	3		

八、自血穴位注射疗法

简　介

自血穴位注射疗法，是一种非特异性疗法，是抽取患者少量（2~4毫升）静脉血，再注入其自体穴位治疗疾病的中医特色疗法。通过针刺、自血、穴位的多重作用，获得综合疗效。

适应证

1. 支气管哮喘、支气管扩张、咳嗽变异型哮喘、变应性鼻炎、慢性阻塞性肺疾病、反复肺部感染。

2. 慢性荨麻疹、全身皮肤瘙痒症、泛发性湿疹和皮炎、过敏性紫癜。

3. 复发性疖肿、毛囊炎和痤疮。

4. 风湿及类风湿关节炎、银屑病、白癜风。

禁忌证

自血疗法一般无绝对禁忌证。

用物准备

手消毒液、治疗执行单、治疗盘、一次性头皮针、一次性2毫升（5毫升）注射器、一次性硬针头、止血带、手套、无菌棉签、输液贴、皮肤消毒剂（0.5%安尔碘）、污物桶、锐器盒。

操作要点

1. 核对医嘱，评估环境及患者情况，做好解释，告知相关事宜，取得患者配合。嘱患者排空二便。

2. 备齐用物，携至床旁。用快速手消毒液做好手消毒。

3. 协助患者取舒适体位。暴露局部皮肤，注意保暖，遵医嘱取穴，通过询问患者感受确定穴位的准确位置。常规消毒皮肤。

4. 再次核对医嘱，按照无菌操作原则抽取患者静脉血1~2毫升，注射器排气。

5. 紧绷皮肤，一手固定针头与针筒的连接处；四肢垂直进针，躯干约30°进针（天突穴小于30°进针）。回抽、推注，回抽时固定针头，勿漏血。若遇阻力，则轻转角度再推。拔针、轻压。换针头、排气，注射另一侧穴位。

6. 拔针后轻压轻揉1~3分钟。

7. 观察患者自血注射后症状改善情况。

8. 操作完毕，协助患者整理衣物，安置舒适体位，整理床单位。整理用物，洗手。

9. 再次核对患者，记录治疗时间、部位、效果及患者一般情况，签名。

操作示范图

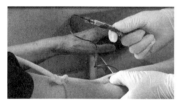 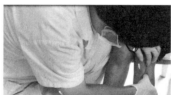 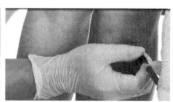

抽取患者自身血液　　　　　定位需注射的穴位　　　　　血液穴位注射

自血疗法的相关知识

1. 自血疗法分3个疗程。每5次为1个疗程，隔天注射一对穴位，不同穴位交替进行注射。每个疗程之间间隔7~10天，共进行15次穴位注射治疗，总共约需50天完成。

2. 每次选1对同名穴位（每次均为不同穴位，主穴与配穴适当搭配）。

3. 每一侧注射约1.5毫升自血注射物。

自血疗法常用穴位

1. 呼吸系统：慢性阻塞性肺疾病、哮喘、支气管扩张、咳嗽变异型哮喘等常用取穴。

第一个疗程：定喘、肺俞、足三里、曲池、风门。

第二个疗程：定喘、脾俞、丰隆、天突、大杼。

第三个疗程：定喘、肺俞、足三里、肾俞、曲池。

2. 变应性鼻炎常用取穴。

第一个疗程：迎香、定喘、肺俞、足三里、风门。

第二个疗程：迎香、定喘、脾俞、足三里、大杼。

第三个疗程：迎香、定喘、肺俞、足三里、肾俞。

3. 皮肤性疾病、增加免疫力常用取穴。

三个疗程：足三里、曲池、丰隆、手三里、血海。

注意事项

1. 皮肤感染、溃疡、瘢痕或肿瘤的部位不宜进行自血穴位注射疗法。

2. 有出血倾向、高度水肿者不宜进行自血穴位注射疗法。

3. 女性月经期和妊娠期前3个月不宜进行自血穴位注射疗法。

4. 严格执行无菌操作，预防感染。

5. 抽出血液尽快注射，放久血液容易凝固，增大推注时阻力。进针时力度宜轻柔，紧绷皮肤，运用腕力；进针深度不宜过深。推注时要固定好针头位置，觉得压力较大时不可强推，容易针头分离，血液飞溅。

6. 若出现穴位瘀血，24小时后可热敷祛瘀血，一般3~4天即可消散。

操作流程

自血穴位注射疗法的操作流程详见下图。

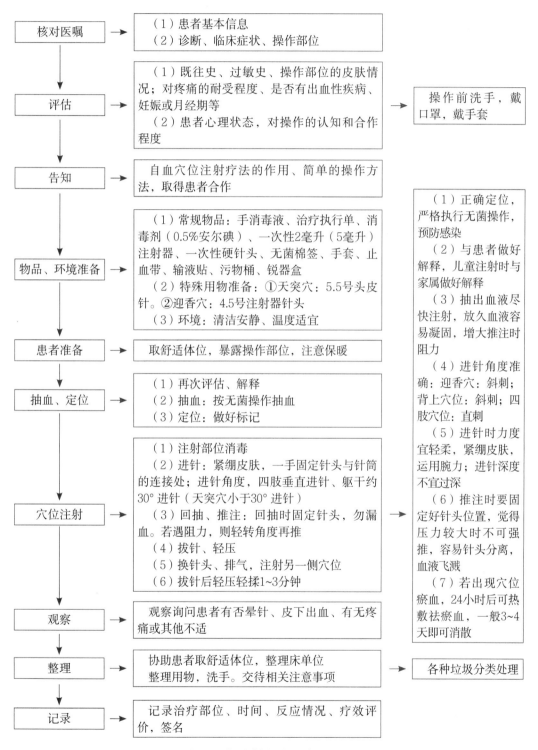

核对医嘱 →
（1）患者基本信息
（2）诊断、临床症状、操作部位

评估 →
（1）既往史、过敏史、操作部位的皮肤情况；对疼痛的耐受程度、是否有出血性疾病、妊娠或月经期等
（2）患者心理状态，对操作的认知和合作程度
→ 操作前洗手，戴口罩，戴手套

告知 →
自血穴位注射疗法的作用、简单的操作方法，取得患者合作

物品、环境准备 →
（1）常规物品：手消毒液、治疗执行单、消毒剂（0.5%安尔碘）、一次性2毫升（5毫升）注射器、一次性硬针头、无菌棉签、手套、止血带、输液贴、污物桶、锐器盒
（2）特殊用物准备：①天突穴：5.5号头皮针。②迎香穴：4.5号注射器针头
（3）环境：清洁安静、温度适宜

患者准备 →
取舒适体位，暴露操作部位，注意保暖

抽血、定位 →
（1）再次评估、解释
（2）抽血：按无菌操作抽血
（3）定位：做好标记

穴位注射 →
（1）注射部位消毒
（2）进针：紧绷皮肤，一手固定针头与针筒的连接处；进针角度，四肢垂直进针、躯干约30°进针（天突穴小于30°进针）
（3）回抽、推注：回抽时固定针头，勿漏血。若遇阻力，则轻转角度再推
（4）拔针、轻压
（5）换针头、排气，注射另一侧穴位
（6）拔针后轻压轻揉1~3分钟
→

观察 →
观察询问患者有否晕针、皮下出血、有无疼痛或其他不适

整理 →
协助患者取舒适体位，整理床单位
整理用物，洗手。交待相关注意事项
→ 各种垃圾分类处理

记录 →
记录治疗部位、时间、反应情况、疗效评价，签名

（1）正确定位，严格执行无菌操作，预防感染
（2）与患者做好解释，儿童注射时与家属做好解释
（3）抽出血液尽快注射，放久血液容易凝固，增大推注时阻力
（4）进针角度准确：迎香穴：斜刺；背上穴位：斜刺；四肢穴位：直刺
（5）进针时力度宜轻柔，紧绷皮肤，运用腕力；进针深度不宜过深
（6）推注时要固定好针头位置，觉得压力较大时不可强推，容易针头分离，血液飞溅
（7）若出现穴位瘀血，24小时后可热敷祛瘀血，一般3~4天即可消散

自血穴位注射疗法操作流程图

操作评分标准

自血穴位注射疗法操作评分标准详见下表。

自血穴位注射疗法操作评分标准表

姓名 _____ 得分 _____ 监考人 _____ 考试日期 _____

项目		操作要求	评分等级				得分	备注
			A	B	C	D		
操作者要求		着装规范，举止端庄，态度和蔼	5	4	3	1		
核对医嘱		患者基本信息、诊断、临床症状、操作部位	5	4	3	1		
操作前准备	操作者	对患者评估正确、全面	5	4	3	1		
		洗手，戴口罩，戴手套	2	1	0	0		
	告知	自血穴位注射疗法的作用、操作方法，取得患者理解与配合	6	4	3	1		
	物品、环境	物品齐全，环境安静舒适、温度适宜	6	4	3	1		
	患者	体位舒适合理，暴露操作部位，注意保暖	6	4	3	1		
操作过程	抽血定位	再次核对，根据无菌操作抽血，做好注射部位标识	5	3	2	1		
	消毒	局部皮肤消毒以注射点为中心，直径>5厘米	5	3	2	1		
	进针	选针后符合进针、无菌方法（注射部位、角度、深度正确），并妥善固定	10	8	6	4		
	回抽推注	回抽时固定针头，勿漏血。若遇阻力，则轻转角度再推	5	4	3	1		
	观察	患者有否晕针、皮下瘀血、疼痛等不适情况	5	4	3	1		
	穴位注射	符合无菌要求（注射处有感染时及时处理）	5	4	3	1		
操作后	整理	合理安排体位，整理床单位	3	2	1	0		
		整理用物，归还原处，洗手，针具处理符合要求	5	4	3	1		
	记录	按要求记录并签名	2	1	0	0		
技能熟练		操作熟练，轻巧；选穴正确，注射方法严格无菌	10	8	6	2		
理论提问		回答全面、正确	10	8	6	2		

第六章

中药特殊用法类

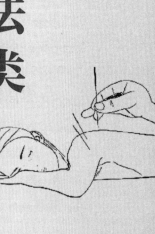

一、敷脐疗法

简　介

敷脐疗法属于间接灸范畴，是采用辨证施药与传统灸法作用在神阙穴上进行隔药灸，利用神阙穴皮肤薄、敏感度高、吸收快的特点，以及通五脏六腑，联络全身脉络的功能，借助艾火的纯阳热力，透入肌肤，刺激组织，充分发挥中药、穴位、艾灸的三重作用，调和气血，疏通经络，从而达到防病健体的目的。

适应证

主要用于治疗虚寒疾病，如痛经、月经不调、崩漏、带下病、宫寒不孕、月经前后诸症等疾病。

禁忌证

1. 脐部损伤、炎症。

2. 皮肤感觉障碍。

3. 热证（面目红赤、唇红而干、喜冷饮、舌红、苔黄等）和阴虚证（手脚心热、潮热盗汗、舌干红、少苔等）。

用物准备

水、黄酒、蜂蜜、脐疗药粉、小麦粉、艾绒、治疗碗、纱布、95%酒精、酒精灯、艾炷模具、大浴巾2条、红外线治疗仪。

操作要点

1. 核对医嘱，评估环境及患者情况，使光线柔和，安静舒适，温度适宜，通风良好，夏天空调不可以直吹，冬天供暖不宜过热。告知相关事宜取得患者配合。嘱患者排空二便。

2. 使用脐疗一号方20克，加入水、黄酒、蜂蜜制成药饼，利用模具制成厚度0.5厘米、直径4厘米的药饼。

3. 使用水及小麦粉和成使用的面圈，在保证软硬适度的前提下做成大小深浅合适的面饼圈，将面圈围绕药饼1周。

4. 利用模具将艾绒压实成艾炷（直径约4厘米，高度约5厘米），将艾炷放于药饼上。

5. 备齐用物，携至床旁，用快速手消毒液做好手消毒。协助患者取平卧仰卧位，充分暴露脐部：上至上脘，下至中极，左右至大横。注意保护隐私及保暖。

6. 点燃艾炷后将面饼放于患者脐部进行施灸，同时配合红外线治疗仪进行治疗，治疗时间为20~30分钟。

7. 操作完毕，协助患者整理衣物，安置舒适体位，整理床单位。整理用物，洗手。

8. 再次核对患者信息，记录敷脐时间、部位、效果、患者一般情况和局部皮肤情况，签名。

操作示范图

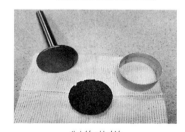

制作药饼

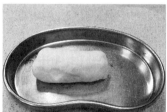

和面

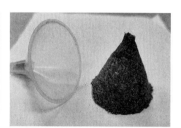

制作艾炷

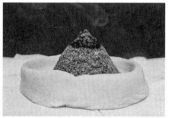

点火

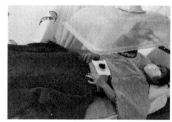

配合红外线治疗仪进行施灸

注意事项

1. 妊娠期女性及对药物过敏者不宜实施此疗法。

2. 饱时、空腹、极度疲劳和情绪不稳者不宜实施此疗法。

3. 操作前，检查脐部有无感染、损伤、发炎、流脓、流血等。

4. 月经干净3天后开始施灸，7次为1个疗程，每次治疗20~30分钟。

5. 充分评估，加强巡视，做好防烫伤。

6. 施灸过程中手不可跨过脐部，防止碰到燃烧的艾炷。施灸后指导患者注意保暖、清淡饮食、多饮温开水，2小时内避免洗澡。

7. 注意施灸后皮肤护理：脐周红痒时避免挠抓皮肤；局部出现小水疱，一般无需处理，可自行吸收；如水疱较大，可用一次性无菌注射器抽出疱液，并以无菌纱布覆盖，保持干燥，避免感染。

操作流程

敷脐疗法的操作流程详见下图。

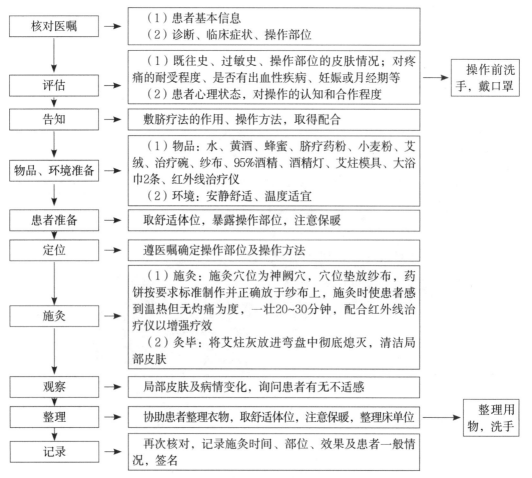

敷脐疗法操作流程图

操作评分标准

敷脐疗法操作评分标准详见下表。

敷脐疗法操作评分标准表

姓名 _____ 得分 _____ 监考人 _____ 考试日期 _____

项目		操作要求	评分等级				得分	备注
			A	B	C	D		
操作者要求		着装规范，举止端庄，态度和蔼	5	4	3	1		
核对医嘱		患者基本信息、诊断、临床症状、操作部位	5	4	3	1		
操作前准备	操作者	按医嘱要求，对患者评估正确、全面	5	4	3	1		
		洗手，戴口罩	2	1	0	0		
	告知	敷脐疗法的作用、操作方法，取得患者理解与配合	5	4	3	1		
	物品、环境	物品齐全，环境安静舒适、温度适宜	10	8	6	2		
	患者	体位舒适合理，暴露操作部位，注意保暖	4	3	2	1		
操作过程	定位	再次核对患者基本信息，明确操作部位及方法	5	3	2	1		
	施灸	点燃艾炷，灸法正确	4	3	2	1		
		艾炷制作标准，施灸过程中无散落	5	4	3	1		
		及时除掉艾灰	4	3	2	1		
		艾灸至局部皮肤稍起红晕，施灸时间合理	5	4	3	1		
	观察	观察局部皮肤及病情，询问患者有无不适	5	4	3	1		
	灸毕	灸后艾绒彻底熄灭，清洁局部皮肤	4	3	2	1		
操作后	整理	安排合理体位，整理床单位，宣教到位	2	1	0	0		
		整理用物，归还原处，洗手，艾灰处理符合要求	5	4	3	1		
	记录	按要求记录及签名	5	4	3	1		
技能熟练		操作熟练，轻巧，运用灸法正确	10	8	6	2		
理论提问		回答全面、正确（流程中的要点说明）	10	8	6	2		

注：若有艾灸火脱落烧伤皮肤或烧坏衣被均为不合格。

二、红花酒湿敷疗法

⌇ 简 介

红花酒湿敷疗法是将敷料（比如纱布）用红花酒浸透，敷于患处，以起到活血化瘀、清热止痛、消肿散结等作用的一种外治方法。

⌇ 适应证

红花酒对因输液外渗导致的局部皮肤肿胀、硬结、疼痛疗效确切，能减轻组织的炎性渗出，对促进组织的修复有良好疗效，且材料方便，配制简便，是安全有效的治疗方法。特别是对血液透析患者自体动静脉内瘘血管皮肤及血管的硬结和瘀斑具有良好的治疗和预防作用。

⌇ 禁忌证

1. 疮疡。
2. 对红花和酒精过敏。

⌇ 用物准备

快速手消毒液、碘伏、浸泡好的红花酒、无菌纱布（3~5块）、治疗盘或治疗碗、持物钳或镊子、保鲜膜、一次性防水治疗巾。

⌇ 操作要点

1. 核对医嘱，评估环境及患者患处及皮肤情况。做好解释，告知相关事宜，取得患者配合。
2. 嘱患者使用清水或生理盐水清洗患处侧上肢皮肤，擦干。
3. 取适量纱布，放于治疗碗中，倒入红花药酒，浸湿纱布，以全部浸润且不滴水为宜。

4. 备齐用物，携至床旁。用快速手消毒液做好手消毒。消毒治疗部位。

5. 在患者患处侧上肢下铺治疗巾，将治疗碗中的红花药酒纱布置于内瘘上，覆盖范围为超过内瘘血管2~3厘米，厚度以3~5层为宜。最后使用保鲜膜缠绕固定。

6. 观察患者局部皮肤，询问有无不适感。

7. 操作完毕，擦干局部多余药液，取下治疗巾，协助患者整理衣物，安置舒适体位，整理床单位。整理用物，洗手。

8. 再次核对，记录湿敷时间、部位、效果、患者一般情况和局部皮肤情况，签名。

操作示范图

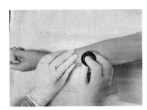
患处评估

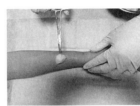
患者皮肤清洁

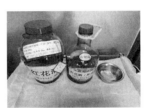
红花酒浸润纱布

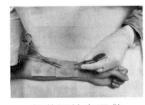
红花酒纱布湿敷

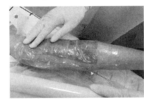
保鲜膜包裹覆盖固定保湿

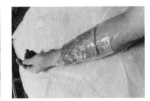
保鲜膜包裹湿敷20分钟

注意事项

1. 操作前需提前制备好红花酒（将红花50克加入500毫升的酒精度数为50度以上的白酒中浸泡2周）。

2. 操作前向患者做好解释，以取得合作。注意保暖。

3. 对于内瘘患者，在操作前需对患者进行评估，常规方法有：①观察内瘘皮肤表面有无破损，硬结、瘀斑。②触摸内瘘血管震颤有无减弱，血管内是否有硬结。③使用听诊器，置于内瘘血管皮肤表面，听诊血管杂音有无减弱或增强。

4. 治疗过程中观察局部皮肤反应，如皮肤出现红斑、水疱、痒痛或破溃时，应停止治疗，报告医生，配合处理。

5. 红花酒湿敷治疗宜每次20~30分钟，每天2~3次。

操作流程

红花酒湿敷疗法的操作流程详见下图。

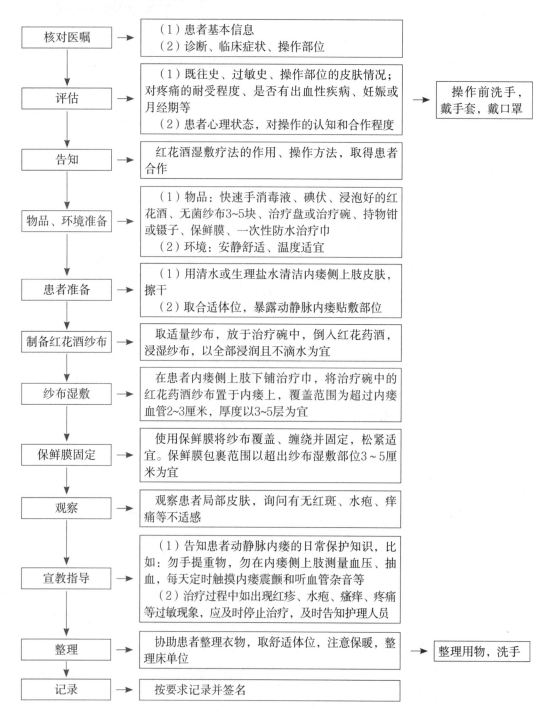

红花酒湿敷疗法操作流程图

操作评分标准

红花酒湿敷疗法操作评分标准详见下表。

红花酒湿敷疗法操作评分标准表

姓名 _____ 得分 _____ 监考人 _____ 考试日期 _____

项目		要求	评分等级				得分	备注
			A	B	C	D		
操作者要求		着装规范，举止端庄，态度和蔼	5	4	3	1		
核对医嘱		患者基本信息、诊断、临床症状、操作部位	5	4	3	1		
操作前准备	操作者	对患者评估正确、全面	5	4	3	1		
		洗手，戴手套，戴口罩	2	1	0	0		
	告知	治疗作用、操作方法，取得患者理解与配合	6	5	4	2		
	物品、环境	物品齐全，环境安静舒适、温度适宜	6	5	4	2		
	患者	用清水或生理盐水清洁内瘘侧上肢皮肤，擦干。取合适体位，暴露动静脉内瘘贴敷部位	6	5	4	2		
操作过程	制备红花酒纱布	取适量纱布，放于治疗碗中，倒入红花药酒，浸湿纱布，以全部浸润且不滴水为宜	5	4	3	1		
	纱布湿敷	在患者内瘘侧上肢下铺治疗巾，将治疗碗中的红花药酒纱布置于内瘘上，覆盖范围为超过内瘘血管2~3厘米，厚度以3~5层为宜	7	5	3	1		
	保鲜膜固定	使用保鲜膜将纱布覆盖，缠绕并固定，松紧适宜。保鲜膜包裹范围应超出纱布湿敷部位3~5厘米为宜	5	4	3	1		
	观察	观察患者局部皮肤，询问有无不适感	5	4	3	1		
	教育指导	告知患者动静脉内瘘的日常保护知识，比如：勿手提重物，勿在内瘘侧上肢测量血压、抽血，每天定时触摸内瘘震颤和听血管杂音等治疗过程中如出现红疹、水疱、瘙痒、疼痛等过敏现象，应及时停止治疗，及时告知护理人员	5	4	3	1		
操作后	整理	合理安排体位，整理床单位	3	2	1	0		
		整理用物，归还原处，洗手	5	4	3	1		
	记录	按要求记录并签名	5	4	3	1		
技能熟练		操作正确、熟练，严格执行流程	10	8	6	2		
沟通交流		语言通俗，态度和蔼，沟通有效	5	4	3	1		
理论提问		回答全面、正确	10	8	6	2		

三、芒硝贴敷疗法

简　介

芒硝贴敷法是将中药芒硝研为粉末，装入布袋内，贴敷于人体体表的一种外治疗法。芒硝味苦咸，苦能泻热，咸能软坚；其性善消，入血分，故善消瘀血，通化瘀滞。现代医学认为，芒硝可通过高渗吸水效应消肿止痛，起到扩张局部血管，促进微循环，提高抵抗力，加强单核细胞的吞噬能力，加快炎症吸收和消散的作用。

适应证

可用于治疗肾性水肿、乳痈、痔疮肿痛等，其中以肾性水肿为主，主要表现为下肢水肿。中医学认为，肾性水肿是机体脏腑功能失调，气化功能障碍，水湿停聚体内，泛溢肌肤，引起眼睑、四肢、腹背甚至全身肿胀的病症。

禁忌证

1. 对芒硝过敏。

2. 下肢局部皮肤有破损、溃烂、炎症或皮肤有大块瘢痕组织；高热及急性软组织出血。

用物准备

快速手消毒液、碘伏、治疗盘、适合患者需要外敷部位型号的布袋、芒硝颗粒、封装芒硝的小布袋、皮尺、记号笔。

操作要点

1. 核对医嘱，评估环境及患者。做好解释，告知相关事宜，取得患者配合。

2. 协助患者取舒适体位，暴露敷药部位，做好测量部位的标记，并记录第一次测量结果。

3. 根据下肢肢体肿胀部位和周径选择不同型号的布袋，将装有芒硝碎的密封小布袋装入布袋。

4. 备齐用物，携至床旁。用快速手消毒液做好手消毒。消毒治疗部位。

5. 将装好芒硝的布袋中央置于水肿部位正下方，利用布袋上的魔术贴固定芒硝袋。

6. 观察患者局部皮肤，询问有无不适感。

7. 操作完毕，协助患者整理衣物，安置舒适体位，整理床单位。整理用物，洗手。

8. 再次核对，记录贴敷时间、部位、效果、患者一般情况和局部皮肤情况，签名。

操作示范图

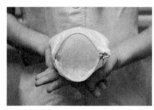
将芒硝粉末装入密封布袋

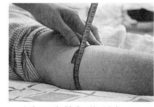
测量贴敷部位并标记

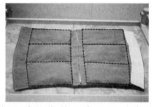
将芒硝药袋装入合适尺寸布袋

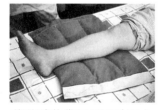
将芒硝药袋置于下肢下方

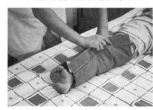
使用魔术贴固定药袋并调节松紧度

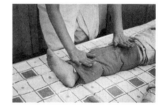
轻柔按摩下肢，抚平芒硝药粉

注意事项

1. 女性妊娠期或哺乳期不宜使用芒硝贴敷疗法。

2. 操作时芒硝密封袋内的药物厚度以1厘米为宜。选择的布袋贴上魔术贴后不可绑得太紧，松紧度以可放入一小指且患者不感觉皮肤紧绷不适为宜。

3. 治疗过程中注意观察患者皮肤，如出现红疹、水疱、瘙痒、疼痛等过敏现象，应停止治疗并清洁皮肤，并报告医生处理。

4. 如夜间行动不便，可拆卸后活动。治疗时做好记录，注意保暖，必要时使用屏风遮挡。

5. 芒硝外敷一般3天为一个疗程，每天外敷后保持皮肤清洁，未溶解的药物倒出摊晾备用，温水清洗布袋消毒后备第2天使用。

操作流程

芒硝贴敷疗法的操作流程详见下图。

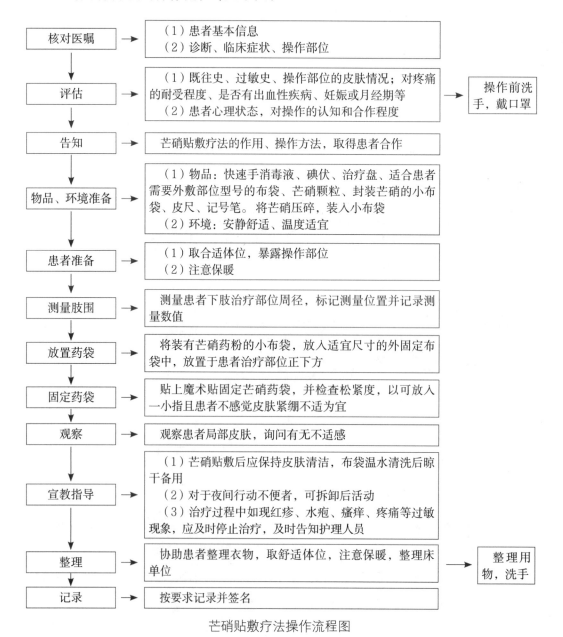

芒硝贴敷疗法操作流程图

操作评分标准

芒硝贴敷疗法操作评分标准详见下表。

芒硝贴敷疗法操作评分标准表

姓名 _____ 得分 _____ 监考人 _____ 考试日期 _____

项目		要求	评分等级				得分	备注
			A	B	C	D		
操作者要求		着装规范，举止端庄，态度和蔼	5	4	3	1		
核对医嘱		患者基本信息、诊断、临床症状、操作部位	5	4	3	1		
操作前准备	操作者	对患者评估正确、全面	5	4	3	1		
		洗手，戴口罩	2	1	0	0		
	告知	治疗目的、操作方法，取得患者理解与配合	6	5	4	2		
	物品、环境	物品齐全；将芒硝压碎后装入密封适宜尺寸的布袋里，避免外漏，芒硝药物的厚度以1厘米为宜；环境安静舒适、温度适宜	6	5	4	2		
	患者	体位舒适合理，暴露操作部位，注意保暖	6	5	4	2		
操作过程	再次核对	患者基本信息，芒硝布袋是否完好	5	4	3	1		
	测量肢围	测量患者下肢治疗部位周径，标记并记录	5	4	3	1		
	放置药袋	将装有芒硝药粉的布袋放置于治疗部位	2	1	0	0		
	固定药袋	贴上魔术贴固定芒硝药袋，并检查松紧度，以可放入一小指且患者不感觉皮肤紧绷不适为宜	5	4	3	1		
	观察	观察患者局部皮肤，询问有无不适感	5	4	3	1		
	宣教指导	（1）芒硝贴敷后应保持皮肤清洁，布袋温水清洗后晾干备用（2）对于夜间行动不便者，可拆卸后活动（3）治疗过程中如现红疹、水疱、瘙痒、疼痛等过敏现象，应及时停止治疗，及时告知护理人员	5	4	3	1		
操作后	整理	合理安排体位，整理床单位	3	2	1	0		
		整理用物，归还原处，洗手	5	4	3	1		
	记录	按要求记录并签名	5	4	3	1		
技能熟练		操作正确、熟练，严格执行流程	10	8	6	2		
沟通交流		语言通俗，态度和蔼，沟通有效	5	4	3	1		
理论提问		回答全面、正确	10	8	6	2		

四、中药涂药疗法

简　介

中药涂药疗法是将中草药制成散剂，调成糊状，用手、棉签、毛笔或擦药棒将药物直接涂于患处，达到祛风除湿、解毒消肿、止痒镇痛的一种操作方法。其剂型有水剂、酊剂、油剂、膏剂等。

适应证

各种皮肤病及疮疡、水火烫伤、蚊虫咬伤、跌打损伤、烫伤、烧伤、疖痈、静脉炎等。

禁忌证

药物过敏。

用物准备

快速手消毒液、治疗盘、中药制剂、治疗碗、弯盘、涂药板（棉签）、镊子、盐水棉球、纱布或棉纸、胶布或弹力绷带、治疗巾等，必要时备中单、屏风、大毛巾。

操作要点

1. 核对医嘱，评估环境及患者情况，调节室温。做好解释，告知相关事宜，取得患者配合。

2. 备齐用物，携至床旁。根据涂药部位，协助患者取舒适体位，暴露涂药部位，必要时使用屏风遮挡。用快速手消毒液做好手消毒。

3. 患处铺治疗巾，用生理盐水棉球清洁皮肤并观察局部皮肤情况。

4. 将中药制剂均匀涂抹于患处或涂抹于纱布外敷于患处，范围超出患处1~2

厘米为宜。

5. 各类剂型用法。①混悬液先摇匀后再用棉签涂抹。②水、酊剂类药物用镊子夹棉球蘸取药物涂擦，干湿度适宜，以不滴水为度，涂药均匀。③膏状类药物用棉签或涂药板取药涂擦，涂药厚薄均匀，以2~3毫米为宜。④霜剂应用手掌或手指反复擦抹，使之渗入肌肤。⑤对初起有脓头或成脓阶段的肿疡，脓头部位不宜涂药。⑥乳痈涂药时，在敷料上剪一缺口，使乳头露出，利于乳汁的排空。

6. 根据涂药的位置、药物的性质，必要时选择适当的敷料覆盖并固定。

7. 涂药过程中随时询问患者有无不适。

8. 操作完毕，协助患者整理衣物，安置舒适体位，整理床单位。整理用物，洗手。

9. 再次核对，记录治疗时间、部位、效果、患者一般情况和局部皮肤情况，签名。

操作示范图

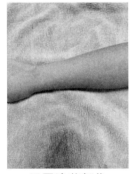 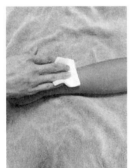 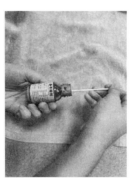 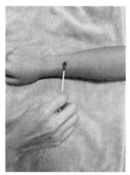

| 暴露涂药部位 | 清洁皮肤 | 蘸取药物 | 将药物涂于患处 |

注意事项

1. 婴幼儿颜面部、过敏体质者及妊娠者慎用。

2. 涂药前需清洁局部皮肤。

3. 涂药不宜过多、过厚，以防毛孔闭塞。

4. 涂药后，观察局部及全身的情况，如出现丘疹、瘙痒、水疱或局部肿胀等过敏现象，停止用药，将药物擦洗干净并报告医生，配合处理。

5. 若患处原有敷料，不可强行撕脱，可用生理盐水棉球沾湿敷料后再揭，并擦去原药迹。

操作流程

中药涂药疗法的操作流程详见下图。

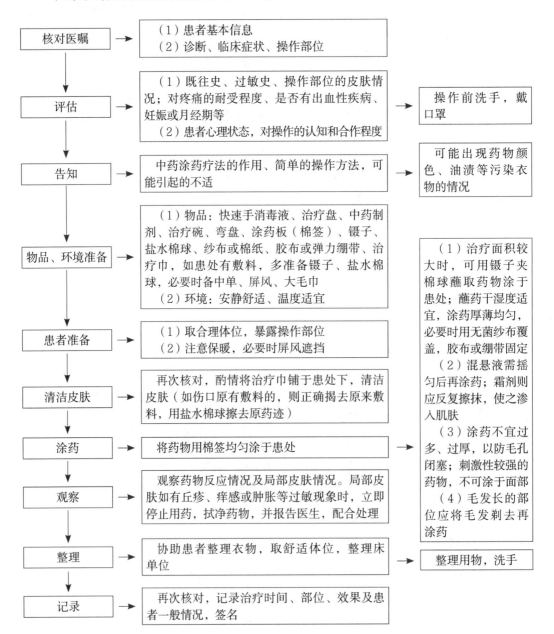

中药涂药疗法操作流程图

操作评分标准

中药涂药疗法操作评分标准详见下表。

中药涂药疗法操作评分标准表

姓名 _____ 得分 _____ 监考人 _____ 考试日期 _____

项目		要　求	评分等级				得分	备注
			A	B	C	D		
操作者要求		着装规范，举止端庄，态度和蔼	5	4	3	1		
核对医嘱		患者基本信息、诊断、临床症状、操作部位	5	4	3	1		
操作前准备	操作者	对患者评估正确、全面	5	4	3	1		
		洗手，戴口罩	2	1	0	0		
	告知	治疗目的、操作方法，取得患者理解与配合	6	5	4	2		
	物品、环境	物品齐全，环境安静舒适、温度适宜	6	5	4	2		
	患者	体位舒适合理，暴露操作部位，注意保暖	6	5	4	2		
操作过程	再次核对	患者基本信息，涂药部位	2	1	1	0		
	清洁皮肤	执行无菌操作，取镊子，清洗方法正确	6	5	4	2		
		揭去原来敷料，方法正确	5	4	3	1		
		用盐水棉球擦去原药迹	4	3	2	1		
		观察伤口情况	2	1	1	0		
	准备药物	再次核对涂药部位	4	3	2	1		
		将药物摇匀（水剂）或调匀（膏药）	5	4	3	1		
	涂药	涂药正确，薄厚均匀，不污染衣物	5	4	3	1		
		包扎松紧适宜、美观	2	1	1	0		
操作后	整理	合理安排体位，整理床单位	3	2	1	0		
		整理用物，归还原处，洗手	5	4	3	1		
	记录	按要求记录并签名	2	1	0	0		
技能熟练		操作正确、熟练，严格执行无菌操作原则	10	8	6	2		
理论提问		回答全面、正确	10	8	6	2		

五、熏洗疗法

简 介

熏洗疗法是将药物煎汤，趁热在患处熏蒸、淋洗或浸浴，以达到疏通腠理、祛风除湿、清热解毒、杀虫止痒等目的的一种外治方法。

适应证

适用于各种泛发性皮肤病，以及各种原因引起的全身关节酸痛、肢体麻木、屈伸不利等。

禁忌证

外周感染性病灶并已化脓破损，以及过敏性疾病。

用物准备

治疗盘、药液、盛放药液容器（根据熏洗部位选择）、水温计，必要时备屏风及换药用品等。

操作要点

1. 核对医嘱，评估环境及患者情况，做好解释。告知相关事宜，取得患者配合。嘱患者排空二便。

2. 按医嘱配制药液，选择容器。备齐用物，携至床旁。用快速手消毒液做好手消毒。

3. 再次核对，确定熏洗部位；协助患者取舒适体位，暴露熏洗部位，注意保暖，必要时用屏风遮挡。将药液倒入容器，测量液温50~70℃，根据不同部位按要求熏蒸，待温度适宜时（38~43℃），再将患处浸泡于药液中，每次治疗时间为20~30分钟。

4. 熏洗过程中，观察药液温度及患者的反应，询问患者有无不适，防止烫伤及沾湿衣物。

5. 清洁局部皮肤，擦干。

6. 操作完毕，协助患者整理衣物，安置舒适体位，整理床单位。整理用物，洗手。

7. 再次核对，记录熏洗时间、部位、效果、患者一般情况和局部皮肤情况，签名。

操作示范图

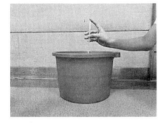 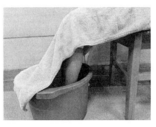 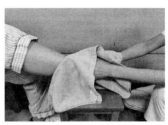

测量药液温度　　　　　　　　熏洗　　　　　　　　清洁局部皮肤，擦干

注意事项

1. 冬季注意保暖，暴露部位尽量加盖衣被。

2. 熏蒸药液温度不宜过高，一般为50~70℃，以防烫伤。

3. 伤口部位进行熏洗时，应按照无菌疗法规程进行。

4. 包扎部位进行熏洗时，应揭去敷料，熏洗完毕后，更换消毒敷料。

5. 所用物品需清洁消毒，用具一人一份，避免交叉感染。

6. 餐后半小时内不宜熏洗。心病、肺病及脑病患者，年老体弱者和水肿患者熏洗时间不宜过长，以防虚脱。

7. 颜面部熏蒸者，操作后半小时才能外出，以防感冒。

操作流程

熏洗疗法的操作流程详见下图。

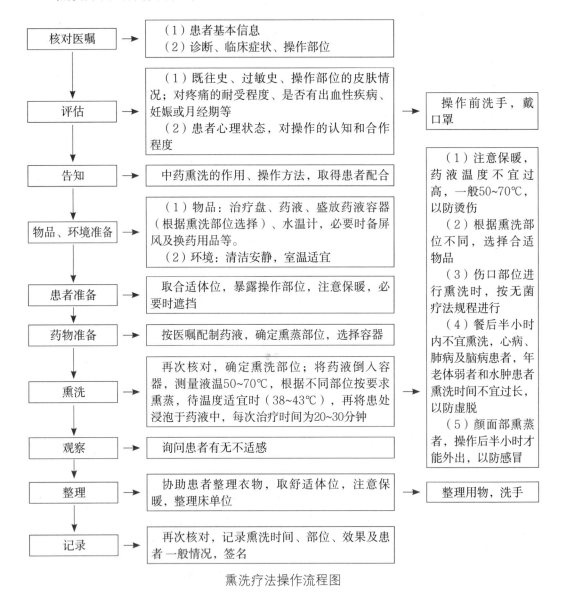

核对医嘱	→	（1）患者基本信息 （2）诊断、临床症状、操作部位
评估	→	（1）既往史、过敏史、操作部位的皮肤情况；对疼痛的耐受程度、是否有出血性疾病、妊娠或月经期等 （2）患者心理状态，对操作的认知和合作程度
告知	→	中药熏洗的作用、操作方法，取得患者配合
物品、环境准备	→	（1）物品：治疗盘、药液、盛放药液容器（根据熏洗部位选择）、水温计，必要时备屏风及换药用品等。 （2）环境：清洁安静，室温适宜
患者准备	→	取合适体位，暴露操作部位，注意保暖，必要时遮挡
药物准备	→	按医嘱配制药液，确定熏蒸部位，选择容器
熏洗	→	再次核对，确定熏洗部位；将药液倒入容器，测量液温50~70℃，根据不同部位按要求熏蒸，待温度适宜时（38~43℃），再将患处浸泡于药液中，每次治疗时间为20~30分钟
观察	→	询问患者有无不适感
整理	→	协助患者整理衣物，取舒适体位，注意保暖，整理床单位
记录	→	再次核对，记录熏洗时间、部位、效果及患者一般情况，签名

右侧注释：

操作前洗手，戴口罩

（1）注意保暖，药液温度不宜过高，一般50~70℃，以防烫伤
（2）根据熏洗部位不同，选择合适物品
（3）伤口部位进行熏洗时，按无菌疗法规程进行
（4）餐后半小时内不宜熏洗，心病、肺病及脑病患者，年老体弱者和水肿患者熏洗时间不宜过长，以防虚脱
（5）颜面部熏蒸者，操作后半小时才能外出，以防感冒

整理用物，洗手

熏洗疗法操作流程图

操作评分标准

熏洗疗法操作评分标准详见下表。

熏洗疗法操作评分标准表

姓名 _____ 得分 _____ 监考人 _____ 考试日期 _____

项目		要求	评分等级				得分	备注
			A	B	C	D		
操作者要求		着装规范，举止端庄，态度和蔼	5	4	3	1		
核对医嘱		患者基本信息、诊断、临床症状、操作部位	5	4	3	1		
操作前准备	操作者	遵照医嘱要求，对患者评估正确、全面	5	4	3	1		
		洗手，戴口罩	2	1	0	0		
	告知	作用、操作方法，取得患者理解与配合	6	5	4	2		
	物品、环境	物品齐全，环境安静舒适、温度适宜	6	5	4	2		
	患者	体位舒适合理，暴露操作部位，注意保暖	6	5	4	2		
操作过程	定位	再次核对，确定熏洗部位及方法	5	4	3	1		
	方法	熏洗方法，运用正确	10	8	6	2		
		药液温度适宜	5	4	3	1		
		药液量适宜	2	1	0	0		
		药液未沾湿患者衣裤、被单，熏洗时间适宜	5	4	3	1		
	观察	观察药液温度及病情变化，询问患者有无不适	5	4	3	1		
	熏毕	清洁局部皮肤、擦干	3	2	1	0		
操作后	整理	合理安排体位，整理床单位	3	2	1	0		
		整理用物，归还原处，洗手	5	4	3	1		
	记录	按要求记录及签名	2	1	0	0		
技能熟练		操作正确、熟练、轻巧	10	8	6	2		
理论提问		回答全面、正确	10	8	6	2		

六、药棒疗法

简 介

药棒疗法是将特制的木棒蘸上配好的药液在患病的局部和相应的腧穴进行点叩或揉按的治疗方法，具有舒筋通络、活血化瘀、散寒祛湿、消肿止痛的作用。

适应证

主要适用于寒湿痹阻、气滞血瘀或痰瘀互结型各类疾病。

禁忌证

开放性损伤、骨折尚未愈合等。

用物准备

治疗盘、药棒液、药棒（小号药棒或大头药棒）、快速手消毒液，必要时备屏风、毛巾。

操作要点

1. 核对医嘱，评估环境及患者情况，做好解释。告知相关事宜，取得患者配合。

2. 用快速手消毒液做好手消毒。协助患者取舒适体位，暴露叩击部位，注意保护隐私及保暖，清洁叩击部位皮肤。

3. 根据医嘱及患者情况选择合适的操作方法。常用的药棒疗法的方法有：①点叩，用小号药棒锐头蘸药液后用腕力叩击，皮肤面接触小，用腕力叩击，棒点要叩在穴位上，力求准、稳，用力轻、着力匀、触面小，使患者有针刺样放射感和灼热感，要求叩击部位出现潮红、充血或疹样斑块。适用于叩击肘、膝、踝小关节部位的穴位。②平叩，将整个药棒蘸上药液后大面积用腕力叩击患病部位，棒顶端1.5~3厘米接触皮肤，患者自觉胀痛感和灼热感。适用于胸、腰、髋关节部位。③揉按滚，将大头药棒蘸上药液在患病部位进行揉按滚手法，使患者感觉酸胀舒适。用于胸、腰、髋关节肌肉丰满的部位。

4. 叩击过程中，观察叩击部位及患者的反应，询问患者有无不适，注意保暖，必要时使用屏风遮挡。

5. 清洁局部皮肤，擦干。

6. 操作完毕，协助患者整理衣物，安置舒适体位，整理床单位。整理用物，洗手。

7. 再次核对，记录治疗时间、部位、效果、患者一般情况和局部皮肤情况，签名。

操作示范图

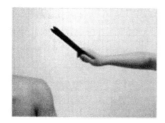
暴露点叩部位

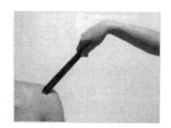
点叩

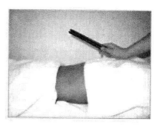
暴露平叩部位

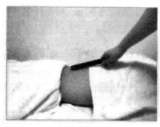
平叩

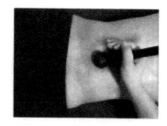
揉按滚

注意事项

1. 胸部靠近心脏处及头面部不能叩击；腹部只能轻点；细小关节部位，如指、腕、踝、趾、锁骨等关节和颈项部位，宜轻点、拍；腰部应轻点、拍、打；四肢肌肉较丰厚处，点、打、拍、甩四法皆可用，宜先轻后重；四肢关节可重点、重拍、轻打、轻甩。

2. 对年老、体弱、病重、空腹、疲劳、酒后、过度紧张者，要防止晕棒，若见晕棒现象，可按晕针处理。

3. 部分疾病需配合药物、针灸、按摩等方法综合治疗，以提高疗效。

操作流程

药棒疗法的操作流程详见下图。

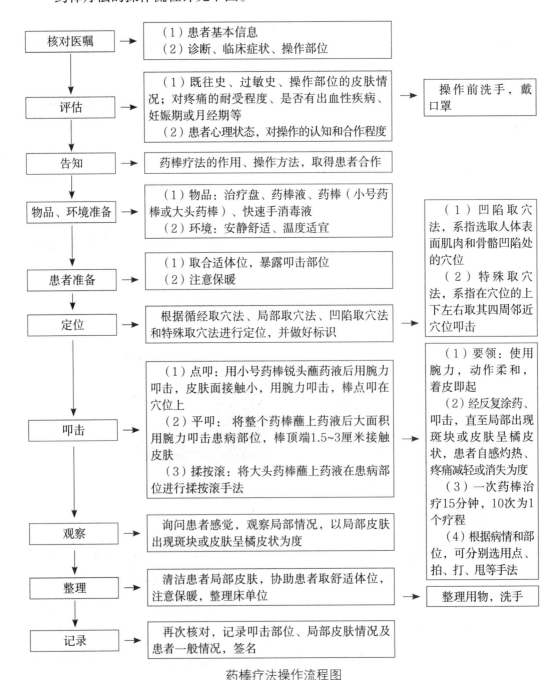

药棒疗法操作流程图

操作评分标准

药棒疗法操作评分标准详见下表。

药棒疗法操作评分标准表

姓名 _____ 得分 _____ 监考人 _____ 考试日期 _____

项目		要求	评分等级				得分	备注
			A	B	C	D		
操作者要求		着装规范，举止端庄，态度和蔼	5	4	3	1		
核对医嘱		患者信息，诊断，临床症状、操作部位	5	4	3	1		
操作前准备	操作者	对患者评估正确、全面	5	4	3	1		
		洗手，戴口罩	2	1	0	0		
	告知	治疗目的、简单的操作方法，取得患者理解与配合	6	5	4	2		
	物品、环境	物品齐全，环境温湿度适宜	6	5	4	2		
	患者	体位舒适合理，暴露操作部位，保暖	6	5	4	2		
操作过程	再次核对	患者基本信息，操作部位	5	4	3	1		
	定位	根据病症选择合适的部位	5	4	3	1		
	叩击	根据选定的部位选择点叩、平叩、揉按滚等手法，手法符合要求。点叩，用小号药棒锐头蘸药液后用腕力叩击，皮肤面接触小，用腕力叩击，棒点叩在穴位上；平叩，将整个药棒蘸上药液后大面积用腕力叩击患病部位，棒顶端1.5~3厘米接触皮肤；揉按滚，将大头药棒蘸上药液在患病部位进行揉按滚手法	20	15	9	3		
	观察	患者感觉，局部皮肤情况	5	4	3	1		
操作后	整理	合理安排体位，整理床单位	3	2	1	0		
		整理用物，归还原处，洗手	5	4	3	1		
	记录	按要求记录并签名	2	1	0	0		
技能熟练		操作熟练，轻巧；选穴正确，运用叩击手法正确	10	8	6	2		
理论提问		回答全面、正确	10	8	6	2		

七、中药灌肠疗法

简　介

中药灌肠疗法是将中药药液从肛门灌入直肠或结肠，保留药液在肠道内，通过肠道黏膜的吸收达到清热解毒、软坚散结、泄浊排毒、活血化瘀等作用的一种中医操作方法。中药结肠滴注参照此项疗法。

适应证

内科、外科、妇科、儿科等各科的急、慢性疾病，重症、疑难杂病等均可予以灌肠疗法治疗。目前用得比较多的主要是某些慢性疾病、肠道疾病、盆腔疾病、男科前列腺疾病等，特别是慢性肾衰、慢性疾病所致的腹痛、腹泻、便秘、发热、慢性盆腔炎、盆腔包块、带下病等。除此之外，对禁食和非手术治疗对灌肠无禁忌者，急症及中毒也可以作为其他疗法的辅助治疗。

禁忌证

1. 肛门、直肠及结肠部位术后，肛门、直肠感染性疾病。
2. 痔疮、排便失禁、脱水、电解质紊乱及严重腹泻。
3. 急腹症、消化道出血者、严重心脑疾病等。

用物准备

治疗盘、弯盘、煎煮好的药液、一次性灌肠袋、水温计、纱布、一次性手套、垫枕、中单、石蜡油、棉签等，必要时备便盆、屏风。

操作要点

1. 核对患者基本信息。评估环境及患者情况，病室温度适宜。询问患者主要症状、既往史、排便情况、有无大便失禁、是否妊娠。评估肛周皮肤情况。嘱患者排空二便。

2. 告知患者相关事宜，取得配合。包括：①操作目的、过程和注意事项。②局部感觉：胀、满、轻微疼痛，如有便意或不适，应及时告知护士。③灌肠后体位视病情而定。④灌肠液保留1小时以上为宜，保留时间长，利于药物吸收。

3. 用快速手消毒液做好手消毒。协助患者取左侧卧位（必要时根据病情选择右侧卧位），充分暴露肛门，垫中单于臀下，置垫枕以抬高臀部10厘米。

4. 测量药液温度（39~41℃），液面距离肛门不超过30厘米，用石蜡油润滑肛管前端，排液，暴露肛门，插肛管时，可嘱患者张口呼吸以使肛门松弛，便于肛管顺利插入。插入10~15厘米后缓慢滴入药液（滴入的速度视病情而定），滴注时间为15~20分钟。滴入过程中随时观察询问患者耐受情况，如有不适或便意，及时调节滴入速度，必要时终止滴入。中药灌肠药量不宜超过200毫升。

5. 药液滴完，夹紧并拔除肛管，协助患者擦干肛周皮肤，用纱布轻揉肛门处，协助取舒适卧位，抬高臀部。

6. 灌肠过程中，观察肛周部位及患者的反应，询问患者有无不适，注意保暖，保护病人隐私，使用屏风遮挡。

7. 操作完毕，协助患者整理衣物，安置舒适体位，整理床单位。整理用物，用物依据《医疗废物管理条例》做相应处理，洗手。

8. 再次核对，记录灌肠时间、部位、效果、患者一般情况和局部皮肤情况，签名。

操作示范图

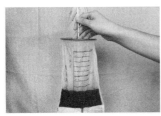 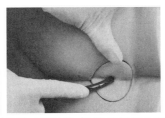 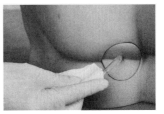

测量药液温度　　　石蜡油润滑肛管前端后插肛管　　　拔除肛管

注意事项

1. 女性患者灌肠宜避开月经期与产褥期，妊娠期女性慎用。个别年老体弱、肌肉松弛、括约肌功能严重下降者，也不宜采用此疗法。难以配合和高度紧张患者不宜采用此疗法。

2. 灌肠前嘱患者排便，肠道排空有利于药液吸收。了解灌肠目的和病变部位，以确定患者的体位和插入肛管的深度。

3. 插管时动作应轻柔，不可用力过猛，以免损伤肠道黏膜。

4. 慢性痢疾病变多在直肠和乙状结肠，宜采取左侧卧位，插入深度为15～20厘米为宜；溃疡性结肠炎病变多在乙状结肠或降结肠，插入深度18～25厘米为宜；阿米巴病多在回盲部，应取右侧卧位。

5. 慢性肠道疾患患者应在晚间睡前灌肠，灌肠后不再下床活动，可提高疗效。

6. 灌肠液温度应保持在39~41℃，过低可使肠蠕动加强，腹痛加剧；过高则引起肠黏膜烫伤或肠管扩张，产生强烈便意，致使药液在肠道内停留时间短、吸收少、效果差等。为使药液能在肠道内尽量多保留一段时间，药液一次不应超过200毫升。

7. 药液滴入过程可轻轻转动肛管或摇动灌肠液，以免药液沉渣闭塞导管。灌肠后应注意观察大便次数、颜色、质量，如有特殊臭味或夹有脓血者，应留取标本检测。

8. 当患者出现脉搏细速、面色苍白、出冷汗、剧烈腹痛、心慌等，应立即停止灌肠并报告医生。

9. 灌肠液温度在床旁使用水温计测量。

操作流程

中药灌肠疗法的操作流程详见下图。

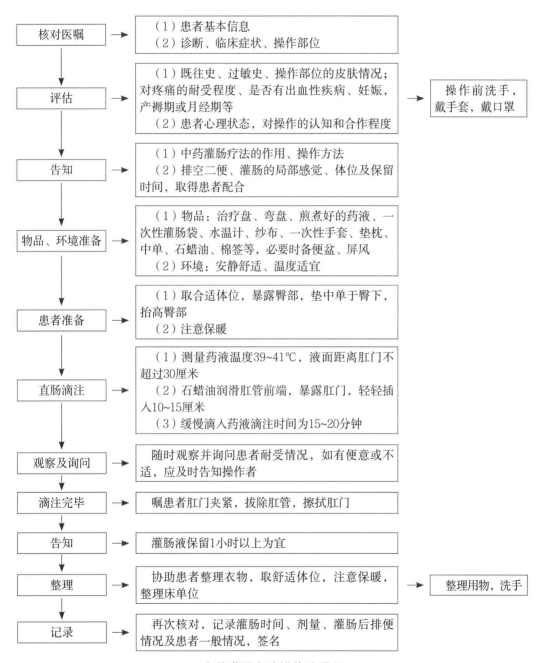

中药灌肠疗法操作流程图

操作评分标准

中药灌肠疗法操作评分标准详见下表。

中药灌肠疗法操作评分标准表

姓名 ＿＿＿＿＿＿＿　得分 ＿＿＿＿＿＿＿　监考人 ＿＿＿＿＿＿＿　考试日期 ＿＿＿＿＿＿＿

项目		要求	评分等级				得分	备注
			A	B	C	D		
操作者要求		着装规范，举止端庄，态度和蔼	5	4	3	1		
核对医嘱		患者基本信息、诊断、临床症状、操作部位	5	4	3	1		
操作前准备	操作者	对患者评估正确、全面	5	4	3	1		
		洗手，戴手套，戴口罩	2	1	0	0		
	告知	治疗目的、操作方法、局部感受，取得患者理解与配合	6	5	4	2		
	物品环境	物品齐全，环境温度适宜	6	5	4	2		
	患者	排空二便，体位舒适合理，充分暴露肛门，垫中单于臀下，垫枕以抬高臀部10厘米，注意保暖	6	5	4	2		
操作过程	再次核对	患者身份，肛周情况	5	4	3	1		
	药液温度	药液温度：39~41℃	5	4	3	1		
	药量	药量不超过200毫升	2	1	0	0		
	灌肠液准备	液面距肛门不超过30厘米，用石蜡油润滑肛管前端，排液	5	4	3	1		
	灌肠	插肛管时，嘱患者张口呼吸，使肛门松弛，插入10~15厘米，缓慢滴入药液，滴注时间15~20分钟	6	5	4	2		
	观察	询问患者耐受情况，及时调节滴速，必要时终止	5	4	3	1		
	滴注完毕	药液滴完，嘱患者肛门夹紧，拔除肛管，擦干肛周皮肤，用纱布轻揉肛门	5	4	3	1		
	核对告知	再次核对，告知相关注意事项、保留时间、如有不适或便意及时通知护士	6	5	4	2		

（续表）

项目		要求	评分等级				得分	备注
			A	B	C	D		
操作后	整理	协助患者取舒适体位，抬高臀部，整理床单位	3	2	1	0		
		清理用物，归还原处，洗手	5	4	3	1		
	记录	按要求记录并签名	3	2	1	0		
技能熟练		健康宣教全面，流程合理，操作熟练，询问患者感受，无污染床单，人文关怀	10	8	6	3		
理论提问		回答全面、正确	5	4	3	1		

八、中药冷敷疗法

简　介

中药冷敷疗法是将中药洗剂、散剂、酊剂冷敷于患处，通过中药透皮吸收，同时通过低于皮温的物理因子刺激机体，达到降温、止痛、止血、消肿、减轻炎性渗出效果的一种操作方法。

适应证

适用于外伤、骨折、脱位、软组织损伤的初期。

禁忌证

1. 水肿、慢性炎症、深部有化脓病灶。
2. 心脏病，以及中医辨证属于阴寒证的疾病。

用物准备

治疗盘、中药汤剂（8~15℃）、敷料（或其他合适材料）、水温计、纱布、治疗巾，必要时备冰敷袋、凉性介质贴膏、屏风等。

操作要点

1. 核对医嘱，评估环境及患者情况，做好解释。告知相关事宜，取得患者配合。
2. 备齐用物，携至床旁。用快速手消毒液做好手消毒。协助患者取舒适体位，暴露冷敷部位。
3. 测试药液温度，用敷料（或其他合适材料）浸取药液，外敷患处，并及时更换（每隔5分钟重新操作1次，持续20~30分钟），保持患处低温。
4. 冷敷过程中，观察冷敷部位及患者的反应，询问患者有无不适，注意保暖，必要时使用屏风遮挡。

5. 其他冷湿敷方法。①中药冰敷，将中药散剂敷于患处，面积大于病变部位1~2厘米。敷料覆盖，将冰敷袋放置于敷料上保持低温。②中药酊剂凉涂法，将中药喷剂喷涂于患处，喷2~3遍，面积大于病变部位1~2厘米。敷料覆盖，将冰敷袋放置于敷料上保持低温。③中药散剂冷敷法，将中药粉剂揉于患处或均匀撒在有凉性物理介质的膏贴上，敷于患处，面积大于病变部位1~2厘米，保留膏贴1小时。

6. 清洁局部皮肤，擦干。

7. 操作完毕，协助患者整理衣物，安置舒适体位，整理床单位。整理用物，洗手。

8. 再次核对，记录冷敷时间、部位、效果、患者一般情况和局部皮肤情况，签名。

中药冷敷疗法示范图

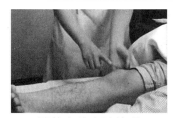

评估患处皮肤情况

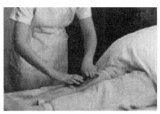

冷敷于患处

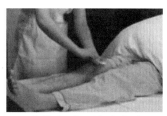

冷敷完成，清洁皮肤

注意事项

1. 体质虚弱患者及皮肤感觉减退的患者不宜冷敷。

2. 枕后、耳郭及阴囊部位不宜采用此疗法。

3. 操作过程中观察皮肤变化，特别是创伤靠近关节、皮下脂肪少的患者，注意观察患肢末梢血运，定时询问患者局部感受。如发现皮肤苍白、青紫，应停止冷敷。

4. 冰袋不能与皮肤直接接触。

5. 注意保暖，保护患者隐私。

操作流程

中药冷敷疗法的操作流程详见下图。

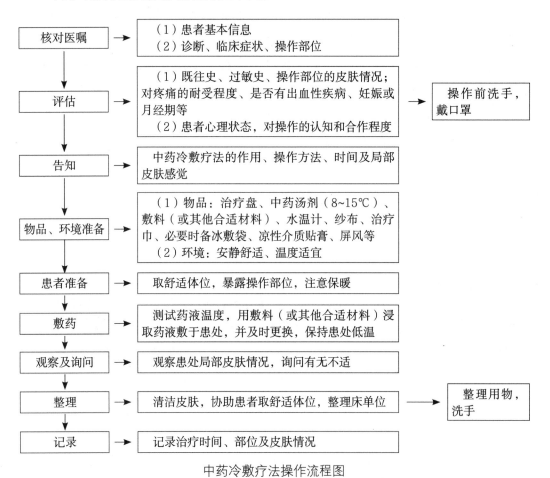

中药冷敷疗法操作流程图

操作评分标准

中药冷敷疗法操作评分标准详见下表。

中药冷敷疗法操作评分标准表

姓名 _____ 得分 _____ 监考人 _____ 考试日期 _____

项目	要求	评分等级				得分	备注
		A	B	C	D		
操作者要求	着装规范，举止端庄，态度和蔼	5	4	3	1		
核对医嘱	患者基本信息、诊断、临床症状、操作部位	5	4	3	1		

（续表）

项目		要求	评分等级				得分	备注
			A	B	C	D		
操作前准备	操作者	对患者评估正确、全面	10	8	6	4		
		洗手，戴口罩	2	1	0	0		
	告知	治疗目的、操作方法，取得患者理解与配合	6	5	4	2		
	物品、环境	物品齐全，环境安静舒适、温度适宜	6	5	4	2		
	患者	体位舒适合理，暴露冷敷部位，注意保暖	6	5	4	2		
操作过程	再次核对	患者基本信息，操作部位	5	4	3	1		
	测温	测试药液温度	5	4	3	1		
	敷药	用敷料（或其他合适材料）浸取药液敷于患处，并及时更换，保持患处低温	10	8	6	4		
	观察	观察皮肤情况，询问患者有无不适	5	4	3	1		
操作后	整理	合理安排体位，整理床单位	5	4	3	1		
		整理用物，归还原处，洗手	5	4	3	1		
	记录	按要求记录并签名	5	4	3	1		
技能熟练		操作正确、熟练，严格执行无菌操作原则	10	8	6	2		
理论提问		回答全面、正确	10	8	6	2		

九、中药泡洗疗法

简 介

中药泡洗疗法是借助药液的温热之力及药物本身的功效，浸泡全身或局部皮肤，达到活血、消肿、止痛、祛瘀生新等作用的一种操作方法。

适应证

外感发热、失眠、便秘、皮肤感染及缓解关节疼痛、肿胀、寒凉、屈伸不利等症状。

禁忌证

1. 心、肺、脑及精神障碍等严重疾病，特别是心、脑血管疾病急性期。

2. 出血性疾病，包括急性外伤出血、消化道出血及有出血倾向性疾病。

3. 传染性皮肤病，包括皮肤破损或感染。

用物准备

治疗盘、药液及泡洗装置、一次性药浴袋、水温计、毛巾、病服。

操作要点

1. 核对医嘱、患者基本信息、诊断、临床症状、既往史及泡洗部位。

2. 评估环境及患者情况，病室温度适宜。询问患者主要症状、既往史、过敏史、是否妊娠或处于月经期。评估患者体质、对温度的耐受程度，以及泡洗部位皮肤情况、心理状况、合作程度。

3. 告知患者餐前餐后30分钟内不宜进行全身泡浴。全身泡洗时水位应在膈肌以下，以微微汗出为宜，如出现心慌等不适症状，及时告知护士。中药泡洗时间30分钟为宜。泡洗过程中，应饮用温开水300~500毫升，小儿及老年人酌减，补充体液及增加血容量以利于代谢废物的排出。有严重心肺及肝肾疾病患者饮水不宜超过150毫升。操作前嘱患者排空二便。

4. 常用泡洗法有两种：①全身泡洗疗法，将药液注入泡洗装置内，药液温度保持40℃左右，水位在患者膈肌以下，全身浸泡30分钟。②局部泡洗疗法，将40℃左右的药液注入盛药容器内，将浸洗部位浸泡于药液中，浸泡30分钟。

5. 将药液倒入容器内，药液温度保持40℃左右。遵医嘱进行全身泡洗或局部泡洗，浸泡30分钟。注意保暖，必要时使用屏风遮挡。

6. 观察药液温度是否合适，定时测药温，询问患者有无不适。若感到不适，应立即停止，协助患者卧床休息。

7. 清洁局部皮肤，擦干。

8. 操作完毕，协助患者整理衣物，安置舒适体位，整理床单位。整理用物，洗手。

9. 再次核对，记录泡洗时间、部位、效果、患者一般情况和皮肤情况，签名。

操作示范图

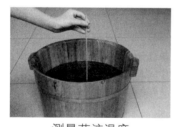 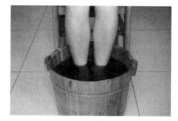

测量药液温度　　　　　　　　　　　泡洗

注意事项

1. 糖尿病患者、妊娠期女性及儿童慎用，月经量过多的女性禁用此疗法。

2. 足部有烧伤、烫伤、脓疱疮溃疡及糖尿病患者不宜泡洗足部。

3. 极度疲劳、严重醉酒、空腹、饭后30分钟内不宜进行泡洗。

4. 防烫伤，糖尿病、足部皲裂患者的泡洗温度适当降低。

5. 泡洗过程中，应关闭门窗，避免患者感受风寒。泡洗过程中，饮用温开水300～500毫升，补充体液及增加血容量以利于代谢废物的排出。

6. 泡洗过程护士应加强巡视，注意观察患者的面色、呼吸、汗出等情况，出现头晕、心慌等异常情况，停止泡洗，报告医师。

操作流程

中药泡洗疗法的操作流程详见下图。

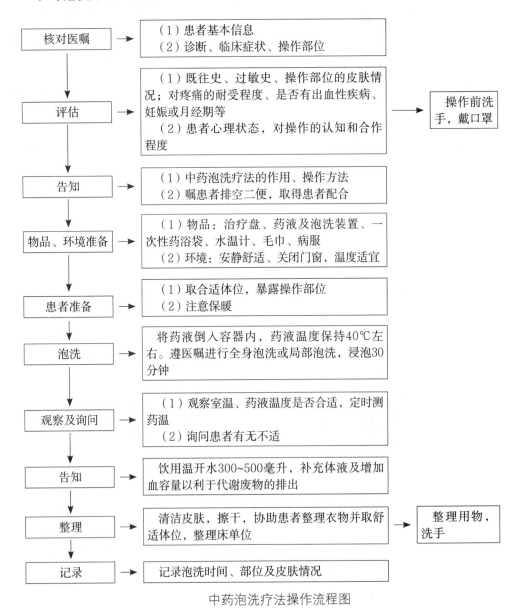

| 核对医嘱 | → | （1）患者基本信息
（2）诊断、临床症状、操作部位 |
| 评估 | → | （1）既往史、过敏史、操作部位的皮肤情况；对疼痛的耐受程度、是否有出血性疾病、妊娠或月经期等
（2）患者心理状态，对操作的认知和合作程度 |

操作前洗手，戴口罩

告知	→	（1）中药泡洗疗法的作用、操作方法 （2）嘱患者排空二便，取得患者配合
物品、环境准备	→	（1）物品：治疗盘、药液及泡洗装置、一次性药浴袋、水温计、毛巾、病服 （2）环境：安静舒适、关闭门窗，温度适宜
患者准备	→	（1）取合适体位，暴露操作部位 （2）注意保暖
泡洗	→	将药液倒入容器内，药液温度保持40℃左右。遵医嘱进行全身泡洗或局部泡洗，浸泡30分钟
观察及询问	→	（1）观察室温、药液温度是否合适，定时测药温 （2）询问患者有无不适
告知	→	饮用温开水300~500毫升，补充体液及增加血容量以利于代谢废物的排出
整理	→	清洁皮肤，擦干，协助患者整理衣物并取舒适体位，整理床单位

整理用物，洗手

| 记录 | → | 记录泡洗时间、部位及皮肤情况 |

中药泡洗疗法操作流程图

操作评分标准

中药泡洗疗法操作评分标准详见下表。

中药泡洗疗法操作评分标准表

姓名 _____ 得分 _____ 监考人 _____ 考试日期 _____

<table>
<tr><td colspan="2" rowspan="2">项目</td><td rowspan="2">要求</td><td colspan="4">评分等级</td><td rowspan="2">得分</td><td rowspan="2">备注</td></tr>
<tr><td>A</td><td>B</td><td>C</td><td>D</td></tr>
<tr><td colspan="2">操作者要求</td><td>着装规范，举止端庄，态度和蔼</td><td>5</td><td>4</td><td>3</td><td>1</td><td></td><td></td></tr>
<tr><td colspan="2">核对医嘱</td><td>患者基本信息、诊断、临床症状、操作部位</td><td>5</td><td>4</td><td>3</td><td>1</td><td></td><td></td></tr>
<tr><td rowspan="6">操作前准备</td><td rowspan="2">操作者</td><td>对患者评估正确、全面</td><td>5</td><td>4</td><td>3</td><td>1</td><td></td><td></td></tr>
<tr><td>洗手，戴口罩</td><td>2</td><td>1</td><td>0</td><td>0</td><td></td><td></td></tr>
<tr><td>告知</td><td>治疗作用、操作方法、局部感受，取得患者理解与配合</td><td>6</td><td>5</td><td>4</td><td>2</td><td></td><td></td></tr>
<tr><td>物品、环境</td><td>物品齐全，环境安静舒适、温度适宜</td><td>6</td><td>5</td><td>4</td><td>2</td><td></td><td></td></tr>
<tr><td>患者</td><td>嘱患者排空二便，体位舒适合理，充分暴露操作部位，注意保暖</td><td>6</td><td>5</td><td>4</td><td>2</td><td></td><td></td></tr>
<tr><td rowspan="7">操作过程</td><td>再次核对</td><td>患者基本信息</td><td>5</td><td>4</td><td>3</td><td>1</td><td></td><td></td></tr>
<tr><td>药液温度</td><td>40℃左右</td><td>5</td><td>4</td><td>3</td><td>1</td><td></td><td></td></tr>
<tr><td>泡洗</td><td>根据泡洗部位选择合适药液量：全身泡洗水位在膈肌以下，局部泡洗浸过患部</td><td>6</td><td>5</td><td>4</td><td>2</td><td></td><td></td></tr>
<tr><td>泡洗时间</td><td>30分钟</td><td>5</td><td>4</td><td>3</td><td>1</td><td></td><td></td></tr>
<tr><td>观察</td><td>观察患者全身情况：面色、呼吸、汗出及局部皮肤情况，并询问患者有无不适</td><td>6</td><td>5</td><td>4</td><td>2</td><td></td><td></td></tr>
<tr><td>泡洗后</td><td>清洁并擦干皮肤</td><td>5</td><td>4</td><td>3</td><td>1</td><td></td><td></td></tr>
<tr><td>核对告知</td><td>再次核对，告知相关注意事项</td><td>5</td><td>4</td><td>3</td><td>1</td><td></td><td></td></tr>
</table>

（续表）

项目		要求	评分等级				得分	备注
			A	B	C	D		
操作后	整理	协助患者取舒适体位，整理床单位	3	2	1	0		
		整理用物，归还原处，洗手	5	4	3	1		
	记录	按要求记录并签名	5	4	3	1		
技能熟练		健康宣教全面，流程合理，操作熟练，局部皮肤无损伤，询问患者感受，人文关怀	10	8	6	2		
理论提问		回答全面、正确	5	4	3	1		

十、中药热熨疗法

✿ 简 介

中药热熨疗法是将中药加热后装入布袋，在人体局部或一定穴位上移动，利用温热之力使药性通过体表透入经络、血脉，从而起到温经通络、行气活血、散寒止痛、祛瘀消肿等作用的一种操作方法。

✿ 适应证

适用于风湿痹病引起的关节冷痛、酸胀、沉重、麻木；跌打损伤等引起的局部瘀血、肿痛；扭伤引起的腰背不适、行动不便；脾胃虚寒所致的胃脘疼痛、腹冷泄泻、呕吐等症状。

✿ 禁忌证

皮肤破损、炎症、皮肤感觉障碍等。

✿ 用物准备

治疗盘、遵医嘱准备药物、微波炉或炒具、棉签、纱布袋、大毛巾、纱布或纸巾，必要时备屏风、毛毯等。

✿ 操作要点

1. 核对医嘱，评估环境及患者情况，询问患者病情、当前主要症状、临床表现、既往史及有无感觉迟钝/障碍，患者体质及热熨部位皮肤情况、对热和疼痛的敏感耐受程度、心理状况。

2. 根据医嘱，将四子散或五子散倒入布袋，将药袋放入微波炉用中高火加热2~3分钟（温度60~70℃），扎紧袋口，用大毛巾裹好保温。

3. 用快速手消毒液做好手消毒。协助患者取舒适体位，暴露热熨部位，注意保暖，必要时使用屏风遮挡。

4. 将药袋放到患处或相应穴位处用力来回推熨，以患者能耐受为宜。力量要均匀，开始时用力要轻，速度可稍快，随着药袋温度的降低，力量可增大，同时速度减慢。药袋温度过低时，及时更换药袋或加温。

5. 每次15~30分钟，每天1~2次。

6. 随时观察局部皮肤的颜色情况，及时询问患者的感受。

7. 注意观察全身情况或病情变化，了解患者的心理和生理感受。

8. 操作完毕，清洁局部皮肤，擦干。协助患者整理衣物，安置舒适体位，整理床单位。整理用物，洗手。酌情通风换气。

9. 再次核对，记录治疗时间、部位、效果、患者一般情况和皮肤情况，签名。

操作示范图

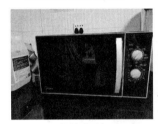
药物加热

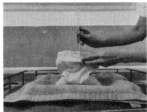
测量药物温度

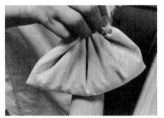
操作者试温

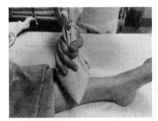
药袋置于患处试温

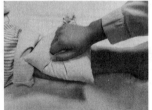
药袋置于患处来回推熨

注意事项

1. 大血管处、妊娠期女性腹部及腰骶部忌用。

2. 操作过程中应保持药袋温度，温度过低则需及时更换或加热。

3. 热熨温度适宜，一般保持60~70℃，不宜超过70℃，年老者、婴幼儿及感觉障碍者，药熨温度不宜超过50℃。操作中注意保暖。

4. 热熨过程中应随时听取患者对温度的感受，观察皮肤颜色变化，一旦出现水疱或烫伤应立即停止，并给予适当处理。

操作流程

中药热熨疗法的操作流程详见下图。

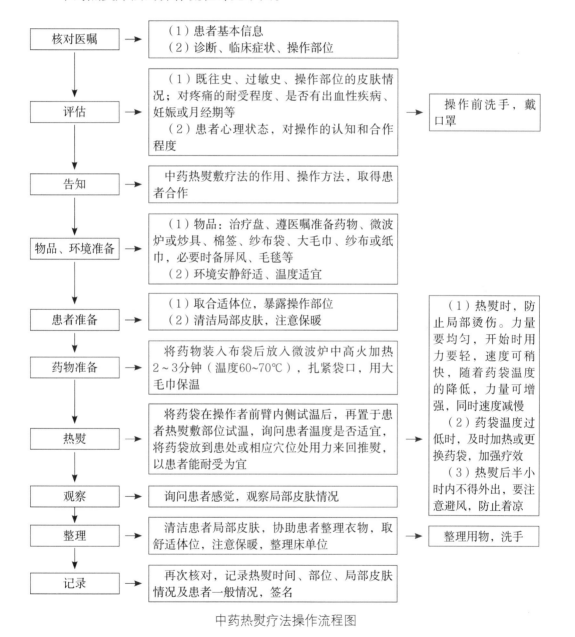

中药热熨疗法操作流程图

操作评分标准

中药热熨疗法操作评分标准详见下表。

中药热熨疗法操作评分标准表

姓名 _____ 得分 _____ 监考人 _____ 考试日期 _____

项目		要求	评分等级				得分	备注
			A	B	C	D		
操作者要求		着装规范，举止端庄，态度和蔼	5	4	3	1		
核对医嘱		患者基本信息、诊断、临床症状、操作部位	5	4	3	1		
操作前准备	操作者	对患者评估正确、全面	5	4	3	1		
		洗手，戴口罩	2	1	0	0		
	物品	物品齐全，环境安静舒适、温度适宜	5	4	3	1		
	药物	药物倒入布袋中，放进微波炉里加热，保温	3	2	1	0		
	告知	热熨敷疗法的作用、操作方法，取得患者理解与配合	5	4	3	1		
	患者	体位舒适，暴露操作部位，注意保暖	5	4	3	1		
操作过程	药熨	将药袋放到患处或相应穴位，来回推熨或回旋运转	10	8	6	2		
		移动药袋力量均匀，开始因温度较高，速度可稍快，用力稍轻	5	4	3	1		
		药袋温度降低时，速度可慢，力量稍增大	5	4	3	1		
		药袋温度过低时，及时更换	5	4	3	1		
	观察	观察患者局部皮肤情况，询问患者感觉	10	8	6	2		
操作后	整理	擦净患者局部皮肤，协助患者取合适体位，整理床单位	5	4	3	1		
		整理用物，洗手	2	1	0	0		
	记录	按要求记录并签名	3	2	1	0		
技能熟练		手法准确、熟练，温度适宜，关注患者生理及心理感受，预期目标达到的程度	10	8	6	2		
理论提问		回答全面、正确	10	8	6	2		

注：如有烫伤，扣20分。

十一、中药湿热敷疗法

简 介

中药湿热敷疗法是将中药煎汤或由其他溶媒浸泡，根据治疗需要选择常温或加热，将中药浸泡的敷料敷于患处，达到疏通腠理、清热解毒、消肿止痛作用的一种操作方法。

适应证

适用于软组织损伤、骨折愈合后肢体功能障碍、肩颈痹、腰腿痛、膝关节痛、类风湿性关节炎、强直性脊柱炎等。

禁忌证

疮疡脓肿迅速扩散、外伤后患处有伤口、皮肤急性传染病等。

用物准备

治疗盘、药液、敷料、水温计、镊子2把、纱布、快速手消毒液，必要时备中单、屏风等。

操作要点

1. 核对医嘱，评估环境及患者情况，做好解释。告知相关事宜，取得患者配合。

2. 备齐用物，携至床旁。用快速手消毒液做好手消毒。协助患者取舒适体位，暴露湿热敷部位。

3. 测试温度，将敷料浸于38~43℃药液中，将敷料拧至不滴水即可，敷于患处。

4. 及时更换敷料或频淋药液于敷料上，以保持湿度及温度，观察患者皮肤反应，询问患者的感受。

5. 操作完毕，清洁局部皮肤，擦干。协助患者整理衣物，安置舒适体位，整理床单位。整理用物，洗手。

6. 再次核对，记录治疗时间、部位、效果、患者一般情况和皮肤情况，签名。

操作示范图

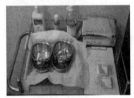 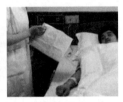 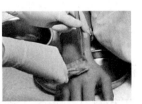

物品准备　　　　　　铺治疗巾　　　　　将敷料敷于患处

注意事项

1. 湿敷液应现配现用，注意药液温度，防止烫伤。

2. 治疗过程中观察局部皮肤反应，如出现水疱、痒痛或破溃等症状时，立即停止治疗，报告医生。

3. 注意保护患者隐私并保暖。

操作流程

中药湿热敷疗法的操作流程详见下图。

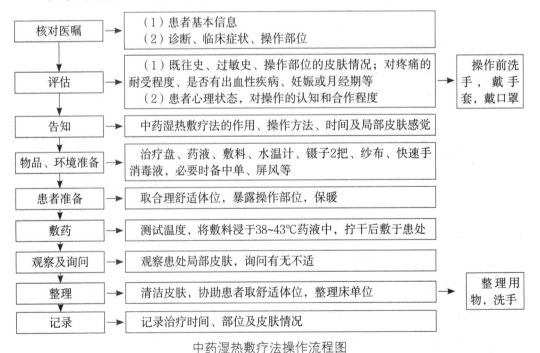

中药湿热敷疗法操作流程图

操作评分标准

中药湿热敷疗法操作评分标准详见下表。

中药湿热敷疗法操作评分标准表

姓名 ＿＿＿＿＿＿ 得分 ＿＿＿＿＿＿ 监考人 ＿＿＿＿＿＿ 考试日期 ＿＿＿＿＿＿

项目		要求	评分等级				得分	备注
			A	B	C	D		
操作者要求		着装规范，举止端庄，态度和蔼	5	4	3	1		
核对医嘱		患者基本信息、诊断、临床症状、操作部位	5	4	3	1		
操作前准备	操作者	对患者评估正确、全面	10	8	6	4		
		洗手，戴手套，戴口罩	2	1	0	0		
	告知	治疗目的、操作方法，取得患者理解与配合	6	5	4	2		
	物品、环境	物品齐全，环境安静舒适、温度适宜	6	5	4	2		
	患者	体位舒适合理，暴露操作部位，注意保暖	6	5	4	2		
操作过程	再次核对	患者基本信息，操作部位	5	4	3	1		
	测温	测试药液温度	5	4	3	1		
	敷药	将敷料浸于38~43℃药液中，拧干后敷于患处	10	8	6	4		
	观察	观察皮肤情况，询问患者有无不适	5	4	3	1		
操作后	整理	合理安排体位，整理床单位	5	4	3	1		
		整理用物，归还原处，洗手	5	4	3	1		
	记录	按要求记录并签名	5	4	3	1		
技能熟练		操作正确、熟练，严格执行无菌操作原则，关注患者感受	10	8	6	2		
理论提问		回答全面、正确	10	8	6	2		

十二、中药熏蒸疗法

简　介

中药熏蒸疗法又叫蒸汽治疗疗法、汽浴治疗疗法、中药雾化透皮治疗疗法，是以中医理论为指导，利用药物煎煮后所产生的蒸汽，通过熏蒸机体达到治疗目的的一种中医外治治疗疗法。该疗法具有适应证广、操作方便、疗效快捷确切、经济安全、无副作用等优点，对风湿类疾病、皮肤病、骨伤疾病等有着良好疗效。

适应证

1. 风湿、类风湿性关节炎、肩周炎、强直性脊柱炎等风湿类疾病。

2. 腰椎间盘脱出症、退行性骨关节病及各种急、慢性软组织损伤等骨伤类疾病。

3. 银屑病、硬皮病、皮肤瘙痒症、脂溢性皮炎等皮肤类疾病。

4. 感冒、咳嗽、高脂血症和高蛋白血症、糖尿病、失眠、神经官能症、血栓闭塞性脉管炎、慢性肠炎等内科病症。

5. 痛经、闭经等妇科病症。

6. 近视、远视、泪囊炎、变应性鼻炎、鼻窦炎等。

禁忌证

1. 重度高血压病、重度贫血、高热、青光眼、皮肤破溃。

2. 精神病、某些传染病（如肝炎、性病等）、结核病、严重肝肾疾病。

用物准备

治疗盘、药液、中单、容器（根据熏蒸部位的不同选用）、水温计、快速手消毒液、治疗巾或浴巾，必要时备屏风及坐浴架（支架）。

操作要点

1. 核对医嘱，评估环境及患者情况，调节室温。做好解释。告知相关事宜，取得患者配合。

2. 备齐用物，携至床旁。用快速手消毒液做好手消毒。协助患者取舒适体位，暴露熏蒸部位。

3. 将43~46℃药液倒入容器内，对准熏蒸部位。

4. 随时观察患者病情及局部皮肤变化情况，询问患者感受并及时调整药液温度。

5. 操作完毕，观察并清洁局部皮肤，擦干。协助患者整理衣物，安置舒适体位，整理床单位。整理用物，洗手。

6. 再次核对，记录治疗时间、部位、效果、患者一般情况和皮肤情况，签名。

操作示范图

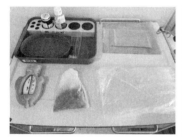
准备物品

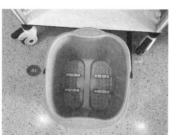
选择合适容器

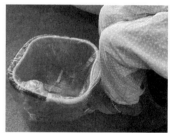
取舒适体位

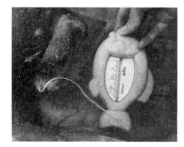
备药、测水温

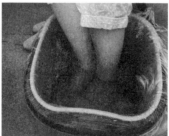
熏洗

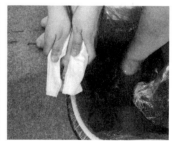
熏洗完毕

注意事项

1. 女性妊娠期和月经期慎用。肢体动脉闭塞性疾病、糖尿病足、肢体干性坏疽者，熏蒸时药液温度不可超过38℃。

2. 熏蒸过程中密切观察患者有无胸闷、心慌等症状，注意避风，冬季注意保暖，洗毕应及时擦干药液和汗液，暴露部位尽量加盖衣被。

3. 包扎部位熏蒸时，应去除敷料。

4. 所用物品需清洁消毒，用具一人一份一消毒，避免交叉感染。

5. 熏蒸过程中，应注意防止烫伤。

操作流程

中药熏蒸疗法的操作流程详见下图。

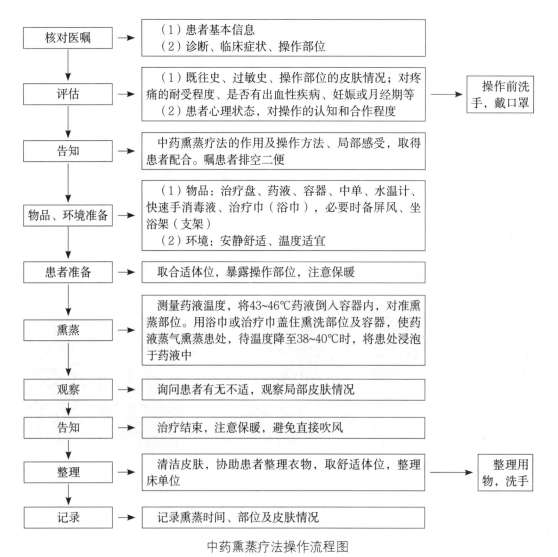

核对医嘱 →	（1）患者基本信息 （2）诊断、临床症状、操作部位	
评估 →	（1）既往史、过敏史、操作部位的皮肤情况；对疼痛的耐受程度、是否有出血性疾病、妊娠或月经期等 （2）患者心理状态，对操作的认知和合作程度	→ 操作前洗手，戴口罩
告知 →	中药熏蒸疗法的作用及操作方法、局部感受，取得患者配合。嘱患者排空二便	
物品、环境准备 →	（1）物品：治疗盘、药液、容器、中单、水温计、快速手消毒液、治疗巾（浴巾），必要时备屏风、坐浴架（支架） （2）环境：安静舒适、温度适宜	
患者准备 →	取合适体位，暴露操作部位，注意保暖	
熏蒸 →	测量药液温度，将43~46℃药液倒入容器内，对准熏蒸部位。用浴巾或治疗巾盖住熏洗部位及容器，使药液蒸气熏蒸患处，待温度降至38~40℃时，将患处浸泡于药液中	
观察 →	询问患者有无不适，观察局部皮肤情况	
告知 →	治疗结束，注意保暖，避免直接吹风	
整理 →	清洁皮肤，协助患者整理衣物，取舒适体位，整理床单位	→ 整理用物，洗手
记录 →	记录熏蒸时间、部位及皮肤情况	

中药熏蒸疗法操作流程图

操作评分标准

中药熏蒸疗法操作评分标准详见下表。

中药熏蒸疗法操作评分标准表

姓名 _____ 得分 _____ 监考人 _____ 考试日期 _____

项目		要求	评分等级				得分	备注
			A	B	C	D		
操作者要求		着装规范，举止端庄，态度和蔼	5	3	1	0		
核对医嘱		患者基本信息、诊断、临床症状、操作部位	5	3	1	0		
操作前准备	操作者	遵照医嘱要求，对患者评估正确、全面	5	4	3	1		
		洗手，戴口罩	2	1	1	0		
	告知	中药熏蒸疗法的作用、操作方法，取得患者理解与配合	6	3	2	0		
	物品	物品齐全，环境安静舒适、温度适宜	6	3	2	1		
	患者	体位舒适合理，暴露操作部位，注意保暖	6	3	2	1		
操作流程	定位	再次核对，确定操作部位及手法	5	3	2	0		
	手法	熏洗方法，运用正确	10	7	3	1		
		药液温度适宜	5	3	2	1		
		药液量适宜	2	1	1	0		
		药液未沾湿患者衣裤、被单，熏洗时间适宜	5	3	2	1		
	观察	观察药液温度及病情变化，询问患者有无不适	5	3	2	1		
	熏毕	清洁局部皮肤、擦干	3	2	1	0		
操作后	整理	合理安排体位，整理床单位	3	2	1	0		
		整理用物，洗手	5	3	1	0		
	记录	按要求记录及签名	2	1	1	0		
技能熟练		熏洗部位准确，操作正确、熟练、轻巧	10	8	6	4		
理论提问		回答全面、正确	10	8	6	4		

十三、贴敷疗法

简 介

　　贴敷疗法是在中医理论的指导下，选取不同的穴位进行药物贴敷，通过药物和腧穴的共同作用以防治疾病的一种中医外治方法。药物组方多采用具有刺激性及芳香走窜的药物。该疗法安全、方便，适用范围广泛，对于多种慢性病、内科病、妇儿科疾病和防病保健有良好疗效。

适应证

　　目前多应用于慢性病的治疗，也可治疗部分急性病，如哮喘、咳嗽、腹痛、面瘫、便秘、小儿咳嗽、小儿哮喘、小儿泄泻、腰腿痛、鼻渊、阳痿、痛经、月经不调等。还常用于防病保健，如冬病夏治三伏贴等。

禁忌证

　　1. 贴敷部位有创伤、溃疡。
　　2. 对药物或敷料成分过敏。

用物准备

　　治疗盘、膏剂或散剂中药（若为散剂需另备合适溶剂调和药物）、敷料、医用胶布、快速手消毒液等。

操作要点

　　1. 核对医嘱，评估环境及患者情况，做好解释。告知相关事宜，取得患者配合。
　　2. 备齐用物，携至床旁。用快速手消毒液做好手消毒。协助患者取舒适体位，根据患者病情需要或医嘱选择治疗穴位。
　　3. 用温水将穴位局部洗净，或者用75%酒精棉球擦净贴敷所需穴位。

4. 将已备制好的药物置于医用胶布上，再将其贴敷于穴位上。

5. 操作完毕，清洁局部皮肤，协助患者整理衣物，安置舒适体位，整理床单位。整理用物，洗手。

6. 再次核对，记录治疗时间、部位、效果、患者一般情况和皮肤情况，签名。

操作示范图

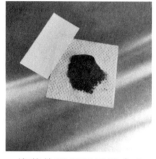 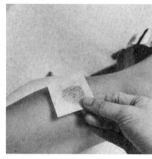 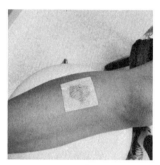

将药物置于医用胶布上　　将药物贴敷于所选穴位　　　　固定

注意事项

1. 久病、体弱、消瘦及有严重肝肾功能障碍者慎用。

2. 妊娠期女性、幼儿，以及糖尿病患者、瘢痕体质患者慎用，面部慎用。

3. 对于所贴敷的药物，可用胶布加固，令其固定牢稳，以免移位或脱落。

4. 凡用溶剂调和药物，调配后须尽早使用，以防挥发。

5. 对于胶布过敏者，可选用低过敏胶布或绷带固定贴敷药物。

6. 刺激性小的药物每次可贴敷4~8小时，每隔1~3天贴敷1次。刺激性大的药物可视患者的感受和反应确定贴敷时间，数分钟至数小时不等。

7. 贴敷脐部不宜选用刺激性大或容易发疱的药物。

8. 若穴位贴敷部位出现色素沉着、潮红、微痒、轻微烧灼感、轻微红肿、小水疱，属于穴位贴敷的正常皮肤反应，无需特殊处理。再次贴敷时，应待局部皮肤愈后再行贴敷，或者改用其他有效穴位交替贴敷。若贴敷后出现范围较大、程度较重的皮肤红斑、水疱、瘙痒现象，应停止治疗，进行对症处理。若出现全身性皮肤过敏症状者，应及时到医院就诊。

9. 贴敷药物后注意减少出汗，注意局部防水。治疗期间禁食生冷、海鲜、辛辣刺激性食物。

操作流程

贴敷疗法的操作流程详见下图。

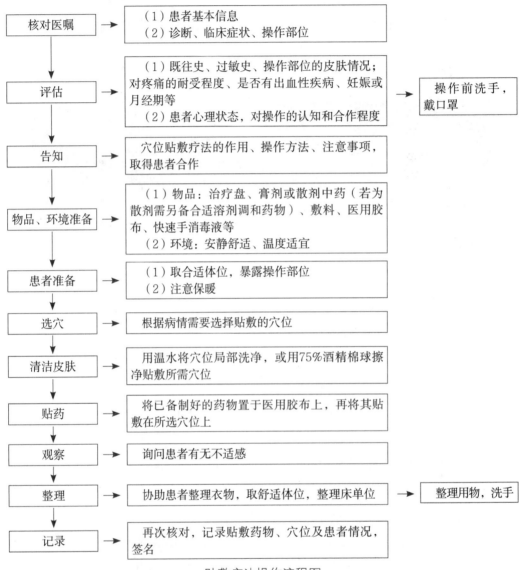

```
核对医嘱 ──→ （1）患者基本信息
              （2）诊断、临床症状、操作部位

  ↓

 评估    ──→ （1）既往史、过敏史、操作部位的皮肤情况；    ──→ 操作前洗手，
              对疼痛的耐受程度、是否有出血性疾病、妊娠或         戴口罩
              月经期等
              （2）患者心理状态，对操作的认知和合作程度

  ↓

 告知    ──→ 穴位贴敷疗法的作用、操作方法、注意事项，
              取得患者合作

  ↓

物品、环境准备 ──→ （1）物品：治疗盘、膏剂或散剂中药（若为
                   散剂需另备合适溶剂调和药物）、敷料、医用胶
                   布、快速手消毒液等
                   （2）环境：安静舒适、温度适宜

  ↓

患者准备 ──→ （1）取合适体位，暴露操作部位
              （2）注意保暖

  ↓

 选穴    ──→ 根据病情需要选择贴敷的穴位

  ↓

清洁皮肤 ──→ 用温水将穴位局部洗净，或用75%酒精棉球擦
              净贴敷所需穴位

  ↓

 贴药    ──→ 将已备制好的药物置于医用胶布上，再将其贴
              敷在所选穴位上

  ↓

 观察    ──→ 询问患者有无不适感

  ↓

 整理    ──→ 协助患者整理衣物，取舒适体位，整理床单位 ──→ 整理用物，洗手

  ↓

 记录    ──→ 再次核对，记录贴敷药物、穴位及患者情况，
              签名
```

贴敷疗法操作流程图

操作评分标准

贴敷疗法操作评分标准详见下表。

贴敷疗法操作评分标准表

姓名 _____ 得分 _____ 监考人 _____ 考试日期 _____

项目		要求	评分等级				得分	备注
			A	B	C	D		
操作者要求		着装规范，举止端庄，态度和蔼	5	4	3	1		
核对医嘱		患者基本信息、诊断、临床症状、操作部位	5	4	3	1		
操作前准备	操作者	对患者基本情况评估正确、全面	5	4	3	1		
		洗手，戴口罩	2	1	0	0		
	告知	穴位贴敷目的、操作方法、注意事项，取得患者的理解与配合	5	4	3	1		
	物品、环境	物品齐全，环境安静舒适、温度适宜	5	4	3	1		
	患者	体位舒适合理，充分暴露操作部位，保暖	5	4	3	1		
操作过程	再次核对	患者基本信息、诊断、操作部位	5	4	3	1		
	选穴	根据医嘱或病情需要，选择贴敷的穴位	6	5	4	2		
	清洁皮肤	观察贴药部位皮肤情况，清洁皮肤	4	3	2	0		
	定位	用正确的方法确定穴位位置	6	5	4	2		
	贴药	将药物贴于穴位并妥善固定，嘱咐患者留贴时间	6	5	4	2		
	观察	询问患者感受，观察皮肤情况	5	4	3	1		
	告知	告知患者注意事项清楚详细	6	5	4	2		
操作后	整理	协助患者整理衣物，取舒适体位	3	2	1	0		
		整理用物，归还原处，洗手	3	2	1	0		
	记录	按要求记录并签名	2	1	0	0		
技能熟练		贴药穴位准确，操作正确、熟练、轻巧	10	8	6	2		
理论提问		回答全面、正确	10	8	6	2		

十四、石蜡疗法

简　介

石蜡疗法是传统热疗法的一种，是以加热熔化后的石蜡作为温热介质，将热能传导到人体以达到治疗目的的方法。石蜡具有吸热多、散热慢的特性，敷于人体后，温度升高快，局部温度升高8~12℃；降温慢，2~3小时内仍能维持最佳热敷温度。

适应证

1. 损伤及劳损，如扭挫伤、扭伤、外伤性滑囊炎、腱鞘炎、骨膜炎、肌肉劳损等。

2. 关节功能障碍，如关节强直、疤痕挛缩、循环障碍等。

3. 外伤或手术后遗症，如瘢痕、粘连及炎症浸润等。

4. 各种慢性炎症，如关节炎、胃十二指肠溃疡、胃炎、胃肠神经官能症、肝炎、胆囊炎、盆腔炎、胸膜炎、神经炎和神经痛、慢性骨髓炎、肌炎、小儿迁延性肺炎等。

5. 儿童先天性肌性斜颈及各种产伤引起的头部肿块的治疗。

6. 伤口或溃疡面愈合不良、冻伤及冻伤后遗症等（非开放期）。

禁忌证

1. 高热、温热感觉障碍、血液循环障碍、恶性肿瘤、糖尿病、心力衰竭、肾衰竭、体质虚弱、化脓性或厌氧菌感染的炎症。

2. 结核病、脑动脉硬化、甲状腺功能亢进症、阿狄森病、出血倾向性疾病、感染性皮肤病等禁用。

3. 局部渗出未停止、皮肤有暗疮及微血管扩张。

用物准备

治疗车、治疗盘、备好的蜡、纱布、蜡疗机、搪瓷盘或铝盘、一次性治疗巾、一次性备皮刀、棉垫、绷带或胶布、测温装置，必要时备毛毯、小铲刀、排笔、毛巾、屏风等。

操作要点

1. 核对医嘱，评估环境及患者情况，做好解释。告知相关事宜，取得患者配合。治疗前，将石蜡块加热使之完全熔化，达80℃以上，备用。备齐用物，携至床旁。用快速手消毒液做好手消毒。

2. 根据病情，选择合适的石蜡疗法。常用的石蜡疗法有以下4种。

（1）蜡饼法：①将已熔化的石蜡倒入准备好的盘中，其厚度应为2~4厘米，待冷却成饼状（表面45~50℃）。②患者取舒适体位，暴露治疗部位，下垫棉垫与塑料布。③用小铲刀将蜡块从盘中取出，敷于治疗部位（主要用于机体较为平坦的部位，如腰背部、大腿、胸腹等），外包塑料布与棉垫保温。④每次治疗20~30分钟。治疗完毕，打开棉垫、塑料布，取出冷却的蜡块并擦去患者皮肤上的汗和蜡块上所沾的汗，把蜡块放回蜡槽内。⑤每1~2天治疗1次，15~20次为1个疗程。

（2）浸蜡法：①将加热后完全熔化的蜡液冷却到55~60℃，留置于蜡槽或倒入搪瓷盆（筒）中。②患者取舒适体位，暴露治疗部位（上肢或者下肢）。③患者将需治疗的手（足）涂上一层凡士林，浸入蜡液后立即提出，蜡液在手（足）浸入部分的表面冷却形成一薄层蜡膜，如此反复浸入、提出多次，再次浸蜡时蜡的边缘不可超过第一层蜡膜边缘，形成厚度为4~8毫米的蜡套，然后将患部浸入蜡液中。④每次治疗20~30分钟。治疗完毕，患者将手（足）从蜡液中提出，将蜡膜层剥下，擦去患者皮肤上的汗，把蜡放回蜡槽内。⑤每1~2天治疗1次，15~20次为1个疗程。

（3）刷蜡法：①将加热后完全熔化的蜡液冷却到55~60℃，留置于蜡槽或倒入搪瓷盆（筒）中。②患者取舒适体位，暴露治疗部位（适用于腰部、背部、腿部）。③操作者用排笔样毛刷蘸少量50~60℃的蜡液，迅速刷于患处，待蜡液冷却凝成薄膜后，如此反复涂刷，直到蜡厚0.5~1厘米时，外面再包一块热蜡饼，或继续将蜡膜涂刷到1~2厘米，然后用塑料布、棉垫包裹保温。④每次治疗20~30分钟。

治疗完毕，将蜡块取下，将蜡膜层剥下，用毛巾擦去患者皮肤上的汗和蜡块上所沾的汗，把蜡块放回蜡槽（盆）内。⑤每1~2天治疗1次，15~20次为1个疗程。

（4）蜡袋法：①把石蜡装入聚乙烯袋中（以袋子的1/3容量为佳），排出空气后使用塑封机封口，这就制成了蜡袋，以备使用。②患者在治疗前将备用的蜡袋置入热水中加热，使其温度达到50~60℃，再将加热的蜡袋贴敷于疼痛的关节。③每次贴敷时间为20~30分钟。如果蜡袋的温度下降较快或未达到理疗的温度，可以在治疗的过程中更换新的蜡袋，以维持局部较高的治疗温度。④每1~2天治疗1次，15~20次为1个疗程。

3. 观察局部及病情变化，询问患者有无不适感。注意保暖。

4. 操作完毕，清洁局部皮肤，协助患者整理衣物，安置舒适体位，整理床单位。整理用物，洗手。

5. 再次核对，记录治疗时间、部位、效果、患者一般情况和皮肤情况，签名。

操作示范图

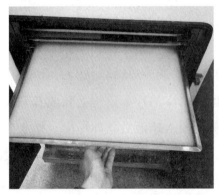

取出熔化的蜡饼

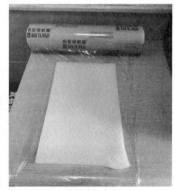

冷却成饼，取出蜡外包塑料布、棉布等

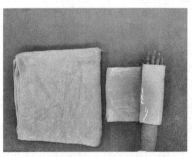

石蜡敷于治疗部位1

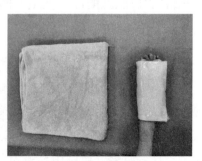

石蜡敷于治疗部位2

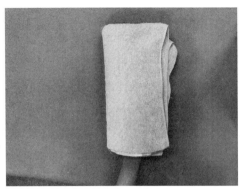

外敷毛巾保温

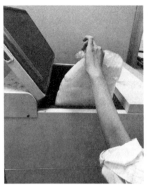

蜡块放回蜡槽内

注意事项

1. 面部整容有填充物者、1岁以下婴儿、妊娠期女性、面部为油性皮肤者禁用。

2. 有精神疾患及不配合者禁用。

3. 做蜡疗前必须诊断清楚，并且熟悉蜡疗疗法的适应证和禁忌证。

4. 治疗前认真测量石蜡的温度，准确掌握蜡温，涂布均匀，蜡疗过程中要随时调整治疗温度，防止烫伤。无论做何种蜡疗，每次蜡疗时间30~60分钟，蜡疗部位每次不超过3个，每天或隔日1次，15~20次为1个疗程。

5. 熔蜡应采用间接加热法，蜡温不超过100℃，加热时防止水蒸气进入蜡锅，不要长时间高温加热以免破坏蜡质。蜡虽然可以反复使用，但必须去除其中的汗水、污秽物和其他杂质。反复使用必须消毒；如需重复使用时，每次必须加入30%~50%的新蜡。如做蜡疗后患者反映皮肤不适必须将陈蜡全部废弃不用，换新蜡块。

6. 治疗中或治疗后出现不良反应或皮肤过敏，应停止治疗，治疗室温度要适当，通风良好，如患者头晕、心悸、恶心呕吐、大汗、局部疼痛严重、水肿，应停止治疗。

7. 儿童进行蜡疗时温度要比成人低，蜡饼的温度必须准确掌握，蜡饼应以其接触皮肤表面温度为准。

8. 做蜡疗时患处皮肤有破裂的话可以盖一层凡士林纱布再进行治疗，局部有溃疡或伤口，要先用高锰酸钾液冲洗，并盖上薄的蜡膜再进行治疗。

9. 操作后休息30分钟，注意防寒保暖。蜡疗易出汗，治疗前后注意补充水分，注意保暖，防止受凉。

操作流程

石蜡疗法的操作流程详见下图。

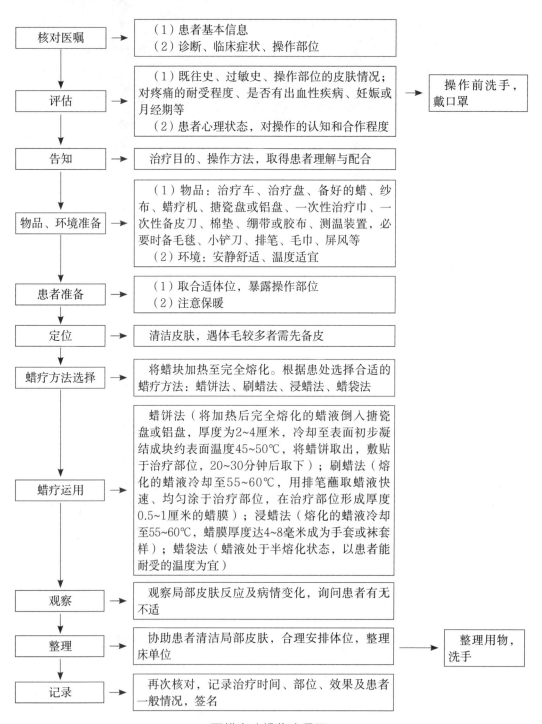

核对医嘱 →	（1）患者基本信息 （2）诊断、临床症状、操作部位
评估 →	（1）既往史、过敏史、操作部位的皮肤情况；对疼痛的耐受程度、是否有出血性疾病、妊娠或月经期等 （2）患者心理状态，对操作的认知和合作程度	→ 操作前洗手，戴口罩
告知 →	治疗目的、操作方法，取得患者理解与配合
物品、环境准备 →	（1）物品：治疗车、治疗盘、备好的蜡、纱布、蜡疗机、搪瓷盘或铝盘、一次性治疗巾、一次性备皮刀、棉垫、绷带或胶布、测温装置，必要时备毛毯、小铲刀、排笔、毛巾、屏风等 （2）环境：安静舒适、温度适宜
患者准备 →	（1）取合适体位，暴露操作部位 （2）注意保暖
定位 →	清洁皮肤，遇体毛较多者需先备皮
蜡疗方法选择 →	将蜡块加热至完全熔化。根据患处选择合适的蜡疗方法：蜡饼法、刷蜡法、浸蜡法、蜡袋法
蜡疗运用 →	蜡饼法（将加热后完全熔化的蜡液倒入搪瓷盘或铝盘，厚度为2~4厘米，冷却至表面初步凝结成块约表面温度45~50℃，将蜡饼取出，敷贴于治疗部位，20~30分钟后取下）；刷蜡法（熔化的蜡液冷却至55~60℃，用排笔蘸取蜡液快速、均匀涂于治疗部位，在治疗部位形成厚度0.5~1厘米的蜡膜）；浸蜡法（熔化的蜡液冷却至55~60℃，蜡膜厚度达4~8毫米成为手套或袜套样）；蜡袋法（蜡液处于半熔化状态，以患者能耐受的温度为宜）
观察 →	观察局部皮肤反应及病情变化，询问患者有无不适
整理 →	协助患者清洁局部皮肤，合理安排体位，整理床单位	→ 整理用物，洗手
记录 →	再次核对，记录治疗时间、部位、效果及患者一般情况，签名

石蜡疗法操作流程图

操作评分标准

石蜡疗法操作评分标准详见下表。

石蜡疗法操作评分标准表

姓名 _____ 得分 _____ 监考人 _____ 考试日期 _____

项目		要求	评分等级				得分	备注
			A	B	C	D		
操作者要求		着装规范，举止端庄，态度和蔼	5	4	3	1		
核对医嘱		患者基本信息、诊断、临床症状、操作部位	5	4	3	1		
操作前准备	操作者	遵医嘱要求，对患者评估正确、全面	5	4	3	1		
		洗手，戴口罩	2	1	0	0		
	告知	治疗目的、简单的操作方法，取得患者理解与配合	6	5	4	2		
	物品、环境	物品齐全，环境安静舒适、温度适宜	6	5	4	2		
	患者	体位舒适合理，暴露操作部位，注意保暖	6	5	4	2		
操作过程	再次核对	再次核对患者基本信息、诊断，明确蜡疗部位	3	2	1	0		
	定位	清洁皮肤，遇体毛较多者需先备皮	5	4	3	1		
	蜡疗	将蜡块加热至完全熔化。根据患处选择合适的蜡疗方法：蜡饼法、刷蜡法、浸蜡法、蜡袋法	10	8	6	2		
		蜡饼法（将加热后完全熔化的蜡液倒入搪瓷盘或铝盘，厚度2~4厘米，冷却至表面初步凝结成块约表面温度45~50℃，将蜡饼取出，敷贴于治疗部位，20~30分钟后取下）；刷蜡法（熔化的蜡液冷却至55~60℃，用排笔蘸取蜡液快速、均匀涂于治疗部位，在治疗部位形成厚度0.5~1厘米的蜡膜）；浸蜡法（熔化的蜡液冷却至55~60℃，蜡膜厚度达4~8毫米成为手套或袜套样）；蜡袋法（蜡液处于半熔化状态，以患者能耐受的温度为宜）	5	4	3	1		

（续表）

项目		要求	评分等级				得分	备注
			A	B	C	D		
操作后		蜡疗制作方法正确，大小、温度适宜、蜡疗时间正确	10	8	6	2		
	观察	观察局部皮肤反应及病情变化，询问患者有无不适	5	4	3	1		
	整理	协助患者清洁局部皮肤，合理安排体位，整理床单位	3	2	1	0		
		整理用物，归还原处，洗手	5	4	3	1		
	记录	按要求记录并签名	2	1	0	0		
技能熟练		操作正确、熟练，蜡疗选择方法、运用温度、时间正确，蜡疗部位准确	10	8	6	2		
理论提问		回答全面、正确	10	8	6	2		

参考文献

[1]梁繁荣,王华.针灸学[M].4版.北京：中国中医药出版社,2016.

[2]张雷,赵铎.图解针刀疗法[M].北京：中国医药科技出版社,2019.

[3]郭长青.针刀医学[M].2版.北京：中国中医药出版社,2017.

[4]申治富,余思奕,胡幼平.杵针疗法的理论及临床运用[J].上海针灸杂志,2015,34(06):575-578.

[5]郑锦,孙晓明,李荣华,等.常用中医诊疗技术操作指南[M].上海：上海科学技术出版社,2013.

[6]王富春.针法医鉴[M].北京：科学技术文献出版社,2011.

[7]包月.临床中医护理技术操作指南[M].济南：山东科学技术出版社,2019.

[8]谢小燕,彭小红,白珊珊,等.蜂针治疗流程在临床安全中的重要性[J].甘肃科技,2018,34(07):131-134.

[9]方芳,李万瑶,袁恺,等.蜂针治疗作用特点及留针利弊探讨[J].世界中医药,2019,14(08):2202-2207.

[10]薄智云.腹针疗法[M].北京：中国中医药出版社,2012.

[11]邬继红.巧用梅花针[M].北京：人民军医出版社,2010.

[12]程爵棠.梅花针疗法治百病[M].6版.北京名医世纪文化传媒有限公司,2017.

[13]柴铁劬.梅花针疗法速成图解[M].北京：科学技术文献出版社,2010.

[14]向阳,向云飞.中医传统疗法治百病系列 皮肤针治百病[M].北京：化学工业出版社,2017.

[15]王启才,回克义,柯芳.叩刺祛病一身轻 图解皮肤针保健[M].北京：人民军医出版社,2013.

[16]周丹.图解皮内针疗法[M].北京：中国医药科技出版社,2018.

[17]杨奇云,虞舜.四缝穴在儿科疾病中的临床应用近况[J].山东中医药大学学报,2010,34(02):187-189.

[18]黎崇裕.挑痄积的妙处[J].中国中医药现代远程教育,2019,17(20):95-97.

[19]贾宁,陈鹏典,曾莺.挑四缝刍议[J].山东中医杂志,2013,32(02):129.

[20]凌昌全,周庆辉,顾伟.腕踝针[M].上海：上海科学技术出版社,2017.

[21]符文彬.针灸临床特色疗法[M].北京：中国中医药出版社，2011.

[22]冀来喜.针灸适宜病种优势技术组合治疗[M].北京：人民卫生出版社，2018.

[23]罗玳红.社区适宜中医技术[M].北京：中国中医药出版社，2015.

[24]崔承斌,李永春.艾灸有问必答[M].北京：人民军医出版社，2011.

[25]杜琳.一学就会 艾灸疗法治百病[M].杭州：浙江科学技术出版社，2015.

[26]秦元梅,杨丽霞.常用中医护理技术操作指南[M].郑州：河南科学技术出版社，2016.

[27]白建民,何秀堂.中医护理学[M].北京：化学工业出版社，2015.

[28]赵勇.中医护理学概论[M].太原：山西科学技术出版社，2016.

[29]盖海云.中西医护理技能培训实用手册[M].西安：陕西科学技术出版社，2016.

[30]郭庆忠.图解实用中医科临床护理[M].北京：化学工业出版社，2017.

[31]向阳,向云飞.艾灸治百病[M].北京：化学工业出版社，2017.

[32]葛湄菲,朱庆文.中医特色熏洗疗法和处方[M].北京：化学工业出版社，2017.

[33]刘红.零基础学会艾灸[M].江苏凤凰科学技术出版社，2019.

[34]魏雪红,李卫强.中医特色诊疗技术护理规范研究[M].银川：阳光出版社，2019.

[35]金慧英,金善恩,方群,等.艾箱灸预防肛肠病术后尿潴留的临床疗效观察[J].中国现代医生,2019,57(08):154-157.

[36]杨娟绿,吴燕,雷伟丽.艾箱灸产后宫缩痛的应用与注意事项[J].中国乡村医药,2016,23(03):36.

[37]莫映霞,王雪芳,屈伟荣,等.艾箱灸疗法加中药灌肠治疗慢性溃疡性结肠炎的疗效观察[J].护理研究,2010,24(03):216-217.

[38]黄凯,黄燕梅.艾箱灸缓解患者胃肠道症状的效果研究[J].现代医学与健康研究电子杂志,2019,3(23):98-100.

[39]肖莹莹,吴少霞,周福珍,等.艾箱灸百会、引气归元法对失眠患者睡眠状况的影响[J].深圳中西医结合杂志,2019,29(06):31-33.

[40]赵萌.灸除百病刮痧保健大全[M].天津：天津科学技术出版社，2017.

[41]周静,黄双英,孟登科,等.多功能艾灸刮痧按摩器在老年髋部骨折虚秘患者中的应用[J].护理学杂志,2020,35(19):11-13.

[42]张广清,彭刚艺.中医护理核心能力读本[M].广州：广东科技出版社，2013.

[43]彭刚艺,刘雪琴.临床护理技术规范：基础篇[M].广州：广东科技出版社，2013.

[44]张晓英.实用中医护理技术教程[M].太原：山西科学技术出版社,2018.

[45]刘旭生,邓丽丽.艾灸实用手册[M].北京：中国中医药出版社,2017.

[46]陈国姿,邓特伟.艾灸自然疗法一本通[M].广州：广东科技出版社,2020.

[47]孙秋华,陈佩仪.中医临床护理学[M].北京：中国中医药出版社,2012.

[48]陈燕,曹铁民,孙菁,等.固元扶阳灸治疗阳虚质病案举隅[J].山西中医,2019,35(01): 44,48.

[49]柯琴.伤寒来苏集[M].北京：中国医药科技出版社,2016.

[50]洪磊.火龙灸起源及应用简析[J].浙江中西医结合杂志,2017,27(07):624-625,636.

[51]纪秋露,林如,庄灼梅,等.雷火灸临床研究现状及热点的文献计量学分析[J].内蒙古中医药,2020,39(01):154-156,168.

[52]周声宇.雷火灸结合雀啄回旋灸缓解经产妇产后宫缩痛疗效分析[J].中外女性健康研究,2020(01):88-89.

[53]王华,陈林伟,袁成业,等.雷火灸的研究现状及展望[J].中华中医药杂志,2019,34(09): 4204-4206.

[54]戴亮,叶方益.雷火灸治疗腹泻型肠易激综合征45例[J].浙江中医杂志,2019,54(04): 290.

[55]罗海丽,陈淑敏,罗丽霞,等.雷火灸神阙穴干预慢性疲劳综合征患者的对照研究[J].护理学报,2018,25(12):53-56.

[56]王淑平,成永明,王冬香.雷火灸治疗对阳虚型亚健康患者干预效果与生活质量的作用观察[J].护理实践与研究,2018,15(07):155-157.

[57]金艳芳,朱婷.雷火灸摆阵疗法治疗气滞血瘀型颈椎病疗效观察与护理[J].中国中医药现代远程教育,2017,15(16):111-113.

[58]符文彬,刘健华,徐振华.岭南传统天灸大全[M].北京：人民卫生出版社,2017.

[59]左甲,何佳,杜晨,等.铺棉灸疗法治疗带状疱疹的临床研究[J].南京中医药大学学报,2013,29(03):211-213.

[60]李雪薇,左甲,黄卫玲,等.铺棉灸操作规范及在皮肤病中的应用[J].中国针灸,2010,30(03):218-220.

[61]GOUIN OLIVIER,L'HERONDELLE KILLIAN,LEBONVALLET NICOLAS, et al. TRPV1 and TRPA1 in cutaneous neurogenic and chronic inflammation: pro-inflammatory response induced by their activation and their sensitization.[J]. Protein

Cell,2017,8(9).

[62]郝利芳,赵立新,王鹏瑞,等.铺棉灸棉片的标准化研究[J].中国民间疗法,2020,28(24):39-41.

[63]黄莉蓉,林友兵,邹庆轩,等.长蛇灸疗法临床研究进展[J].亚太传统医药,2017,13(10):38-40.

[64]朱现民,丁润泽,陈煦.督脉铺灸的施术关键与运用特色[J].上海针灸杂志,2014,33(10):948-950.

[65]朱现民,苏红利,张蕊.督脉铺灸法在内脏虚寒病证中的应用[J].中国老年保健医学,2013,11(03):77-78.

[66]金仙燕.火龙灸治疗风寒湿滞型腰椎间盘突出症的临床疗效观察[D].浙江中医药大学,2017.

[67]闫仲凯,黄炜,李素丽,等.火龙灸法对椎间盘源性腰痛患者TNF-α及疼痛症状的影响[J].中国针灸,2015,35(11):1121-1123.

[68]袁军.国家中医药管理局农村中医适宜技术推广专栏(134)　背部腧穴拔罐治疗小儿痰湿阻肺型咳嗽技术[J].中国乡村医药,2018,25(11):77-78.

[69]卢轩,陈泽林,郭义.罐疗之药罐研究——药罐疗法临床应用探要[J].中国针灸,2011,31(01):79-81.

[70]郭义.中医刺络放血疗法[M].北京：中国中医药出版社,2013.

[71]王丽娟,王玲玲,张晨静.深刺中髎、下髎穴治疗盆底失弛缓型便秘[J].针灸临床杂志,2010,26(01):27-29.

[72]王玲玲.麦粒灸临床特点及适宜病症[J].上海针灸杂志,2013,32(11):889-891.

[73]荆睿.综合医院心理门诊就诊状况分析[J].内蒙古中医药,2013,32(30):8-9.

[74]黄全.综合医院心理门诊的就诊患者类型分析[J].公共卫生与预防医学,2011,22(03):33-35.

[75]许静.分析综合医院心理科门诊病人的心理健康状况[J].世界最新医学信息文摘,2016,16(48):210.

[76]杨银芳.浅议米粒灸疗法[J].中西医结合心血管病电子杂志,2018,6(17):25,27.

[77]郭玉兰,范利.小儿捏脊治百病[M].郑州：河南科学技术出版社,2018.

[78]杨蕾,李静.捏脊在儿科疾病中的临床应用进展[J].中医药导报,2021,27(03):164-166,170.

[79]刘东.小儿捏脊护理措施及体会[J].湖南中医药大学学报,2014,34(08):53-55.

[80]刘芙蓉,胡明,孙伟康.中医特色疗法对颈型颈椎病治疗效果的观察比较[J].世界最新医学信息文摘,2016,16(18):189-190.

[81]李宇峰,郭新荣,韩洛川.刮痧疗法作用机制研究[J].现代中医药,2018,38(03):102-105,108.

[82]陈惠,刘苇苇,黄静,等.益气温阳通络法治疗糖尿病周围神经病变探讨[J].环球中医药,2012,5(09):686-688.

[83]宋世昌,曹清河,张玉铭.穴位贴敷疗法[M].郑州：河南科学技术出版社,2019.

[84]李文瑶,余思奕,郭保君,等.基于现代文献的穴位敷贴临床治疗病症谱研究[J].中华中医药杂志,2018,33(08):3562-3565.

[85]周新,杨木兰.反射疗法治百病：常见病足手按摩治疗图解[M].郑州：河南科学技术出版社,2018.

[86]范斌.图解足部穴位按摩速效疗法[M].北京：中医古籍出版社,2017.

[87]石学敏.针灸学[M].北京：中国中医药出版社,2017.

[88]许晓康,贾春生,王建岭,等.基于数据挖掘技术的穴位注射疗法效应特点研究[J].针刺研究,2012,37(02):155-160.

[89]吴耀持.针灸独特疗法聚英[M].上海：上海科学技术出版社,2018.

[90]程爵棠,程功文.点穴疗法治百病[M].4版.北京：人民军医出版社,2013.

[91]马碧茹,黄彬城,陈秀华.砭石疗法近十年国内临床研究概况[C]//2016中国针灸学会砭石与刮痧专业委员会学术年会论文集.中国针灸学会砭石与刮痧专业委员会:中国针灸学会,2016:6.

[92]冷阳.砭石刮痧疗法治疗痛经[C]//2016中国针灸学会砭石与刮痧专业委员会学术年会论文集.中国针灸学会砭石与刮痧专业委员会:中国针灸学会,2016:1.

[93]殷振瑾,辛丽娟,闫远杰.新砭石疗法的临床研究进展[J].承德医学院学报,2011,28(01):46-48.

[94]孙玉芝,陈婉珉,苏巧珍,等.砭石疗法应用概述[J].实用中医药杂志,2010,26(05):352-353.

[95]任树森.中医穴位埋线疗法[M].北京：中国中医药出版社,2011.

[96]张东淑,刘璐,李俊雄,等.调和阴阳,以平为期——基于Th1/Th2免疫平衡的自血穴位注射效应机制探索[J].世界科学技术-中医药现代化,2017,19(05):791-796.

[97]符子艺,魏成功,李俊雄,等.自血穴位注射疗法治疗咳嗽变异性哮喘[J].吉林中医药,2014,34(06):591-593.

[98]梁修深.自血穴位注射疗法治疗寻常性痤疮的临床疗效观察[J].微创医学,2011,6(03):246-247.

[99]施丽洁.隔药脐灸法治疗原发性痛经寒凝血瘀证临床研究[J].光明中医,2019,34(08):123,9-1242.

[100]彭果然,薛晓.针刺配合五子散药熨治疗原发性痛经疗效观察[J].中国民间疗法,2016,24(12):40-41.

[101]陈韵如.艾灸神阙穴治疗寒凝血瘀型原发性痛经的实验和临床研究[D].广州：广州中医药大学,2016.

[102]林静霞,吴萌,何志仁,等.红花酒湿敷保护维持血液透析患者动静脉内瘘的效果评价[J].中国中西医结合肾病杂志,2016,17(12):1104-1105.

[103]陈檩,郑素兰.芒硝穴位贴敷结合艾灸护理癌症晚期水肿的疗效观察[J].内蒙古中医药,2014,33(31):63.

[104]丁汀.芒硝外敷治疗甘露醇所致静脉炎的效果观察[J].护理实践与研究,2013,10(06):34-35.

[105]褚玉燕,徐佳美.芒硝外敷治疗IgA肾病下肢水肿临床观察[J].新中医,2015,47(05):120-121.

[106]柴雪珺,石青.芒硝外敷治疗下肢静脉血栓引起下肢水肿的护理体会[J].内蒙古中医药,2011,30(13):172.

[107]梅全喜,何庭华.中药熏蒸疗法[M].北京：中国中医药出版社,2017.

[108]杨金光,王莹莹.中国标准刮痧[M].上海：第二军医出版社,2011.

[109]（南宋）史崧校订.黄帝内经·灵枢[M].北京：学苑出版社,2014.

[110]中华中医药学会,世界中医药学会联合会中医特色诊疗研究专业委员会.中医保健技术操作规范[M].北京：中国医药科技出版社,2010.